TRAITÉ ÉLÉMENTAIRE

DES

MALADIES DE LA PEAU.

Paris. Imprimerie de L. MARTINET, rue Mignon, 2.

TRAITÉ ÉLÉMENTAIRE

DES

MALADIES DE LA PEAU

PAR

MAURICE CHAUSIT,

Docteur en médecine de la Faculté de Paris, ancien interne de l'hôpital Saint-Louis.

D'APRÈS L'ENSEIGNEMENT THÉORIQUE ET LES LEÇONS CLINIQUES

DE

M. le Docteur A. CAZENAVE,

Médecin de l'hôpital Saint-Louis.

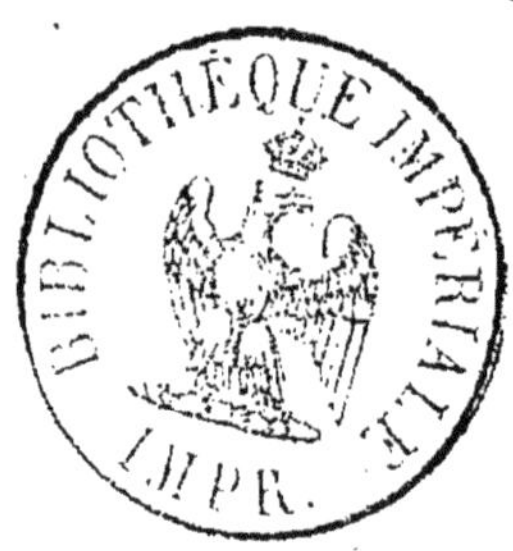

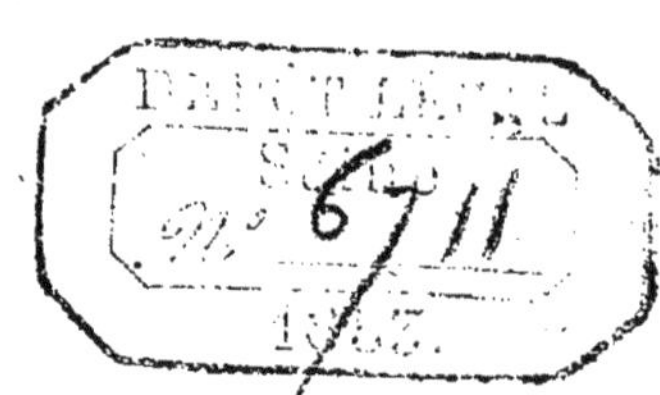

PARIS,

CHEZ J.-B. BAILLIÈRE,

LIBRAIRE DE L'ACADÉMIE IMPÉRIALE DE MÉDECINE,

RUE HAUTEFEUILLE, 19;

A LONDRES, CHEZ H. BAILLIÈRE, 219, REGENT STREET;

A NEW-YORK, CHEZ H. BAILLIÈRE, 290, BROADWAY;

A MADRID, CHEZ C. BAILLY-BAILLIÈRE, CALLE DEL PRINCIPE, 11.

1853

A

M. ALPHÉE CAZENAVE,

PROFESSEUR AGRÉGÉ A LA FACULTÉ DE MÉDECINE DE PARIS,
MÉDECIN DE L'HOPITAL SAINT-LOUIS,
CHEVALIER DE LA LÉGION D'HONNEUR.

En dédiant ce livre au professeur savant qui l'a inspiré et à qui l'étude des maladies de la peau est redevable de tant de progrès, je suis heureux de l'offrir en même temps, comme témoignage de mon dévouement inaltérable, au maître toujours bienveillant à qui je suis doublement attaché, et par la reconnaissance de l'élève, et par les liens plus chers de la famille.

Maurice CHAUSIT.

AVANT-PROPOS.

Au commencement de ce siècle, Alibert fondait à l'hôpital Saint-Louis l'enseignement sur les maladies de la peau, et pendant longtemps l'illustre professeur, qui excellait à faire ressortir le côté pittoresque de ces affections, eut le privilége d'attirer autour de lui un auditoire aussi nombreux que sympathique. Biett vint ensuite, à côté d'Alibert et dans le même hôpital, ouvrir des conférences cliniques qui, pour être moins brillantes, ne tardèrent pas à être aussi recherchées que les leçons de son célèbre rival. Partisan des idées de Willan et de Bateman, Biett s'attachait surtout à préciser et à faire comprendre les caractères particuliers à chacune des affections cutanées; il donnait à chaque type, à chaque espèce, une physionomie distincte; il créait enfin, en France, la science du diagnostic. Ces conférences eurent un grand retentissement, et les esprits sérieux purent bientôt apprécier les avantages que la pratique devait retirer de la méthode si savamment exposée par Biett.

Mais bientôt aussi chacun dut comprendre qu'il manquait à cet enseignement un livre qui en fût la formule élémentaire, qui en coordonnât les données diverses, qui en popularisât enfin le but et les conséquences.

MM. Cazenave et Schedel entreprirent de combler cette lacune en publiant l'*Abrégé pratique des maladies de la peau* (1), ouvrage destiné, par ces deux élèves de Biett, à propager sous une forme didactique les documents recueillis dans les leçons de leur maître. Ce livre fut ce qu'il devait être : un manuel où les praticiens devaient trouver les éléments complets de l'étude des maladies de la peau, au double point de vue de la description et du diagnostic. Il résumait le but que s'était proposé l'école de Willan : spécialiser la pathologie cutanée pour la rendre plus simple, plus précise; individualiser les maladies de la peau pour en rendre l'étude et l'appréciation plus faciles et plus exactes.

Pendant longtemps, l'ouvrage de MM. Cazenave et Schedel suffit à tous les besoins; mais à mesure qu'il accomplissait sa tâche, c'est-à-dire qu'il répandait et assurait la connaissance graphique des affections cutanées, ce résultat devenait l'élément d'une nouvelle série d'études, le point de départ d'idées qui allaient tendre à déplacer le terrain où s'était circonscrite jusqu'alors l'histoire des maladies de la peau. En effet, il ne suffit plus bientôt de savoir reconnaître telle ou telle éruption, d'en diagnostiquer le genre, l'espèce et les variétés; on voulut aller au delà de cette constatation graphique, et les esprits se trouvèrent insensiblement engagés dans une voie nouvelle, à la recherche de tout ce qui touche à l'étiologie, au siége anatomique et à la nature même des affections cutanées.

Cette nouvelle direction de la science tenait aux pro-

(1) Paris, 1828. — 4e édition, Paris, 1847.

grès qu'avait pu faire l'étude comparée des connaissances de plus en plus exactes sur la structure de la peau et des enseignements journaliers de l'observation clinique. C'est à M. Cazenave que l'on doit surtout rapporter les résultats obtenus jusqu'à ce jour. Dès 1841, il proposait une classification en harmonie avec les tendances actuelles, et qui, en résumant ses travaux particuliers, était surtout un guide pour les recherches qui devraient être faites par la suite dans cette voie. Depuis, il en a déduit les conséquences pratiques, il en a vérifié les données diverses dans une longue suite de conférences cliniques à l'hôpital Saint-Louis.

Dans son nouvel enseignement, M. Cazenave se proposait surtout de décomposer le faisceau complexe des causes des maladies de la peau, d'en rechercher la nature par l'appréciation du siége anatomo-pathologique, et, par ce double effort, d'arriver à réunir les éléments d'une thérapeutique rationnelle.

Dans cette route nouvelle dans laquelle M. Cazenave entraînait les esprits, la méthode de Willan, tout en conservant son importance, devenait un guide insuffisant. Elle restait un précieux moyen de diagnostic que l'on ne saurait suppléer. Mais on s'étonnait de ne pas trouver les dernières éditions de l'*Abrégé pratique* en harmonie avec l'enseignement qui avait contribué si puissamment à la transformation que subissait la pathologie cutanée. L'*Abrégé pratique*, c'est, à proprement parler, l'œuvre de Biett ; c'est un monument qui doit rester intact, pour représenter une époque mémorable. M. Cazenave ne s'est sans doute pas cru le droit de toucher aux bases sur lesquelles il est élevé. Aussi fallait-il chercher dans ses cours la formule des progrès généraux accomplis dans la pathologie cutanée.

Il y avait là cependant une lacune qui ne devait pas tarder à éveiller les préoccupations de tous ceux que sollicite l'étude des affections cutanées. Depuis plusieurs années, j'ai souvent entendu regretter que cet enseignement, dont le succès va croissant de jour en jour, qui a déjà modifié profondément les anciennes doctrines, n'eût pas un organe qui lui fût propre, qui fît pour lui ce que l'*Abrégé pratique* avait fait pour les leçons cliniques de Biett. On demandait de toutes parts, comme la consécration nécessaire de cet enseignement, un livre qui réunît sous une forme élémentaire, et les principes qui avaient présidé à la nouvelle classification de M. Cazenave, et les modifications que l'expérience y avait fait apporter, et les données pratiques recueillies dans les conférences à l'hôpital Saint-Louis. J'ai cru faire une chose utile à la science, utile surtout aux nombreux élèves qui viennent puiser aux leçons de M. Cazenave la connaissance des maladies de la peau, en comblant cette lacune, en publiant un livre destiné à réunir en corps de doctrine les propositions théoriques et pratiques qui constituent l'enseignement magistral et clinique de M. Cazenave; à propager, sous un format simple et peu coûteux, une doctrine dont l'importance scientifique est dès à présent constatée par l'intérêt sympathique qu'elle a fait naître, par l'autorité qu'elle a acquise, par les travaux dont elle a été l'occasion et la source. Je dois ajouter que ce livre a aussi pour but d'assurer à M. Cazenave tout l'honneur des propositions nouvelles qu'il a formulées et introduites dans la science; de rendre ainsi à César ce qui appartient à César, en protestant contre toute usurpation ouverte ou cachée qui tenterait d'amoindrir le mérite de l'auteur des *Leçons sur les maladies de la peau*, en s'attribuant les idées qu'il a réunies en corps de doctrine.

Mon titre à la mission que je me suis imposée, est d'avoir été depuis dix ans l'élève de M. Cazenave; pendant ces dernières années, son collaborateur dans la rédaction des *Annales des maladies de la peau et de la syphilis;* d'avoir assisté à tous les travaux cliniques qui ont servi de démonstration à ses théories; d'avoir été le témoin de presque tous les faits qui ont servi de sanction à sa doctrine, de point de départ aux modifications qu'elle a subies, d'élément aux innovations qu'il a introduites dans la pathologie cutanée.

En écrivant ce livre, je savais que M. Cazenave avait commencé l'exposé complet et didactique de ses doctrines dans un grand ouvrage illustré de dessins précieux et édité avec luxe. Mais cette publication, encore inachevée, alors qu'elle sera complète, par son caractère magistral, par son format, par son prix, semble destinée surtout aux maîtres de la science, aux hommes spéciaux, à ceux qui s'occupent de tous les grands mouvements de l'esprit humain. C'est une œuvre monumentale dont la place est dans les grandes bibliothèques. Mon livre est un livre élémentaire, à la portée des élèves, un manuel pour les praticiens.

Et maintenant je n'ai fait, en écrivant ce précis, que reproduire, avec une fidélité scrupuleuse, les données recueillies jour par jour dans les cours et dans les conférences de M. Cazenave. J'ai voulu que ce manuel, rédigé, si l'on peut dire ainsi, sous la dictée du maître, ne fût de la part de l'élève que l'expression rigoureusement exacte d'une doctrine sous l'autorité de laquelle il se produit. C'est là le seul mérite qui le recommande à l'intérêt des praticiens.

Je me suis demandé, enfin, si je devais ajouter à ce livre des dessins qui en complétassent la valeur graphique : mais, en voulant rester dans les limites que je me suis imposées, je ne pouvais donner à cet accessoire ni l'importance ni la signification sans lesquelles il n'est qu'un hors-d'œuvre inutile; et j'y ai renoncé pour ne pas mettre sous les yeux des praticiens des modèles qui auraient pu leur donner une idée incomplète ou inexacte de maladies dont l'étude présente tant de difficultés.

Paris, 10 août 1853.

MAURICE CHAUSIT.

INTRODUCTION.

Depuis les temps les plus reculés de la science jusqu'à la fin du siècle dernier, l'étude des maladies de la peau a été généralement soumise à l'influence de certaines idées dominantes, qui devaient apporter un obstacle presque invincible aux progrès du diagnostic et du traitement. Ainsi, sans parler de la doctrine hippocratique, qui faisait de ces maladies, ou des crises de valeur différente, ou des affections dépuratoires ; de la méthode plus positive, mais moins philosophique de Celse, qui créa cette nomenclature dont les éléments diffus devaient défrayer la dialectique de près de vingt siècles, nous voyons, depuis Galien, la pathologie cutanée circonscrite dans les errements d'un humorisme dont les traces ne sont pas encore effacées. Dans cette longue période, on signale à peine çà et là quelques ouvrages tendant à appeler sur les maladies de la peau l'intérêt qui, seul, pouvait les faire mieux connaître : le traité de Hafenreffer (1), le livre si curieux de Minadous (2), où la dévotion aux idées humorales se lie à un grand esprit d'observation, et où l'on trouve cette division particulière des maladies de la peau en *simples* ou locales, en *organiques* ou affectant tout ou partie de la constitution ; le traité de Campolongi (3), plein d'aperçus ingénieux sur la physiologie de

(1) Πανδοχεῖον αἰολόδερμον. Tubinge, 1630.

(2) *De humani corporis turpitudinibus cognoscendis et curandis libri* III. Patavii, 1600.

(3) *Tractatus de morbis cutaneis.* Paris, 1634.

la peau et sur certains états pathologiques; celui de Daniel Turner (1), qui étudia ces affections cutanées, selon qu'elles siégeaient à la tête ou sur toute autre partie du corps; l'ouvrage de Lorry (2), qui, unissant la philosophie hippocratique à la diction de Celse, sanctionnait la doctrine des éruptions dépuratoires, et reproduisait presque la classification de Minadous par la division des maladies de la peau en éruptions de cause externe, et en éruptions de cause interne.

Mais, malgré ces efforts dont tient compte l'histoire, l'étude des maladies de la peau était, pour ainsi dire, restée stationnaire; l'étiologie attendait encore une formule exacte; le diagnostic était presque tout entier à faire; le traitement était généralement abandonné aux prescriptions de l'empirisme.

En France, il faut arriver jusqu'au commencement de ce siècle pour voir la pathologie cutanée prendre l'importance et les développements qu'elle comporte, pour voir l'étude plus suivie, plus méthodique des maladies de la peau jeter enfin les bases d'une science plus positive et plus féconde. Les premiers pas dans cette voie furent faits par le professeur Alibert, qui créa, à l'hôpital Saint-Louis, l'enseignement théorique des maladies de la peau, dont le principal mérite est d'avoir, par sa parole élégante et facile, par sa plume exercée et brillante, jeté sur ces affections délaissées un attrait nouveau qui en sollicitait la recherche et l'étude. Placé entre le passé qu'il touchait encore et l'avenir dont il ouvrait la porte, Alibert a tenu évidemment de l'un et de l'autre. Ainsi, dans sa première classification (3), on retrouve la trace et l'influence de quelques préjugés qui ne sont pas encore complétement éteints aujourd'hui. La division des *teignes*, empruntée à Guy de Chauliac, ne faisait d'ailleurs

(1) *Treatise on the diseases incident in the skin.* Londres, 1714.

(2) *Tractatus de morbis cutaneis*, 1777.

(3) *Description des maladies de la peau*, 1805.

que reproduire la distinction particulière, si peu pratique, de certaines éruptions siégeant à la tête : la famille des *dartres* semble une concession à la doctrine du principe herpétique, qui avait inspiré en 1779 le collége de Lyon, quand il mettait au concours cette question : *De variis herpetum speciebus.* Cette classification comprenait les *teignes*, divisées en cinq espèces : la *teigne faveuse*, la *teigne granulée*, la *teigne furfuracée*, la *teigne amiantacée* et la *teigne muqueuse ;* les *dartres*, dont Alibert admettait sept variétés : la *dartre furfuracée*, la *dartre squameuse*, la *dartre crustacée*, la *dartre rongeante*, la *dartre pustuleuse*, la *dartre phlycténoïde*, la *dartre érythémoïde ;* les *pliques ;* les *éphélides ;* les *cancroïdes ;* les *lèpres ;* les *pians ;* les *ichthyoses ;* les *syphilides ;* les *scrofules ;* les *psorides*.

Outre les reproches généraux qu'elle pouvait encourir et que nous avons signalés, cette classification présente un certain nombre d'inconvénients pratiques. Ainsi elle repose sur des distinctions de forme et de siége qui ne sont, le plus souvent, que des causes de confusion ou d'erreur. Ainsi on ne comprend pas comment telle éruption siégeant au cuir chevelu est une *teigne* qui devient une *dartre*, parce que la maladie se développe sur tel autre point du corps. D'un autre côté, cette manière de spécifier les types principaux nécessitait, pour déterminer les espèces, l'emploi de dénominations subsidiaires qui, pour être pittoresques et heureuses, n'en devenaient pas moins, pour la pratique, de nouvelles causes d'incertitude. Il faut reconnaître, d'ailleurs, que le grand ouvrage d'Alibert a rendu un véritable service à la science, en contribuant, par la vivacité et le charme de ses descriptions, à rendre plus facile et plus attrayante l'étude de maladies, auparavant si peu recherchées.

Plus tard, Alibert, ou comprenant les défauts de sa première méthode, ou déjà pressentant l'avenir de la pathologie cutanée, inaugurait une seconde classification, qu'il appelait *naturelle*, parce qu'elle exprimait, pour lui, la tendance à classer les maladies de la peau selon des caractères communs, soit d'espèce, soit de nature. Ainsi il a admis douze groupes de dermatoses, contenant chacun un certain nombre de genres, divisés eux-mêmes en variétés.

1° *Dermatoses eczémateuses.*

Erythème. Pemphix.
Erysipèle. Zoster.

2° *Dermatoses exanthémateuses.*

Variole. Roséole.
Vaccine. Rougeole.
Clavelée. Scarlatine.
Varicelle. Miliaire.
Nirle.

3° *Dermatoses teigneuses.*

Achore. Favus.
Porrigine. Trichoma.

4° *Dermatoses dartreuses.*

Herpès. Mélitagre.
Varus. Esthiomène.

5° *Dermatoses cancéreuses.*

Carcie. Kéloïde.

6° *Dermatoses lépreuses.*

Leuce. Eléphantiasis.
Spiloplaxie. Radezyge.

7° *Dermatoses véroleuses.*

Syphilis. Mycosis.

8° *Dermatoses strumeuses.*

Scrofule. Farcin.

9° *Dermatoses scabieuses.*

Gale. Prurigo.

10° *Dermatoses hémateuses.*

Péliose. Pétéchie.

11° *Dermatoses dyschromateuses.*

Panne. Achrome.

12° *Dermatoses hétéromorphes.*

Ichthyose. Onygose.
Tylosis. Dermatolysie.
Verrue. Neve.

Cette classification offre une tendance à un groupement méthodique des maladies de la peau. Mais, à côté d'efforts pour arriver à une classification naturelle, on retrouve l'influence des opinions antérieures ou actuelles dans la formation de certaines familles, selon leurs caractères extérieurs ou leur siége ; on y retrouve indiquée la théorie du principe dartreux : mais on a pu reprocher souvent à cette classification sa forme diffuse et une complication d'espèces qui en ont rendu l'application difficile, et qui ont fait qu'elle n'a été considérée que comme un guide peu sûr et qu'on a peu suivi.

Dans un autre ordre d'idées, Willan et Bateman, s'appropriant l'idée générale qui avait présidé à la classification de Plenck, proposaient, pour l'étude des maladies cutanées, une méthode reposant sur les recherches, non plus comme le faisait Plenck, de tous les signes extérieurs indistinctement, mais seulement de la lésion élémentaire ou primitive. Dans cette voie, ils sont arrivés à former huit ordres principaux, contenant toutes les maladies cutanées.

Ordre I. *Papulæ.*

Strophulus. Prurigo.
Lichen.

Ord. II. *Squamæ.*

Lepra. Pityriasis.
Psoriasis. Ichthyosis.

Ord. III. *Exanthemata.*

Rubeola. Roseola.
Scarlatina. Purpura.
Urticaria. Erythema.

Ord. IV. *Bullæ.*

Erysipelas. Pempholix.
Pemphigus.

Ord. V. *Pustulæ.*

Impetigo. Variola.
Porrigo. Scabies.
Ecthyma.

Ord. VI. *Vesiculæ.*

Varicella. Rupia.
Vaccinia. Millieria.
Herpes.

Ord. VII. *Tuberculæ.*

Phyma. Sycosis.
Verruca. Lupus.
Molluscum. Elephantiasis.
Vitiligo. Frambœsia.
Acne.

Ord. VIII. *Maculæ.*

Ephelis. Spilus.
Nævus.

Biett, dont le jugement sûr saisissait le côté pratique de toute chose, comprit tous les avantages que présentait cette méthode, et il la prit pour guide, en lui apportant les modifications que lui suggéraient l'expérience et l'observation. Ainsi il ôta le *purpura* des maladies exanthématiques, parmi lesquelles il réintégra l'*érysipèle*, placé à tort par Willan avec les affections bulleuses. Celles-ci furent augmentées du *rupia* dont l'auteur anglais avait fait une maladie vésiculeuse. Enfin l'*acné* et le *sycosis*, rangés dans l'ordre des tubercules, furent, non sans conteste, reportés à celui des pustules, auquel ils appartenaient graphiquement, au point de vue de la lésion élémentaire. Outre ces changements, Biett crut devoir placer en dehors des ordres admis par Willan un certain nombre de maladies qui ne pouvaient y être incorporées à aucun titre graphique.

Quoi qu'il en soit de ces changements, grâce à l'enseignement clinique de Biett, la méthode de Willan se propagea rapidement en France, et, avec elle, s'étendait et se fortifiait de jour en jour l'étude pratique des maladies de la peau.

Cette classification simple, claire, précise, avait un avantage essentiel, vainement cherché dans les divisions antérieures, c'était de ramener ces affections à des types individuels, bien nets, bien définis, reposant sur des caractères qu'il pouvait être difficile d'apprécier dans certains cas, mais qui ne devaient jamais manquer. Avec elle, on avait trouvé enfin le moyen de reconnaître et de distinguer entre elles des maladies si longtemps confuses et mal appréciées. Alibert avait refait l'histoire des maladies de la peau; Biett, à côté de lui, créait le diagnostic qui devait devenir le point de départ de l'ère nouvelle où allait entrer bientôt la pathologie cutanée.

Les leçons cliniques de Biett manquaient d'une sanction définitive; elle leur fut donnée par l'ouvrage de MM. Cazenave et Schedel (1), ouvrage destiné à reproduire, et les doctrines propres à leur maître, et les considérations thérapeutiques qu'il avait si longtemps développées dans ses cours, et les modifications qu'il avait cru devoir apporter à la classification de Willan. MM. Cazenave et Schedel ont admis d'abord huit ordres de lésions élémentaires.

Ordre I. *Exanthèmes.*

Erythème. Rougeole.
Erysipèle. Scarlatine.
Roséole. Urticaire.

Ordre II. *Vésicules.*

Miliaire. Herpès.
Varicelle. Gale.
Eczéma.

Ordre III. *Bulles.*

Pemphigus. Rupia.

Ordre IV. *Pustules.*

Variole. Acné.
Vaccine. Mentagre.
Ecthyma. Porrigo.
Impétigo.

Ordre V. *Papules.*

Lichen. Prurigo.

Ordre VI. *Squames.*

Lèpre. Pityriasis.
Psoriasis. Ichthyose.

Ordre VII. *Tubercules.*

Éléphantiasis des Grecs. Molluscum.
Frambœsia.

Ordre VIII. *Macules.*

Colorations.

Teinte bronzée. — Éphélides. — Nævi.

Décolorations.

Vitiligo. — Albinisme.

En dehors de ces ordres, Biett avait décrit un certain

(1) *Abrégé pratique des maladies de la peau.* Paris, 1828.

nombre d'affections particulières, que MM. Cazenave et Schedel ont réservées aussi, dans un ordre à part, sous ce titre :

Maladies qui, par leur nature, ne peuvent se reporter à aucun des ordres ci-dessus.

ORDRE IX.

Lupus.	Purpura.
Pellagre.	Éléphantiasis des Arabes.
Bouton d'Alep.	Kéloïde.
Syphilides.	

On a adressé à la classification de Willan, modifiée par Biett, un certain nombre de reproches plus spécieux, en général, que fondés. On s'est récrié sur l'emploi de dénominations étranges, sinon barbares, empruntées au latin et au grec pour désigner individuellement les maladies de la peau. L'expérience a démontré que là où l'on affectait de voir une entreprise ridicule, il y avait précisément un des avantages les plus assurés de la méthode popularisée en France par l'*Abrégé pratique*. En effet, une des causes qui s'étaient le plus puissamment opposées à l'étude des maladies de la peau, était le manque absolu de précision et de clarté dans les termes employés pour désigner tel ou tel groupe des affections cutanées. Sans parler des inconvénients de cette nature qu'offre en foule l'histoire de ces maladies chez les anciens, quelles obscurités et aussi quelles erreurs n'a pas produites, dans les temps modernes, l'emploi des mots *lèpre*, *teigne*, *dartre*, appliqués indistinctement à des éruptions qui n'avaient entre elles aucune espèce d'affinité et de rapport. Plus près de nous encore, de quelle ressource a été, pour l'étude pratique des affections cutanées, le choix de termes que l'on a prétendu combiner de manière à en faire l'expression pittoresque et naturelle de telle ou telle forme? Si, avec la méthode de Willan, on sait que la dénomination d'*impetigo* doit être exclusivement donnée à une éruption caractérisée par une série de phénomènes extérieurs constants, et à quelque état, d'ailleurs, que l'éruption se présente, est-il sage de reprocher à ce mot son origine latine, l'application plus ou moins inexacte et confuse qui en a été faite par les auteurs? Par dédain pour ces termes surannés, on a essayé de spécifier les affections de la peau par des dénominations complexes et descriptives, empruntées à l'état de ces affections. Ainsi on a essayé, par exemple, de définir une *dartre crustacée*... Mais l'eczéma, mais l'impétigo, mais l'ecthyma et toutes les espèces où il y a des croûtes, peuvent être appelés de ce nom! On a été obligé, pour la particulariser à telle ou telle forme, d'y ajouter de nouveaux qualificatifs. Pour désigner ce que Willan appelait simplement *impetigo*, on a dit une *dartre crustacée flavescente*. Cela est bien, si l'impétigo est à l'état de croûtes, si celles-ci sont de ce jaune ambré si caractéristique à un certain état de la maladie; mais si l'éruption ne consiste que dans une surface rouge, unie, suintante, que devient la dénomination descriptive et naturelle?

On a été plus loin encore dans cette recherche d'une nomenclature logique et pittoresque. M. Baumès, écrivain d'un grand mérite d'ailleurs, a été conduit, par haine pour l'école de Biett et pour son langage, à désigner l'impétigo par ce synonyme diffus: *éruption érythémo-puro-vésiculo-crustacée agglomérée*. L'obligation de s'imposer de pareilles dénominations prouve combien est peu fondée et peu utile surtout la prétention de donner à une maladie de la peau un nom qui en soit la traduction descriptive et naturelle. Elle nous confirme aussi dans cette pensée, que, loin de mériter les reproches qu'on lui a adressés, le soin qu'a pris Willan d'employer certains noms anciens, en en précisant la valeur, et en en limitant l'application à une espèce particulière, bien définie, doit être considéré comme une heureuse innovation pratique; et, jusqu'à ce qu'on ait trouvé une nomenclature plus philosophique, mais aussi simple, aussi précise, aussi facile que celle de Willan, nous continuerons à nous servir d'expressions qui sont d'ailleurs consacrées par un long usage, et que l'habitude a intimement liées aujourd'hui aux maladies qu'elles représentent et désignent.

On a fait à la classification de Willan un reproche des difficultés qui existent, dans un certain nombre de cas, pour la recherche et l'appréciation exacte des lésions élémentaires. C'est là une accusation plus spécieuse que vraie, et qui, d'ailleurs, ne s'applique qu'à des circonstances exceptionnelles. On a argumenté avec plus de raison contre l'insuffisance de cette classification dans laquelle n'ont pu trouver place un certain nombre de maladies, à cachet particulier, que Biett et ses élèves ont dû classer et décrire à part. C'était là un inconvénient véritable, bien qu'il fût diminué par cette circonstance, qu'un certain nombre de ces affections, ou sont très rares, ou n'appartiennent pas à nos climats.

On a pu regretter aussi le grand nombre de variétés et de sous-variétés que Willan avait été conduit à admettre pour les besoins de la description et du diagnostic. Mais il ne faudrait pas exagérer une circonstance que rachèterait au besoin ce que cet excès d'exactitude graphique ajoute de précision et de clarté à l'étude des maladies de la peau.

Ces critiques et d'autres plus ou moins sérieuses n'ont servi, en résumé, qu'à faire ressortir davantage le service que la doctrine de Willan et de Biett avait rendu à la pathologie cutanée, en créant la science du diagnostic. C'est elle, en effet, qui a individualisé toutes les affections de la peau, pour les faire mieux étudier et comprendre, qui a donné une formule à la spécialisation de ces maladies. A ce point de vue, nulle autre méthode ne pouvait la suppléer.

Mais le but que s'était proposé d'atteindre la méthode anglaise était en même temps la limite où devait s'arrêter son action sur l'étude des maladies de la peau. Il devait arriver un moment où il ne suffirait plus d'apprendre et de savoir ce que sont extérieurement et individuellement ces maladies, où le diagnostic rationnellement défini deviendrait le point de départ, l'élément d'une science nouvelle qui allait ouvrir une voie plus large aux investigations des observateurs. Cette voie, c'était l'étude des affections cutanées sous le rapport de la recherche de leur nature, de leur siége anatomo-pathologique.

L'observation clinique avait été le point de départ de ces tendances; mais elles devaient trouver leur principal point d'appui, leur plus puissant moyen d'action dans les progrès incessants faits par l'anatomie sur la structure de la peau. Ainsi on les signale depuis les travaux de Cruikshank, d'Eichhorn, de Dutrochet, de Krauss, etc.; mais elles ont pris surtout un développement remarquable depuis ceux de MM. Breschet et Roussel de Vauzème. On avait longtemps considéré la peau comme une enveloppe continue, comme un organe unique, composé de diverses couches superposées et unies les unes aux autres : mais les recherches modernes établissaient que la peau était composée d'un certain nombre d'organes ou appareils d'organes, dont les fonctions sont liées intimement à l'organisme général : ainsi on y avait reconnu l'existence de *papilles*, organe d'innervation; de *glandes sudoripares*, chargées de sécréter la sueur; d'un *appareil lymphatique*, d'un *appareil de sécrétion épidermique* et d'un *appareil chromatogène*, chargé de sécréter la matière colorante. Si nous ajoutons que l'existence des follicules sébacés et pileux était déjà connue, nous comprendrons combien cette appréciation nouvelle de la structure anatomique de la peau devait conduire les observateurs à rechercher si l'organisation complexe de l'enveloppe cutanée n'était pas en rapport avec la nature complexe aussi des affections de la peau.

En effet, nous voyons qu'en Allemagne, par exemple, on s'est occupé particulièrement de la genèse des formes élémentaires. Ainsi Struve (1) cherchait à démontrer que leur point de départ était presque exclusivement dans la papille cutanée, et il étudiait les maladies de la peau selon qu'elles existaient sans altération de structure et de couleur, et selon qu'elles offraient une altération, soit de

(1) *Synopsis morborum Cutaneorum, secundum classes, genera, species et varietates.* Berlin, 1829.

couleur ou de structure, soit de l'une et de l'autre. Plus tard Fuschs (1), élève de Schoenlein, développa cette pensée féconde qu'un grand nombre des éruptions ne sont que le reflet de maladies générales, dont elles devaient être rapprochées pour l'étude, le pronostic et le traitement. Fuschs a publié une classification des maladies de la peau, qui, établie sur des données philosophiques et *naturelles*, a eu un grand retentissement et une grande autorité en Allemagne. Nous dirons seulement qu'il admettait trois grandes classes d'affections cutanées : les *dermatonoses*, les *dermapostases* et les *dermaxanthèses*.

Cette tendance se manifeste de plus en plus. On la trouve plus accusée dans le livre de M. Isensée (2), qui, étudiant les affections cutanées à deux points de vue principaux, les classe en dix familles où il avait essayé de les rapprocher par nature d'espèce, et ainsi dénommées : 1° *dyschroa* et *achroa*; 2° *atrichia* et *dystrichia*; 3° *epizoa* et *epiphyta*; 4° *hypertrophia* et *atrophica*; 5° *epiphera* et *variolosa*; 6° *gastrica* et *erysipelacea*; 7° *catarrhalia* et *rhumatica*; 8° *scrophulosa* et *impetiginosa*; 9° *leprosa* et *syphilitica*; 10° *scorbutico-typhosa* et *carcinomatosa*. M. Isensée avait admis, en dehors de ces dix familles, un groupe de maladies qui n'existent plus et qu'il appelle : *ex-morbi cutanei*. Ce groupe comprenait l'*epinyctis*, la *mentagre romaine*, le *waren*, le *sudor anglicus*. M. Rosenbaum (3) a été plus explicite encore. Ainsi il a affirmé positivement la nécessité de faire rentrer l'étude des affections de la peau dans le système général des maladies; il a instruit le procès pathologique de ces affections; il a apprécié le lien sympathique qui unit les maladies cutanées à certains troubles fonctionnels de l'économie. On regrette, à côté de cela, de voir cet observateur

(1) *Die Krankhaften Veraenderunger der Haut und ihrer anhange*, etc. Gœttingue, 1840-1841, 3 vol. in-8.

(2) *Neues praktisches System der in der Haut erscheinenden Krankheiten*. Berlin, 1843.

(3) *Histoire et critique des maladies de la peau, considérées particulièrement sous le rapport de la genèse des formes élémentaires*. Halle, 1844.

assigner pour point de départ, à toutes les éruptions, la glande sébacée, considérer toutes les formes qu'elles peuvent revêtir comme des degrés différents d'un même état pathologique; on regrette surtout que M. Rosenbaum ait cru devoir offrir, comme un modèle pour l'étude des maladies de la peau, une classification si complexe, si diffuse, qu'elle était impraticable.

Plus tard, M. le professeur Hebra, de Vienne (1), qui jouit d'une autorité scientifique bien légitime, résuma toutes ces tendances dans quelques propositions qui rappellent essentiellement les doctrines de M. Cazenave. Les procès pathologiques de la peau ne différeraient plus en rien de ceux des autres organes, la différence entre les maladies de la peau et celles des autres organes consistant, non plus dans leur nature intime, mais dans les symptômes extérieurs. Pour étudier les premières, il n'y avait donc de possible qu'une classification fondée sur les mêmes principes que celle des maladies en général : la classification des maladies en général doit être basée sur les principes et les expériences de l'anatomie pathologique. M. Hebra reconnaît un certain nombre de procès pathologiques qui servent à former autant de groupes de maladies qu'il a ainsi divisées en douze classes : 1° les *hypérémies;* 2° les *anémies;* 3° les *anomalies de sécrétion;* 4° les *exsudations;* 5° les *hémorrhagies;* 6° les *hypertrophies;* 7° les *atrophies;* 8° les *néoplasies;* 9° les *hétéroplasies;* 10° les *ulcérations;* 11° les *parasites;* 12° les *névroses.* Cette classification pourrait prêter à quelques critiques de détail; nous aimons mieux dire qu'elle est une des expressions les plus heureuses du mouvement scientifique qui se continue dans la pathologie cutanée.

En Espagne, le docteur Nicolas de Alfaro, de Madrid (2), observateur distingué, essaya d'adopter les tendances nouvelles et le but qu'elles se proposaient avec la méthode de

(1) *Classification des maladies de la peau, fondée sur le principe de l'anatomie pathologique* (*Annales des maladies de la peau et de la syphilis* 1852, t. IV, p. 228).

(2) *Tratado theorico-practico de enfermedades cutaneas.* Madrid, 1840.

Willan, c'est-à-dire de grouper les maladies selon leur nature, tout en conservant le groupement par lésions élémentaires. Il avait admis deux ordres : A. *les maladies de la peau proprement dite;* B. *les maladies des dépendances de la peau.* Le premier ordre comprenait trois groupes : 1° les maladies déterminées par l'inflammation simple de la peau et de ses produits, sans caractère élémentaire distinctif ; 2° les maladies spéciales avec des formes morbides essentielles ; 3° les maladies constitutionnelles déterminées par les vices cancéreux, scrofuleux, syphilitique. Le deuxième ordre comprenait les altérations des poils, de l'épiderme, de la sécrétion de la peau, des ongles, des follicules, de la couleur.

En Angleterre, M. le docteur E. Wilson (1) a présenté une classification qui rappelle sur quelques points celle de M. Cazenave, de laquelle elle semble inspirée. Cet auteur avait admis quatre grandes classes de maladies : 1° les MALADIES DU DERME, comprenant l'inflammation de la peau, *congestive, effusive, suppurative, dépositive, squameuse, par animalcules parasites;* l'hypertrophie des papilles ; les désordres du tissu vasculaire, de la sensibilité, des fonctions chromatogènes ; 2° les MALADIES DES GLANDES SUDORIPARES ; 3° les MALADIES DES GLANDES SÉBACÉES, parmi lesquelles étaient rangées le *molluscum*, l'*acné* et le *sycosis* ; 4° les MALADIES DES CHEVEUX ET DES FOLLICULES PILEUX. Cette classification présente, quant au classement des formes, un certain nombre d'erreurs ; mais elle exprime évidemment à un haut point la tendance que nous signalons à prendre les données anatomo-pathologiques pour base de l'étude des maladies de la peau.

En France, dans la double manière d'Alibert, on trouve, et le sentiment de l'insuffisance d'une classification purement topographique et descriptive, et la recherche d'une méthode tendant à grouper les maladies de la peau par affinités d'espèce et de nature. Cette tendance peut être signalée dans

(1) *A practical and theoretical treatise on the diagnosis, pathology and treatment of the diseases of the Skin, arranged according to a natural system of classification*, etc. London, 1842.

l'ouvrage de M. Rayer (1), sorte de compromis éclectique entre les diverses théories dominantes. Plus tard M. Baumès (2), qui avait attaqué avec une grande vivacité la doctrine de Willan et de ses adeptes, proposa de lui substituer une classification naturelle fondée sur la recherche et la définition d'un certain nombre de mouvements vicieux de l'activité vitale qu'il appelait *fluxions*, et qui, réagissant à la peau, y déterminaient les diverses formes éruptives. M. Baumès avait admis plusieurs espèces de fluxions : *par cause externe, réfléchie, déplacée, excentrique; par diathèse, idiopathique, complexe.*

Nous n'entrerons pas dans la critique détaillée de cette classification. Nous ferons remarquer seulement la confusion qui résultait de cette circonstance, qu'un certain nombre de maladies devaient être appréciées plusieurs fois et diversement selon qu'elles étaient étudiées au point de vue de telle ou telle fluxion ; que M. Baumès a été obligé de faire un chapitre à part pour les éruptions qui ne pourraient entrer dans un seul ordre, ou qui tenaient de plusieurs à la fois. Nous devons dire aussi qu'en voulant compléter l'idée de Plenk, qui avait voulu aussi spécifier les maladies de la peau par leurs principaux signes extérieurs, et en combinant pour chaque maladie une dénomination descriptive qui en résumât toute la physionomie, toutes les phases, M. Baumès s'était imposé une tâche qu'il n'a pas heureusement accomplie. Mais si sa classification, nécessairement confuse et embarrassée, rappelle un peu la doctrine humorale, elle est empreinte aussi de cet hippocratisme magistral qui avait si heureusement inspiré Lorry. Nous reconnaissons volontiers que M. Baumès a donné avec raison une grande importance à l'intervention des causes dans l'histoire des maladies de la peau ; que sa théorie des fluxions, analogue à celle du procès pathologique des Allemands, trahit la

(1) *Traité théorique et pratique des maladies de la Peau*, 1826, 2 vol. in-8. — 2e édition, augmentée, Paris, 1835, 3 vol. in-8, et atlas.

(2) *Nouvelle dermatologie, ou Précis théorique et pratique des maladies de la peau.* Lyon, 1842.

tendance, mal définie peut-être, mais sérieuse, à étudier les affections cutanées à un point de vue large et philosophique; que M. Baumès a très bien compris le lien intime qui, dans un grand nombre de cas, unit ces maladies à des troubles fonctionnels de l'économie.

Mais tous ces efforts et ceux que l'on pourrait signaler n'étaient qu'une sorte d'aspiration, si l'on peut dire ainsi, vers la science nouvelle. M. Cazenave devait le premier donner un corps à une doctrine dont les éléments étaient partout, dont la formule n'était nulle part. Une des choses qui se sont le plus opposées au succès des tentatives faites jusqu'alors était l'antagonisme, presque généralement exclusif, affecté contre la doctrine de Willan; or, cette proscription irréfléchie privait presque toutes les théories qui tentaient de se produire des ressources fondamentales qu'elles devaient demander avant tout à la connaissance individuelle, exacte, des maladies de la peau. M. Cazenave pouvait comprendre que la doctrine de Biett ne répondait plus aux besoins de la science, mais il ne pouvait pas admettre qu'une méthode qui avait tiré du chaos l'étude des affections cutanées, qui avait créé le diagnostic, dût être entièrement rejetée. En transformant ses opinions et son enseignement, il conserva la classification de Willan dans ce qu'elle avait d'essentiellement bon, c'est-à-dire comme le meilleur, nous allions dire l'unique moyen de bien reconnaître et préciser les maladies de la peau. Il en fit la base de ses nouvelles études, et elle devint pour lui une donnée générale très importante. Ainsi l'appréciation exacte de la lésion élémentaire était un élément précis pour la recherche du siége anatomique, et celui-ci, étant défini, conduisait à la connaissance de la nature de la maladie. Enfin M. Cazenave trouvait dans cette série de déductions les bases d'une thérapeutique rationnelle.

Dans la méthode de Willan, l'*exanthème* est une rougeur disparaissant sous la pression du doigt; mais ces caractères ne sont pas simplement des signes graphiques : ils signifient, au point de vue de la nature de l'exanthème, un afflux de sang sur un point déterminé ; au point de vue du siége, un état congestif du réseau vasculaire. Qu'une éruption soit caractérisée par de petites élévations blanchâtres, pleines de sérosité, agglomérées sur une surface rose ou rouge, avec la méthode de Willan on reconnaît une *éruption vésiculeuse*, un *eczéma*. Or, cette opération est indispensable avant de chercher ce que c'est que cet eczéma. Pour arriver à cette nouvelle connaissance, on constatera, à l'aide d'un examen attentif, de petits pertuis béants, disséminés et visibles, surtout sur les anciennes plaques d'eczéma chronique, par lesquels on voit sourdre des gouttelettes de sérosité limpide. Or, si ces pertuis correspondent à l'orifice des canaux sudoripares, il semble démontré que le siége de l'eczéma est dans ces canaux eux-mêmes ; que dès lors c'est une maladie essentiellement caractérisée par une sécrétion morbide et dont on comprend l'affinité, souvent démontrée d'ailleurs, avec d'autres sécrétions. On arrivera par le même procédé d'esprit, par les mêmes résultats d'observation, à constater que l'impétigo siége dans l'appareil lymphatique de la peau ; que c'est une affection lymphatique, liée le plus souvent à une constitution blanche et molle. Les *squames*, minces, sèches, chatoyantes du *psoriasis*, trahissent une inflammation particulière limitée à un certain nombre d'organes de la peau, mais constituée surtout par une lésion de l'appareil blennogène. Mais de toutes les maladies étudiées sous le rapport anatomo-pathologique, celles dont l'étude a donné les résultats les plus positifs, sont évidemment les affections papuleuses. La méthode de Willan nous enseigne que la *papule* est un bouton plein ne contenant ni sérosité ni pus ; mais si, après l'avoir graphiquement reconnue, on cherche sa valeur au point de vue du siége, on trouve que c'est une papille pathologique ; et enfin, comme nous l'examinerons plus tard, la décomposition anatomique de la papille permet d'apprécier les éléments qui correspondent aux divers phénomènes des affections papuleuses.

Le prurit révèle la lésion des filets nerveux ; le gonflement et la rougeur correspondent à la congestion vasculaire ;

l'inflammation plus ou moins profonde se traduit par la sécrétion séreuse ou séro-purulente, par des croûtes; les squames annoncent une lésion de l'épiderme; enfin l'appareil chromatogène peut être altéré, et ce phénomène se traduit par des colorations très persistantes. Enfin il ressort de ces considérations, appliquées à la recherche de la nature des affections papuleuses, cette conclusion, que ce sont des maladies nerveuses, de véritables névroses de la peau.

Il faut regretter sans doute que sur tous les points cette étude comparée du siége anatomique et de la nature des affections cutanées ne soit pas aussi complète pour toutes les maladies de la peau; mais il est incontestable que, dans cette voie, des progrès notables ont été faits, des résultats importants obtenus. Ainsi M. Cazenave a constaté que certaines pustules correspondent à des inflammations particulières des follicules, comme cela a lieu pour l'*acne* et le *sycosis;* il a pu donner l'histoire la plus complète encore de l'*acne sebacea;* il a fait ressortir, par l'observation clinique, la double physionomie de l'*ecthyma;* il a présenté, sur la nature du *lupus*, des considérations plus larges aboutissant à des indications thérapeutiques aussi neuves qu'importantes; il a enfin enrichi la pathologie cutanée d'un certain nombre de données intéressantes et utiles.

M. Cazenave s'est occupé avec beaucoup de soin de la recherche et de la définition des causes multiples qui président au développement des maladies de la peau. Il les a divisées en trois classes principales : les causes externes, les causes internes, et les causes constitutionnelles.

Les causes externes sont toutes celles qui agissent directement sur la peau, telles que la chaleur, le froid, le contact de certaines substances, de topiques irritants, etc.

Les causes internes sont évidemment les plus nombreuses, les plus importantes, et aussi celles qu'il est le plus difficile en général d'apprécier. Sans parler ici de la prédisposition qui résulte d'un ensemble de conditions physiologiques qu'il n'est pas possible de préciser, de l'influence de certaines constitutions, de certains tempéraments, les causes internes comprennent tous les troubles fonctionnels des organes intérieurs réagissant à la peau par voie de retentissement sympathique plus ou moins prononcé. C'est ainsi que, dans un grand nombre de cas, les affections cutanées sont liées à des troubles de l'appareil gastro-intestinal, du foie, de l'utérus, etc. Les causes internes comprennent aussi toutes les influences qui peuvent débiliter profondément l'économie, telles que la misère, les privations, les excès, les travaux excessifs, etc.

Les causes constitutionnelles tiennent à la constitution même de la peau; elles sont exclusivement bornées à cet organe, que ne dépassent pas non plus les maladies qui en sont l'expression; elles sont ou acquises ou le plus souvent innées; elles donnent lieu presque exclusivement à des lésions de la sécrétion épidermique, aux affections squameuses.

Si maintenant on applique ces données à l'étude du traitement, on peut tout d'abord comprendre à quelles indications exactes et utiles elles doivent désormais conduire.

Quand la maladie de la peau est de cause externe, quand elle constitue une affection purement locale, accidentelle, le traitement consiste en quelques moyens simples à l'intérieur, dans l'application de topiques peu actifs en général, et surtout dans l'éloignement de la cause.

Quand l'éruption est de cause interne, il faut, avant tout, remonter à la source du mal, consulter les antécédents du malade, étudier sa constitution son état actuel, interroger ses fonctions, examiner ses organes, constater enfin le trouble fonctionnel d'où dépend l'éruption et qu'il faut combattre par des moyens appropriés. Cette recherche n'est pas toujours facile, et il peut arriver que l'attention du médecin soit attirée par la cause accidentelle dont il se préoccupe, et qui lui fait oublier l'état général que cette cause a mis en action. Dans les cas de ce genre, le traitement consiste surtout dans l'emploi de moyens internes; quant aux topiques, ils sont presque, sans exception, sans efficacité sur la maladie même. Quelquefois même ils présentent des inconvénients réels par l'irritation locale qu'ils déterminent. M. Cazenave insiste dans ses leçons cliniques sur la nécessité d'être très réservé dans l'emploi de ces moyens, quand on a affaire à une maladie de la peau qui est sous la dépendance d'un trouble général, et de n'employer que les plus insignifiants, quand on est obligé d'y avoir recours.

Quand l'éruption est de cause constitutionnelle, les topiques semblent plus particulièrement indiqués. Cependant, s'ils n'ont plus les inconvénients qu'ils présentent dans d'autres circonstances, ils sont loin cependant de produire les bons effets que l'on semblerait devoir en attendre. C'est encore au traitement interne qu'il faut recourir dans ces cas; mais là il n'y a plus, à vrai dire, de guide qui conduise à une thérapeutique rationnelle, et c'est aux indications de l'empirisme qu'il faut s'adresser. Cependant hâtons-nous de dire que les arsenicaux, que les ammoniacaux, employés à ce titre, produisent sur la peau des effets physiologiques que l'expérience a constatés de tout temps et qui expliquent jusqu'à un certain point le recours souvent décisif dont ils sont l'objet

Après avoir demandé à l'expérience la sanction de ses travaux, après avoir réuni tous les éléments d'une science nouvelle, M. Cazenave a compris que, placé sur ces nouvelles bases, l'enseignement des maladies de la peau ne trouvait plus dans la méthode de Willan qu'un cadre insuffisant, et il a dû penser dès lors à combiner une classification qui non seulement résumât les résultats obtenus, mais qui pût, pour l'avenir, se prêter à toutes les découvertes de l'observation et leur donner asile. C'est donc par ce suprême motif que la doctrine de Biett ne représentait plus l'état de la science, qu'il s'est décidé à lui substituer une méthode dans laquelle les maladies seraient groupées par une affinité de nature aussi complète que possible, et qui offrirait l'avantage, pour l'étude, de ne contenir qu'un petit nombre de groupes et de genres.

C'est dans ces conditions que M. Cazenave a émis l'essai suivant de classification qui servit de base à ses cours depuis l'année 1841.

Groupe	Genre	Maladies
1er Groupe. INFLAMMATIONS.	*1er Genre.* ÉRUPTIONS NON SPÉCIFIQUES, pouvant exister à l'état aigu ou chronique.	Érythème. Érysipèle. Urticaire. Herpès. Eczéma. Pemphigus. Impétigo. Ecthyma. Sycosis. Strophulus. Lichen.
	2e Genre. ÉRUPTIONS NON SPÉCIFIQUES, existant toujours à l'état chronique.	Rupia. Prurigo. Lepra. Psoriasis. Pityriasis. Pellagre.
	3e Genre. ÉRUPTIONS SPÉCIFIQUES AIGUES.	Roséole. Rougeole. Scarlatine. Variole. Vaccine. Varicelle. Miliaire.
	4e Genre. ÉRUPTIONS SPÉCIFIQUES CHRONIQUES.	Syphilides.
2e Groupe. LÉSIONS DE SÉCRÉTION.	*1er Genre.* LÉSIONS DE LA SÉCRÉTION FOLLICULEUSE.	Acné. Porrigo. — favosa.
	2e Genre. LÉSIONS DE LA SÉCRÉTION DE LA MATIÈRE ÉPIDERMIQUE.	Ichthyose. Productions cornées.
	3e Genre. LÉSIONS DE LA SÉCRÉTION DE LA MATIÈRE COLORANTE.	*Décolorations* Albinisme. Vitiligo. *Colorations.* Teinte bronzée. Éphélides. Nævi pigmentaires.
3e Groupe. HYPERTROPHIES. Développement anormal des parties affectées.		Éléphantiasis des Arabes. Molluscum. Frambœsia. Verrues. Nævi vasculaires.
4e Groupe. DÉGÉNÉRESCENCES. Tendance à détruire les parties affectées.		Éléphantiasis des Grecs. Bouton d'Alep. Kéloïde. Lupus. Cancer.
5e Groupe. MALADIES HÉMORRHAGIQUES. Maladies caractérisées par la présence du sang plus ou moins altéré hors des vaisseaux qui doivent le contenir.		Hémorrhagies de la peau proprement dites. Purpura. Mélanose.
6e Groupe. LÉSIONS DE LA SENSIBILITÉ DE LA PEAU.		Hyperesthésie (générale ou locale). Anesthésie.
7e Groupe. CORPS ÉTRANGERS.		Acarus. — gale. Pediculus. Pulex.
8e Groupe. MALADIES DES ANNEXES.		Maladies des *poils* : Alopécie. Canitie. Plique. Maladies des *ongles* : Onyxis.

M. Cazenave avait pris soin d'annoncer que cette classification était proposée par lui sous la réserve expresse de toutes les modifications que l'expérience devrait lui apporter. Depuis cette époque, il a eu occasion d'exposer les principes de sa nouvelle doctrine dans une longue suite de conférences cliniques à l'hôpital Saint-Louis, et il a pu lui-même, éclairé par la pratique, s'appuyant sur les découvertes incessantes de l'observation, apporter à son premier plan un certain nombre de changements qui ont servi à le fortifier, en démontrant d'ailleurs que la classification de 1841 était une tentative heureuse qui a, pour le fond, résisté à l'épreuve du temps.

Le *strophulus*, le *lichen* et le *prurigo*, qui étaient classés dans le premier groupe, ont été reportés à celui des LÉSIONS DE LA SENSIBILITÉ et attachés définitivement au type de l'*hyperesthésie*.

La *pellagre*, qui faisait partie du deuxième genre du premier groupe, a été reportée au groupe, des LÉSIONS DE SÉCRÉTION, genre des *lésions de sécrétion de la matière épidermique*.

Le *molluscum*, qui était aussi parmi les HYPERTROPHIES, a été ajouté au type de l'ACNÉ, parmi les *lésions de la sécrétion folliculeuse*.

Il en a été de même de la *plique*, qui était classée parmi les MALADIES DES ANNEXES.

Pour nous, nous avons cru devoir effacer complétement du groupe des HYPERTROPHIES le *molluscum*, dont il ne restait que quelques caractères obscurs et équivoques; les *verrues* et les *nævi vasculaires*, qui ne sont pas, à proprement parler, des maladies de la peau.

Nous avons rayé du groupe des DÉGÉNÉRESCENCES et de celui des MALADIES HÉMORRHAGIQUES le *cancer* et la *mélanose*, qui sont des maladies chirurgicales.

Enfin, nous n'avons présenté que l'histoire abrégée et sommaire des maladies composant le troisième genre du groupe des INFLAMMATIONS sous le titre d'*éruptions spécifiques aiguës*: la *roséole*, la *rougeole*, la *scarlatine*, la *variole*, la *vac-*

cine, la *varicelle* et la *miliaire*. Ce n'est pas que ces maladies, dites généralement *fièvres éruptives*, nous aient semblé indignes de l'intérêt des praticiens; mais elles se rattachent si intimement à l'histoire de la pathologie interne, elles relèvent tellement de tous les traités sur cette matière; elles sont d'ailleurs si généralement connues, que nous avons pensé qu'il suffirait d'en exquisser rapidement les principaux caractères et la physionomie d'ensemble.

Telles sont les modifications apportées par M. Cazenave lui-même à son plan primitif. Ce plan, qui n'était d'abord qu'un essai, a reçu aujourd'hui la sanction de la pratique; il est devenu une doctrine que nous avons acceptée; mais avec lui nous avons dû maintenir la méthode de Willan comme mode de description individuelle, comme le moyen de diagnostic, le seul sûr, le seul praticable aujourd'hui. Nous aurons donc à énoncer souvent les lésions élémentaires, telles que les entendait Biett, telles que les ont définies MM. Cazenave et Schedel; il devient indispensable de rappeler ici les caractères généraux et distinctifs qui appartiennent à chacun des huit ordres auxquels se rapportent toutes les lésions élémentaires. C'est ce que nous allons faire sommairement.

Les EXANTHÈMES sont des taches d'un rouge variable, plus ou moins étendues et circonscrites, ayant pour caractère distinctif et pathognomonique de disparaître momentanément sous la pression du doigt, se terminant par résolution, quelquefois par desquamation.

Les VÉSICULES sont des soulèvements de l'épiderme, ordinairement très petits, contenant un liquide séreux, quelquefois lactescent ou même mêlé à du pus qui, en se desséchant, donne lieu à la formation de lamelles minces, quelquefois de petites croûtes.

Les BULLES sont de véritables phlyctènes plus ou moins volumineuses, distendues par une sérosité qui se trouble facilement et donne lieu à la formation de lamelles étendues ou de croûtes quelquefois très épaisses.

Les PUSTULES sont des collections purulentes, très variables quant à leur étendue, agglomérées ou isolées, remplacées par des croûtes très différentes aussi quant à leur consistance, leur étendue, leur saillie et leur adhérence. Ces croûtes peuvent être remplacées elles-mêmes par des surfaces suintantes, ou même par des exulcérations.

Les PAPULES constituent de petites tumeurs agglomérées ou discrètes, rouges ou de la couleur de la peau, pleines, résistantes, ne contenant jamais aucun liquide, se terminant le plus souvent par résolution et par une desquamation plus ou moins marquée.

Les SQUAMES proprement dites sont des produits d'épiderme altéré, minces, sèches, blanches, nacrées, quelquefois comme argentées, reposant sur des surfaces rouges, papuleuses et se renouvelant sur place quelquefois très rapidement et pendant un temps infini.

Les TUBERCULES sont des tumeurs dures, irrégulières, plus ou moins saillantes, très circonscrites, quelquefois aplaties, pouvant donner lieu à des ulcérations, à la formation de croûtes.

Les MACULES consistent dans des lésions de la sécrétion chromatogène caractérisées par des colorations ou des décolorations de la peau permanentes, plus ou moins étendues, quelquefois générales.

PLAN DU TRAITÉ ÉLÉMENTAIRE DES MALADIES DE LA PEAU,

D'APRÈS LA CLASSIFICATION ACTUELLE DE M. LE DOCTEUR CAZENAVE.

- **1er Groupe.** INFLAMMATIONS.
  - 1er *Genre.* ÉRUPTIONS NON SPÉCIFIQUES, pouvant exister à l'état aigu et à l'état chronique.
    - Érythème.
    - Érysipèle.
    - Urticaire.
    - Herpès.
    - Eczéma.
    - Pemphigus.
    - Impétigo.
    - Ecthyma.
    - Sycosis.
  - 2e *Genre.* ÉRUPTIONS NON SPÉCIFIQUES, existant toujours à l'état chronique.
    - Rupia.
    - Lepra.
    - Psoriasis.
    - Pityriasis.
  - 3e *Genre.* ÉRUPTIONS SPÉCIFIQUES AIGUES.
    - Roséole.
    - Rougeole.
    - Scarlatine.
    - Variole.
    - Vaccine.
    - Varicelle.
    - Miliaire.
- **2e Groupe.** LÉSIONS DE SÉCRÉTION.
  - 1er *Genre.* LÉSIONS DE LA SÉCRÉTION FOLLICULEUSE.
    - Acné.
    - Favus.
  - 2e *Genre.* LÉSIONS DE LA SÉCRÉTION DE LA MATIÈRE ÉPIDERMIQUE.
    - Ichthyose.
    - Productions cornées.
    - Pellagre.
  - 3e *Genre.* LÉSIONS DE LA SÉCRÉTION DE LA MATIÈRE COLORANTE.
    - *Décolorations*
      - Albinisme.
      - Vitiligo.
    - *Colorations.*
      - Teinte bronzée.
      - Éphélides.
      - Nævi pigmentaires.
- **3e Groupe.** HYPERTROPHIES. Développe-
  - Éléphantiasis des Arabes.
- **4e Groupe.** DÉGÉNÉRESCENCES. Tendance à détruire les parties affectées.
  - Éléphantiasis des Grecs.
  - Bouton d'Alep.
  - Kéloïde.
  - Lupus.
- **5e Groupe.** MALADIES HÉMORRHAGIQUES. Maladies caractérisées par la présence du sang plus ou moins altéré hors des vaisseaux qui doivent le contenir.
  - Purpura.
- **6e Groupe.** LÉSIONS DE LA SENSIBILITÉ DE LA PEAU.
  - Hyperesthésie
    - Prurit.
    - Prurigo.
    - Lichen.
- **7e Groupe.** CORPS ÉTRANGERS.
  - Acarus.
  - — gale.
  - Pediculus.
  - Pulex.
- Maladies des *poils :*

TRAITÉ ÉLÉMENTAIRE

DES

MALADIES DE LA PEAU.

PREMIER GROUPE.

INFLAMMATIONS.

Les maladies qui composent ce groupe ont pour caractère principal l'inflammation de la peau avec tous ses phénomènes : la congestion, la rougeur, la chaleur, le gonflement, la douleur, avec tous les produits auxquels elle peut donner lieu ; la sécrétion séreuse ou purulente, les squames, les croûtes, etc.

Les inflammations de la peau peuvent être caractérisées indifféremment par des lésions primitives diverses, par des exanthèmes, des vésicules, des pustules, etc. Mais elles présentent au point de vue de leur nature et de leur marche, des différences dont il a fallu tenir compte dans l'ordination de ce groupe. Ainsi, un assez grand nombre d'inflammations peuvent exister à l'état aigu et à l'état chronique ; d'autres ne se présentent jamais qu'à l'état chronique : celles-ci ont une marche essentiellement fébrile, un type spécifique aigu ; celles-là enfin ont une nature spéciale, elles sont caractérisées par une marche essentiellement chronique. Ces différences de type et de nature ont dû faire diviser le premier groupe des inflammations en quatre genres distincts.

PREMIER GENRE.

ÉRUPTIONS NON SPÉCIFIQUES POUVANT EXISTER A L'ÉTAT AIGU ET A L'ÉTAT CHRONIQUE.

Ce genre comprend les inflammations de la peau qui, n'ayant rien de spécial dans leur nature, se développent soit sous l'action d'une cause externe et directe, soit sous l'influence d'une cause générale ou de sympathie.

Elles ont pour caractère distinctif de se présenter ou à l'état aigu ou à l'état chronique.

Dans le premier cas, elles peuvent être précédées ou accompagnées de troubles généraux, d'un appareil fébrile; elles ont une marche à peu près régulière, une durée généralement courte : elles offrent surtout des phénomènes de congestion, de chaleur, de douleur, etc.

Dans le second cas, où elles sont constituées par des poussées aiguës, successives, ou elles affectent une marche lente et continue; elles ont quelquefois alors une durée indéfinie.

Dans les deux cas, les éruptions de ce genre sont encore caractérisées par des produits variés; par des squames, des croûtes, etc.

Le premier genre contient : l'*érythème*, l'*érysipèle*, l'*urticaire*, l'*herpès*, l'*eczéma*, le *pemphigus*, l'*impétigo*, l'*ecthyma* et le *sycosis*.

ARTICLE Ier.

ÉRYTHÈME.

SYNONYMIE. — Ερύθημα, ἐρευθος (des Grecs); *érysipèle* (de Sauvages); *intertrigo*, *maculæ volaticæ* (de divers auteurs); *dartre érythémoïde*, *érythème* (de Willan et de Biett).

DÉFINITION. — L'*érythème* est une inflammation non spécifique de la peau, constituée par un exanthème pouvant exister à l'état aigu et à l'état chronique, et que caractérisent des taches rouges, superficielles, de forme et d'étendue variables, plus ou moins circonscrites, mais disparaissant toujours sous la pression du doigt.

SYMPTÔMES. — Le plus souvent l'érythème se développe sans être annoncé par des troubles généraux, ou ceux-ci sont si peu appréciables, que les malades n'y font aucune attention. Quand il y en a, ils consistent dans un peu de malaise, de lassitude, dans un sentiment de chaleur aux points qui vont être affectés, quelquefois dans un petit mouvement fébrile.

L'érythème se manifeste par l'apparition de taches rouges, le plus souvent diffuses, quelquefois circonscrites, de forme et d'étendue variables, bien qu'elles soient rarement d'une grandeur moindre que la paume de la main. Superficielles et répandues çà et là, irrégulièrement, les taches de l'érythème peuvent occuper divers points : le plus souvent elles sont bornées à un siége limité : quelquefois elles couvrent un membre tout entier, mais il est rare de les voir envahir toute la surface du corps. Il faut remarquer d'ailleurs que les phénomènes généraux sont d'autant plus sensibles que l'inflammation érythémateuse est plus étendue. Localement, l'éruption n'est accompagnée que d'un sentiment peu marqué de chaleur, de tension. La douleur est ou nulle ou presque nulle. Quelquefois, quand l'érythème est très étendu, la peau peut être le siége d'une cuisson ou d'une sensation de fourmillement incommode. Dans tous les cas, les taches disparaissent toujours sous la pression du doigt.

Au bout de quatre ou cinq jours, quelquefois au bout de quelques heures, les taches commencent à pâlir du centre à la circonférence; quand celle-ci est circonscrite, elle devient de plus en plus diffuse, et la maladie se termine par résolution, ne laissant aucune trace, si ce n'est, dans certains cas, une desquamation légère.

Telle est la marche de l'érythème que l'on pourrait appeler simple; tels sont ses caractères dans la plupart des cas. C'est une inflammation aiguë d'une durée presque régulière, d'un septénaire environ.

On a admis pour l'érythème un certain nombre de variétés qui n'ont de caractères distinctifs que quelques particularités peu importantes : l'*erythema fugax*, petite éruption éphémère, épiphénomène de certaines phlegmasies aiguës ; l'*erythema læve*, qui caractérise certains cas d'œdème ; l'*erythema intertrigo*, qui résulte du frottement de deux surfaces à la partie supérieure des cuisses, sous les mamelles, etc., et qui est accompagné d'un suintement séreux, d'une odeur fade, nauséabonde ; l'*erythema pernio*, causé par l'impression du froid ; l'*erythema per adustionem*, produit par l'action de la chaleur, etc. Mais en dehors de ces variétés qui ne méritent aucune description spéciale, il y en a deux qui offrent des caractères particuliers et qui demandent une étude distincte. Ce sont l'*érythème papuleux* et l'*érythème noueux*.

§ 1er. — Érythème papuleux.

Les taches de l'inflammation érythémateuse peuvent, dans certains cas, présenter un caractère bien remarquable. Moins irrégulières que dans l'érythème simple, elles sont surtout beaucoup plus circonscrites, et comme elles, sont alors de la largeur d'un centime environ ; leur aspect net, bien découpé, les fait ressembler tellement à des papules, que Willan a donné à cette forme le nom d'*Erythema papulatum*. Cependant, si l'on passe le doigt sur la plaque, on ne sent ordinairement aucune espèce de saillie : dans quelques cas pourtant, ces taches sont bien évidemment le siége d'un léger soulèvement de la peau, et alors la physionomie papuleuse peut être telle qu'elle devient une cause, sinon d'erreur, au moins d'hésitation. Le plus souvent, presque toujours même, il n'y a qu'une apparence papuleuse ; aucune élévation n'existe à la peau, et l'aspect particulier de l'éruption tient à la forme bien limitée ou même à la rougeur plus vive des plaques érythémateuses.

Les taches de l'*érythème papuleux* suivent une marche ordinairement très rapide : au bout d'un jour ou deux, rarement plus tard, elles deviennent plus sombres; elles prennent une teinte presque violacée, qui pâlit de plus en plus, mais de la circonférence au centre, et qui s'éteint sans laisser de traces. Dans quelques cas, l'éruption est entretenue par des poussées et peut persister pendant deux ou trois septénaires.

L'*érythème papuleux* se présente ordinairement au cou, à la poitrine, aux bras, mais surtout au dos de la main. Dans ce dernier point, il peut affecter une marche tout à fait chronique, et être caractérisé par un gonflement réel de la peau, ce qui avait fait admettre par Willan une variété qu'il appelait *erythema tuberculatum*. L'érythème papuleux se montre particulièrement sur les individus à peau fine et molle, les femmes et les jeunes sujets.

§ 2. — **Érythème noueux** (*erythema nodosum*, de Willan).

C'est la variété où les symptômes généraux sont le plus marqués. Elle peut être précédée ou accompagnée de malaise, d'abattement, quelquefois même de fièvre. L'éruption se manifeste par des taches ovalaires, du diamètre moyen d'une pièce d'un franc. Ces taches sont d'un rouge assez vif, circonscrites, et, dès le début, elles présentent au centre un soulèvement manifeste de la peau. Le doigt, promené sur la surface des taches, perçoit la sensation d'une sorte de nodosité. Cette élévation augmente assez rapidement, et bientôt toutes les plaques sont converties en véritables tumeurs paraissant intéresser toute la peau dans laquelle elles sont comme enchâssées. Parvenue à ce point, l'éruption est remarquable par une coloration particulière, d'un rouge obscur, quelquefois grisâtre, ne disparaissant plus que difficilement sous la pression du doigt. Ces tumeurs augmentent de volume et peuvent acquérir les dimensions d'un petit œuf. La pression, le toucher même détermine une douleur plus ou moins vive. Si on les saisit, on a la sensation d'un corps noueux, dur, résistant; quelquefois, surtout quand l'éruption est à son déclin, il semble qu'on perçoive un sentiment de véritable fluctuation. C'est une illusion dont l'expérience a fait complétement justice aujourd'hui, mais qui a pu faire croire au développement de phlegmons, qui n'existent jamais dans cette variété de l'érythème.

L'*érythème noueux* a une marche ordinairement moins rapide que celle des autres variétés; vers le sixième ou le huitième jour, les tumeurs se ramollissent; la teinte rouge devient plus diffuse, elle pâlit, devient grisâtre; puis les nodosités s'affaissent complétement et tout se termine par résolution en dix ou douze jours. Cette variété a, comme on le voit, un caractère, sinon grave, au moins plus sérieux que les autres formes de l'érythème. Elle se présente assez fréquemment à l'état chronique; mais sous ce type même, il est rare qu'elle dure plus de deux septénaires.

Biett avait admis une variété de l'érythème qu'il avait appelée *érythème centrifuge*. Mais dans cette forme il y avait plus que de l'exanthème, il y avait un caractère essentiel, la dégénérescence des points affectés. M. Cazenave n'a pas cru devoir la conserver là où il l'avait lui-même décrite après Biett, et il l'a reportée au type *lupus*, auquel elle appartient réellement.

D'un autre côté, on a décrit un érythème qui compliquerait certaines maladies épidémiques, et qu'on aurait observé surtout pendant l'épidémie d'acrodynie qui désola Paris, en 1828 et 1829. Cet érythème, dont M. Cazenave a recueilli un grand nombre d'exemples, consistait dans des plaques d'une rougeur cramoisi, siégeant presque exclusivement aux faces palmaire et plantaire, et disparaissant sous la pression du doigt. Ces rougeurs étaient souvent accompagnées d'un véritable épaississement de l'épiderme et de véritables douleurs que déterminait le moindre contact.

Enfin, M. le docteur Schedel a décrit un érythème particulier, d'un brun-chocolat, siégeant à la face dorsale des mains et compliquant la maladie connue sous le nom de *pellagre*. De ces espèces, l'une sera décrite sous le nom de *lupus qui détruit en surface*; l'autre ne saurait être regardée que comme un épiphénomène qui ne peut faire une espèce à part; la dernière trouvera sa place quand nous nous occuperons de la pellagre.

CAUSES. — *L'érythème* se développe fréquemment sous l'influence d'une cause externe. Ainsi, il peut être produit par l'action directe du froid ou d'un foyer trop ardent, par le contact de sécrétions irritantes, du flux leucorrhéique, de l'urine, de l'écoulement muqueux du coryza. Chez les individus à peau fine, chez les personnes grasses, l'érythème peut être le résultat du frottement de deux surfaces contiguës; à ce titre, il est aussi déterminé par l'équitation, par une marche forcée.

En général, l'érythème semble affecter de préférence les individus à peau fine, les femmes, les jeunes gens, les sujets lymphatiques. Il coïncide, chez les enfants, avec l'époque de la dentition. Il est, dans certains cas, symptomatique d'un trouble général; ainsi il apparaît chez les jeunes filles à l'époque de la menstruation; chez les femmes, l'érythème et l'érythème noueux surtout se développent sous l'influence de troubles menstruels, de l'âge critique.

L'érythème est occasionné quelquefois par l'ingestion de certains aliments. Il complique ou continue d'autres maladies. Ainsi, on peut le voir apparaître après une fièvre intermittente; il peut être périodique et, dans ce cas, il coïncide avec une fièvre d'accès, ou avec le flux menstruel, comme M. Cazenave en a vu des exemples. L'érythème noueux peut apparaître pendant la convalescence de maladies graves. L'érythème n'est jamais contagieux. S'il a paru revêtir le type épidémique, c'est seulement quand il se manifestait comme épiphénomène d'une maladie régnant épidémiquement.

DIAGNOSTIC. — Le diagnostic de l'érythème est en général facile, bien qu'il doive exister entre toutes les inflammations exanthématiques une analogie nécessaire d'aspect, qui peut devenir une cause d'erreur ou au moins d'hésitation.

Si la confusion était possible, ce serait peut-être entre l'*érysipèle léger* et l'*érythème*, que quelques auteurs ont présenté comme un degré, comme une manière d'être de l'érysipèle en général ; mais dans ce dernier, même lorsqu'il est peu intense, il y a toujours un gonflement, une douleur âcre et brûlante et surtout une marche franchement aiguë, que l'on ne trouve pas dans l'inflammation érythémateuse, et qui suffisent pour séparer ces deux maladies.

Certaines analogies d'aspect ont pu faire rapprocher l'*érythème noueux* de l'*érysipèle phlegmoneux;* mais pour en établir la différence, il suffit de rappeler que dans le premier il n'y a jamais de fluctuation réelle, jamais de pus, jamais de phlegmon enfin. Nous insisterons d'ailleurs plus à propos sur ce point de diagnostic, en écrivant l'histoire de l'érysipèle.

Peut-on confondre l'*érythème papuleux* avec la *roséole*, la *rougeole* ou la *scarlatine?* Mais dans ces éruptions, véritables fièvres exanthématiques, il y a une généralité de l'éruption, et surtout un cortége de troubles généraux qui manquent dans l'érythème, éruption toujours circonscrite.

Quant à l'*urticaire*, s'il y a plus d'analogie d'aspect entre cette forme et l'*érythème papuleux*, il faut se rappeler que ce dernier a une teinte violacée qui manque à l'urticaire dont les plaques sont sinon blanchâtres, d'un rouge franc, et qui est remarquable elle-même par des démangeaisons ardentes qui n'existent jamais dans l'*érythème papuleux*.

Le prurit qui accompagne le *lichen urticatus* devra servir aussi à séparer cette affection de l'*érythème papuleux* dont elle se rapproche par une certaine analogie d'aspect et de couleur, mais dont elle s'éloigne par sa papule, petite, arrondie, proéminente.

Les empreintes fauves, livides, qui succèdent à l'*érythème noueux*, peuvent-elles en imposer pour des *taches syphilitiques?* Mais, outre que celles-ci sont excessivement rares, elles ne disparaissent jamais sous la pression du doigt. Quant aux nodosités de cette forme de l'érythème, si l'on a pu être tenté de les confondre avec des *tumeurs gommeuses*, il suffit, pour empêcher cette confusion, de se rappeler que les *gommes* sont de véritables tumeurs, pénétrant dans toute l'épaisseur de la peau, reposant sur une aréole cuivrée, et dont la marche, le ramollissement, l'ulcération, sont des caractères spéciaux qui doivent les séparer nettement de l'*érythème*.

On a pu prendre pour un érythème les taches qui se manifestent au début de l'*éléphantiasis* des Grecs; mais celles-ci ont pour caractère particulier et pathognomonique une lésion de sensibilité qu'on ne trouve jamais dans l'érythème et qui doit rendre une telle erreur impossible.

PRONOSTIC. — L'érythème n'est jamais une maladie tant soit peu grave.

SIÉGE ET NATURE. — L'éruption érythémateuse peut se présenter sur tous les points de la surface du corps. Quelques variétés semblent avoir des siéges de prédilection : ainsi l'*érythème papuleux* se développerait surtout au cou, à la poitrine, aux bras; l'*érythème noueux*, au contraire, se manifesterait principalement aux membres inférieurs.

Quant au siége anatomique, les phénomènes de congestion semblent indiquer qu'il est dans le réseau capillaire de la peau enflammée superficiellement.

TRAITEMENT. — Quand l'érythème est produit par une cause externe et directe, l'éloignement de cette cause suffit pour amener la guérison. Dans le plus grand nombre des cas, quelques boissons rafraîchissantes, un régime doux, des bains tièdes suffisent pour faire disparaître l'éruption. Quand celle-ci dépend du contact ou du frottement de deux surfaces (*erythema intertrigo*), il faut saupoudrer les points malades avec une poudre inerte, du lycopode ou de l'amidon sec. Quand l'érythème se développe sous l'influence d'un état général, c'est contre ce dernier qu'il importe de diriger l'effort du traitement. C'est ainsi que des émissions sanguines peuvent devenir utiles quand l'exanthème coïncide avec quelque trouble dans les fonctions menstruelles : on conseillera aussi les délayants, un régime doux, le repos absolu dans les cas d'érythème noueux siégeant aux membres inférieurs.

Dans aucun cas, il n'est utile de recourir à des topiques, soit émollients, soit astringents.

ARTICLE II.

ÉRYSIPÈLE.

Synonymie. — *Erysipelas; febris erysipelacea* (Hoffman); *febris erysipelatosa* (Sydenham); *rosa* (Sennert); érysipèle de la plupart des auteurs.

Définition. — L'*érysipèle* est une inflammation exanthématique non contagieuse, intéressant la peau et le tissu cellulaire dans une profondeur plus ou moins grande et présentant pour caractères une rougeur circonscrite avec aspect luisant des téguments, chaleur et douleur plus ou moins vives, tuméfaction appréciable au toucher, avec ou sans appareil fébrile.

L'érysipèle est une des inflammations les plus fréquentes de la peau, et l'on peut dire qu'il n'existe pas un point de la surface du corps où l'on n'ait eu occasion de le rencontrer. Cependant il se montre de préférence sur les parties habituellement découvertes. En France, c'est à la tête qu'il siége le plus ordinairement, du moins chez les adultes, car sur les enfants, d'après les observations de Billard, il serait plus fréquent au tronc ou aux membres qu'à la tête. Celse rapporte que, chez les Romains, l'érysipèle était très commun aux jambes. Frank a remarqué aussi, qu'à Wilna, il affectait plus fréquemment les extrémités inférieures surtout chez les vieillards, les sujets cachectiques et ceux dont la profession exige qu'ils soient habituellement debout.

Les auteurs ont admis un grand nombre de divisions pour l'érysipèle en se basant, comme l'ont fait Pinel, J. Frank, par exemple, sur des caractères de peu d'importance et qu'ils faisaient dériver ou du degré de la maladie, de ses causes ou de quelque complication.

Nous admettons avec M. Cazenave (1) trois types principaux auxquels peuvent se rattacher toutes les variétés décrites et dont nous parlerons plus loin, ce sont : 1° l'*érysipèle vrai*, quand l'inflammation occupe la peau seulement ; 2° l'*érysipèle phlegmoneux*, quand elle intéresse la peau et le tissu cellulaire plus ou moins profondément ; 3° l'*érysipèle gangréneux*, quand l'inflammation est essentiellement gangréneuse, quels que soient et les tissus affectés et la profondeur du siége.

§ 1er. — Érysipèle vrai.

Des phénomènes généraux précèdent presque toujours l'apparition de l'érysipèle. D'après MM. Chomel et Blache, l'intensité de ces symptômes précurseurs est, en général, d'autant plus marquée, que l'érysipèle sera plus grave, soit à raison de son étendue, soit à raison de son siége. Ces phénomènes qui, du reste, sont à peu près les mêmes que ceux des autres maladies aiguës, consistent dans un malaise général, de la courbature, des nausées, de la céphalalgie, un mouvement fébrile, des frissons passagers. MM. Chomel et Blache ont aussi rappelé à l'attention des praticiens un phénomène remarquable, déjà signalé par Borsieri et qu'ils regardent comme propre à l'érysipèle, c'est le gonflement douloureux des ganglions lymphatiques voisins de la région où l'éruption aura lieu.

La partie des téguments où l'érysipèle va se montrer présente des phénomènes locaux assez importants : c'est une sensation de brûlure ou d'engourdissement, une ardeur, une sécheresse très grandes. Vers le deuxième ou le troisième jour une rougeur partielle annonce plus clairement le genre de maladie qui va se déclarer. Cette rougeur, d'abord circonscrite, s'étend par degrés pour former une

(1) *Leçons cliniques*, p. 22, 1846.

plaque plus ou moins étendue, irrégulière; elle disparaît momentanément sous la pression du doigt et offre une teinte qui varie du rose tendre au rouge écarlate ou violacé et qui est quelquefois nuancée de jaune. La portion de la peau affectée présente un gonflement facilement appréciable par le toucher et qui devient très apparent dans certaines régions où le tissu cellulaire est lâche, comme au prépuce, chez l'homme, aux grandes lèvres, chez la femme. La tension, la chaleur, la douleur augmentent en proportion et offrent des différences selon le siége de l'érysipèle. Le contact le plus léger provoque ou exaspère la douleur.

Les parties affectées sont souvent le siége d'une douleur incommode, prurigineuse, qui tantôt précède l'éruption et cesse avec elle, qui tantôt reparaît à des intervalles variables, et qui d'autres fois, au contraire, ne se montre qu'à la période de desquamation.

Pendant ce temps la réaction générale arrive à son apogée; le pouls est accéléré, la langue est saburrale, l'appétit est nul; il y a soif. Le malade se plaint de céphalalgie, le sommeil est agité. En un mot, les phénomènes généraux ont suivi la période croissante des phénomènes locaux.

Vers le cinquième ou le sixième jour, l'érysipèle commence à pâlir; la rougeur présente une teinte jaunâtre; la tension et le gonflement diminuent, la peau qui était lisse, tendue et très rénitente, devient un peu rude, légèrement ridée; la fièvre cesse. Vers le septième jour, la desquamation se forme tantôt par débris blanchâtres, mais le plus souvent par exfoliations lamelleuses, et elle n'est complète qu'au bout de quelques jours.

Telle est la marche la plus ordinaire de l'érysipèle, marche simple et franche; mais quelquefois il s'en écarte. L'irrégularité symptomatologique qui en résulte alors, et à laquelle peuvent se rattacher les variétés d'érysipèle signalées par les auteurs, porte tantôt sur les phénomènes généraux, tantôt sur les phénomènes locaux, tantôt enfin sur la marche d'ensemble de la maladie.

A. Les variétés dont la distinction repose sur l'état des symptômes généraux sont :

1° *L'érysipèle apyrétique*, lorsque les phénomènes précurseurs manquent et qu'il n'existe pas de fièvre. Cette variété est rare.

2° *La fièvre érysipélateuse*, lorsque les phénomènes présentant une grande intensité ne sont suivis que très tard d'une éruption qui ne paraît plus être qu'un épiphénomène.

3° *L'érysipèle bilieux*, lorsque l'éruption est annoncée pendant quelques jours par une violente courbature, des nausées, des vomissements, un goût très prononcé d'amertume dans la bouche, lorsque surtout la langue est couverte d'un enduit jaunâtre et que la peau et les conjonctives présentent la même teinte.

4° *L'érysipèle ataxique, adynamique*, lorsque l'éruption est escortée de symptômes généraux qui accompagnent habituellement la fièvre typhoïde.

B. Les variétés basées sur les différences que présente l'état local de l'érysipèle comprennent les formes *miliaire*, *vésiculeuse*, *phlycténoïde*, *pustuleuse*. La présence de ces nouveaux produits indique que l'inflammation a gagné les autres éléments dont la peau est constituée; ils n'annoncent pas une gravité absolue plus grande, seulement ils peuvent prolonger la durée de la maladie.

Quant à l'*érysipèle œdémateux* dont la rougeur, la tension, le gonflement présentent moins d'intensité que dans les cas ordinaires, il ne doit faire présager aucune gravité si l'œdème qui l'accompagne n'existait pas avant le développement de l'éruption.

C. Les variétés relatives à l'irrégularité de la marche de l'érysipèle comprennent : 1° *l'érysipèle vague*; 2° *l'érysipèle ambulant*; 3° *l'érysipèle intermittent et périodique*.

1° Lorsque l'érysipèle, au lieu de se terminer dans la région de son développement primitif, s'étend par degrés de la place qu'il occupe aux parties voisines, on l'appelle *vague*. Dans ces circonstances on a vu quelquefois l'éruption gagner et envahir en même temps toute la surface du corps. M. Renauldin a cité un fait de ce genre, d'érysipèle *général*, qui s'est terminé par la guérison. M. Cazenave en a rencontré deux cas chez des enfants à la mamelle.

2° *L'érysipèle ambulant* diffère du précédent en ce qu'il change de siége et se transporte loin du lieu qu'il occupait primitivement, souvent même avant d'avoir parcouru toutes ses périodes.

3° *Érysipèle intermittent et périodique*. Cette forme a été observée par plusieurs auteurs. Tout ce qu'elle offre de remarquable se réduit à son mode de manifestation qui tantôt est seulement intermittent et d'autres fois régulièrement périodique. M. Cazenave a eu occasion de le voir revenir tous les mois chez une femme âgée de trente ans, et à l'époque des règles, sans que celles-ci en fussent influencées. D'un autre côté, nous avons été maintes fois témoin du retour spontané d'un érysipèle chez des sujets atteints d'affections chroniques du visage, de *lupus* principalement. Cette inflammation produisait toujours une heureuse modification dans l'état des surfaces malades.

§ 2. — Érysipèle phlegmoneux.

C'est celui qui attaque la peau et le tissu cellulaire dans une profondeur plus ou moins grande. Il est plus fréquent aux membres que sur les autres régions du corps; le plus souvent il débute par un point circonscrit, mais quelquefois aussi tout le membre est envahi d'emblée.

Les phénomènes généraux sont plus prononcés que dans l'érysipèle vrai; ils offrent pourtant des différences selon le siége plus ou moins profond, l'étendue plus ou moins grande de l'inflammation. Même quand l'érysipèle n'intéresse que les couches superficielles du tissu cellulaire, la fièvre est vive, l'agitation est extrême, les frissons sont violents et prolongés. Les symptômes locaux participent aussi à cette intensité générale de l'inflammation. La rougeur est plus prononcée, elle s'efface moins complétement sous la pression du doigt; la partie affectée est tendue, rénitente, la tuméfaction est d'autant plus grande que l'inflammation a envahi les couches profondes du tissu cellulaire. Une exploration même superficielle de la région malade provoque des souffrances très aiguës.

La résolution peut se faire vers le cinquième ou le sixième jour, mais en général les progrès de la maladie continuent; la douleur devient pulsative, une sensation de pesanteur la remplace; la rougeur de la peau s'efface un peu, la tuméfaction augmente et la suppuration s'établit. Quand celle-ci est évacuée au dehors, elle entraîne souvent des lambeaux de tissu cellulaire mortifié, et la cicatrisation n'est obtenue qu'après un intervalle de deux à trois septénaires.

Lorsque l'inflammation a frappé les couches sous-aponévrotiques, le début de l'érysipèle est annoncé par des symptômes très alarmants; la maladie marche avec promptitude. Elle est grave non seulement à cause de la violence plus grande des phénomènes généraux, mais surtout à cause des dégâts, des désordres au sein des tissus affectés. Ainsi, à la paume des mains, à la plante des pieds, les tissus enflammés subissent un véritable étranglement. Des taches violacées paraissent à la surface de l'érysipèle, vers le deuxième ou le troisième jour; la peau perd sa sensibilité, des ampoules se forment, elles recouvrent des escarres plus ou moins étendues qui sont éliminées plus tard en donnant lieu à de larges ulcérations qui se cicatrisent lentement.

La terminaison de l'érysipèle phlegmoneux n'est pas toujours aussi heureuse. Dans quelques cas, la fièvre persiste, l'état général s'aggrave, une inflammation gastro-intestinale s'allume; la prostration fait des progrès rapides, et le malade succombe miné par une diarrhée colliquative.

§ 3. — Érysipèle gangréneux.

Nous n'entendons parler ici que de l'érysipèle primitivement et essentiellement gangréneux et non de la terminaison par la gangrène résultant de l'excès de l'inflammation. L'existence de cette forme de l'érysipèle, toujours grave, ne peut être révoquée en doute. C'est surtout chez les vieillards, chez les individus cachectiques épuisés par des privations, par la misère, que l'on a eu occasion de le rencontrer. L'état puerpéral semble constituer encore une disposition favorable à son développement.

L'érysipèle présente encore, suivant le siége qu'il occupe, trois variétés importantes à étudier : 1° l'*érysipèle de la face ;* 2° l'*érysipèle du cuir chevelu ;* 3° l'*érysipèle de la région ombilicale*, chez les nouveau-nés.

1° *Érysipèle de la face.* C'est celui qu'on rencontre le plus souvent, au moins chez l'adulte. Il commence, en général, au nez, à l'une ou à l'autre des joues, aux oreilles et gagne de là les paupières, le front, le cuir chevelu, le cou. Une céphalalgie intense, de l'insomnie, de la courbature, une fièvre assez forte, précèdent le développement de l'érysipèle. La tuméfaction des tissus devient considérable, surtout aux paupières, aux lèvres, aux oreilles. Les traits du visage sont promptement rendus méconnaissables. La fièvre, la céphalalgie augmentent ; il survient des bourdonnements d'oreilles, quelquefois du délire. Malgré l'intensité des phénomènes inflammatoires, l'imminence du danger n'est, en général, qu'apparente ; la maladie atteint son apogée le quatrième ou le cinquième jour, et elle se termine, vers le huitième, par résolution.

2° *Érysipèle du cuir chevelu.* Il n'est souvent qu'une extension de celui de la face. Dans quelques cas rares, on l'a vu se développer spontanément dans le cuir chevelu, y parcourir ses périodes sans gagner d'autres régions.

Cet érysipèle débute à la manière des fièvres graves. Les symptômes généraux rappellent ceux de la méningite ; ce sont des alternatives de convulsion, de coma, du délire, etc. Cet appareil symptomatique si alarmant est souvent cause que l'existence de l'érysipèle du cuir chevelu reste quelque temps méconnue ; l'indécision peut se prolonger avec d'autant plus de facilité que la rougeur locale de l'inflammation est à peine marquée et que dans quelques cas il n'est pas possible de la constater, même en la recherchant. Les caractères remarquables qu'il présente sont une tuméfaction œdémateuse et une sensibilité excessive de la peau enflammée.

La gangrène est souvent la terminaison de l'érysipèle du cuir chevelu ; le pus se forme rapidement entre l'aponévrose occipito-frontale et le péricrâne ; il fuse, produit des décollements, des caries, etc., sans que la peau soit ordinairement attaquée. Dupuytren a donné l'explication anatomique de ce fait en démontrant que les vaisseaux rampent accolés à la face interne du derme, au lieu d'être, comme aux membres, contenus dans le tissu cellulaire.

3° *Érysipèle de la région ombilicale.* Cet érysipèle, que presque tous les auteurs ont décrit, attaque les enfants dans les premiers mois de leur naissance. Il est très fréquent et très grave en général. Mais il est vrai de dire qu'il ne siége pas exclusivement à la région ombilicale où l'on supposait que sa présence était provoquée par des tiraillements exercés sur le cordon. D'après les observations de M. Baron, cet érysipèle des nouveau-nés peut débuter par tout autre point des parois abdominales. On l'a vu aussi commencer par la face, le cou, les parties génitales, le tronc, les membres supérieurs.

La marche erratique est celle qu'il affecte le plus souvent.

La résolution est rare ; les terminaisons les plus ordinaires sont la suppuration, la gangrène des parties génitales, quelquefois la péritonite. L'érysipèle des nouveaux-nés est presque toujours mortel.

Causes. — Les causes de l'érysipèle sont fort obscures. Si on le rencontre à tous les âges de la vie et sur tous les points de la surface du corps, il est vrai cependant qu'il est plus fréquent à la face, dans la jeunesse ou chez les adultes.

Le sexe féminin y semble prédisposer dans une plus grande proportion que le sexe masculin.

L'érysipèle se montre dans toutes les saisons, mais il paraît être plus fréquent dans le printemps et dans l'automne, contrairement à l'opinion de J. Frank, qui prétend que le froid en favorise le développement.

On a aussi accusé l'ingestion de certains aliments, de certains poissons, etc.

L'érysipèle attaquant toutes les constitutions, il est probable que la forme de l'éruption est influencée par le tempérament, les conditions individuelles du sujet.

Enfin, l'érysipèle s'est montré quelquefois sans qu'aucune cause occasionnelle en ait provoqué l'apparition. Chez plusieurs individus il a succédé à la suppression de quelque évacuation habituelle, à des affections vives de l'âme. Ailleurs, il a été la conséquence d'une irritation accidentelle de la peau, topique rubéfiant, contusion, plaie, etc.

Pour MM. Chomel et Blache, l'érysipèle est toujours le résultat d'une cause interne, d'une prédisposition indispensable, les causes occasionnelles n'exerçant qu'une influence secondaire.

Quant à la question de la contagion de l'érysipèle, elle a été admise et défendue, en Angleterre, par Dickson, Arnolt, Lawrence, Willan; en France, par Lorry. De nos jours, la plupart des pathologistes français, tout en niant la contagion, reconnaissent une influence épidémique que l'on a souvent occasion de constater dans les hôpitaux, sous l'empire de certaines constitutions médicales.

Diagnostic. — Le diagnostic de l'érysipèle est facile. Il ne peut être confondu avec la *rougeole* et la *scarlatine*, dont les symptômes généraux sont trop tranchés et trop remarquables. L'*urticaire* s'en sépare non seulement par le prurit qui est un phénomène constant, mais encore par le peu de durée de l'éruption elle-même. L'*érythème* pourrait quelquefois être confondu avec l'érysipèle vrai, simple ; mais dans le premier, outre l'absence de la douleur, de la chaleur locales, on ne trouve pas non plus la tuméfaction, le gonflement de la partie malade.

Si l'*érythème noueux* pouvait en imposer un instant pour un érysipèle phlegmoneux, il suffit de se rappeler la marche de la tumeur de l'érythème, sa mollesse, son peu de durée et sa terminaison *constante* par la résolution, pour éviter l'erreur.

L'érysipèle phlegmoneux diffère du *phlegmon diffus* en ce que, dans ce dernier, l'inflammation commence par le tissu cellulaire, y arrive à la suppuration avant que la peau devienne malade.

Enfin la *phlébite* et l'*angioleucite* se distingueront toujours de l'érysipèle, la première, par la douleur, le cordon noueux situé le long du trajet de la veine, la disproportion entre la gravité des symptômes généraux et le peu d'étendue de l'état local ; la seconde, par les lignes rubannées, sinueuses, superficielles, circonscrivant des espaces dans lesquels la peau est restée intacte.

Pronostic. — L'érysipèle emprunte un caractère de gravité différente à sa forme, à son siége, à sa marche, aux circonstances au milieu desquelles il se développe. L'érysipèle *vrai*, de la face, le plus fréquent de tous, n'a pas en général de terminaison fâcheuse.

Chez les vieillards, les enfants, il est plus grave ; il en est de même quand il apparaît au début ou à la fin d'une maladie aiguë.

L'érysipèle phlegmoneux sous-aponévrotique, l'érysipèle gangréneux, l'érysipèle du cuir chevelu, sont les plus graves, quoique à des titres différents.

Siége et nature. — Les recherches sur l'état anatomo-pathologique de l'érysipèle établissent que cette inflammation affecte à des degrés différents, la peau, les veinules tégumentaires et le système lymphatique.

Les altérations de la peau consistent dans une teinte grisâtre qui remplace la rougeur primitive de l'érysipèle, dans le soulèvement facile de l'épiderme, dans un certain degré de ramollissement très appréciable par le toucher, enfin dans une tendance très marquée, pour les parties affectées, de passer rapidement à la putréfaction.

Quant aux altérations des systèmes veineux et lymphatique, elles existent depuis la simple rougeur, l'injection des dernières divisions lymphatiques ou veineuses, jusqu'à l'inflammation et la suppuration dans l'intérieur du calibre de ces vaisseaux.

L'étendue, l'intensité, le nombre de ces altérations variant non seulement d'après l'ancienneté de la maladie, mais encore d'après sa forme, les complications, etc., il en est résulté que les auteurs ont regardé telle ou telle de ces altérations comme représentant le caractère anatomo-pathologique de l'érysipèle. Ainsi, Sanson place en première ligne les lésions de la peau, la *cutite*, qui forme pour lui le premier degré de l'érysipèle. D'après Blandin, au contraire, l'érysipèle consisterait essentiellement et primitivement dans une lymphite. D'un autre côté, Ribes, Copland, M. Cruveilhier, sont d'un commun accord pour faire de l'érysipèle une inflammation des veinules cutanées.

Il est évident qu'on ne peut séparer aujourd'hui ces trois ordres de lésions qui expriment dans leur ensemble les caractères anatomo-pathologiques de l'érysipèle.

L'érysipèle est donc une inflammation du système capillaire sanguin et lymphatique de la peau, inflammation qui n'existe pas au même degré dans chaque système, et dont les expressions et les terminaisons varient d'après les diverses formes que nous avons admises.

Traitement. — La différence qui existe entre l'énergie des moyens indiqués pour combattre l'érysipèle, découle naturellement du point de vue où se sont placés ceux qui ont étudié la maladie. Pour les uns, l'érysipèle est une inflammation grave qu'il faut se hâter d'attaquer par un traitement énergique; pour d'autres, c'est une maladie locale dont on doit chercher à arrêter les progrès sur place. Dans l'espoir d'atteindre ce but, on a proposé et mis en usage des médications actives, puissantes; on a conseillé les saignées répétées, l'application de sangsues sur les ganglions où vont aboutir les vaisseaux lymphatiques de la région malade et une foule de moyens abortifs.

A cet égard, nous partageons l'opinion de ceux qui voient dans l'érysipèle une inflammation peu grave en elle-même, se comportant à la manière des fièvres exanthématiques, dont la marche régulière, la terminaison presque constamment heureuse, ne légitiment point un traitement énergique, abstraction faite toutefois des cas où l'érysipèle, par sa forme, son siége, commande que l'on recoure à une médication active; tels sont, par exemple, l'érysipèle du cuir chevelu, l'érysipèle gangréneux, l'érysipèle des nouveau-nés. En dehors de ces circonstances exceptionnelles, dans le traitement de l'érysipèle, on doit se borner à surveiller la marche de la maladie, à combattre les complications qui pourraient survenir.

Parmi les médications actives, autres que les émissions sanguines, conseillées pour combattre l'érysipèle, il faut mentionner : 1° l'onguent mercuriel; 2° la médication ectrotique; 3° diverses applications locales liquides.

1° L'onguent mercuriel a été employé en onctions sur les parties affectées d'érysipèle. Ce moyen qui paraît être usité depuis fort longtemps aux États-Unis, d'après le rapport de Dewees, a été surtout essayé et conseillé en France par MM. Velpeau, Ricord, Serre (d'Alais), qui ont cité un grand nombre de guérisons attribuées à l'action de ce médicament. L'expérience semble avoir démontré depuis que ces succès pourraient bien n'être dus qu'à la marche naturelle de la maladie.

Sous le nom de méthode ectrotique et d'après les expériences du docteur Higginbottom, on a employé la cautérisation avec le nitrate d'argent sur les surfaces malades dans le but de faire avorter l'érysipèle. Les essais tentés par différents praticiens n'ont pas toujours abouti à d'heureux résultats. MM. Chomel et Blache (*loco citato*) pensent que cette méthode de traitement n'a d'effet que dans les cas où l'érysipèle n'offre plus sur ses limites qu'une simple rougeur sans gonflement, c'est-à-dire dans les cas où il est sur son déclin; tandis que là où il y a un bourrelet rouge, indice certain du progrès de l'érysipèle, la cautérisation est sans action pour en arrêter la marche.

Toutefois la cautérisation profonde a été employée avec succès par Biett (Cazenave et Schedel, *Abrégé pratique des maladies de la peau*) pour borner les progrès d'un érysipèle vague.

On a aussi proposé différentes applications liquides : des fomentations avec l'eau de fleurs de sureau, la décoction de feuilles de laitue, de têtes de pavot, la glace, une dissolution de persulfate de fer, le camphre mouillé dont M. Malgaigne dit avoir retiré d'heureux résultats (*Gazette médicale* 1832, t. III, p. 582). Mais ces diverses applications ont été surtout mises en usage contre l'érysipèle *traumatique* dont nous n'avons pas à parler ici.

Tels sont les principaux moyens qui ont été dirigés contre l'érysipèle à titre d'agents de méthode générale. Ils sont le plus souvent inutiles et peuvent quelquefois devenir dangereux.

Dans l'érysipèle *vrai*, le plus fréquent de tous, le repos, la diète, des boissons émollientes suffisent dans la plupart des cas. Toutefois si le sujet est jeune, vigoureux, et si la réaction générale est forte, il peut être utile de pratiquer une saignée.

Lorsque l'érysipèle présente quelque irrégularité dans sa marche, lorsqu'il existe des symptômes d'embarras gastrique, on pourra recourir à la cautérisation dans le but seulement de limiter les progrès de la maladie, on se trouvera bien d'administrer un vomitif; et ainsi pour les autres complications dont la nature servira de guide dans la recherche des moyens à employer. Dans tous les cas, on donnera un purgatif à la période de desquamation.

L'érysipèle *phlegmoneux* réclamera de bonne heure un traitement énergique, l'emploi des émissions sanguines générales et locales, modifiées en les réglant d'ailleurs d'après le siége et l'étendue de l'inflammation; il sera quelquefois avantageux et urgent de pratiquer des incisions, des débridements, etc.

L'érysipèle *gangréneux* commandera l'emploi de quelques moyens particuliers fournis par l'état général du malade : une alimentation substantielle, un traitement tonique composé de vins généreux, de tisanes amères, la décoction de quinquina; enfin l'application de topiques jouissant des mêmes propriétés sera indispensable.

En résumé, il n'y a pas de traitement général applicable à l'érysipèle, il n'y a pas surtout de méthode qu'on puisse appeler abortive. Pour instituer la thérapeutique de l'érysipèle, il faut se baser sur la forme, la marche, le siége de la maladie.

ARTICLE III.

URTICAIRE.

SYNONYMIE. — *Aspritudo* (Celse); *essera*, *sora* (Arabes-Sennert); *porcellena* (Lieutaud); *purpura urticata* (Junker); *febris urticata* (Vogel); *scarlatina urticata* (Sauvages); *cnidosis* (Alibert); *urticaria*, *urticaire* (Willan, J. Franck).

DÉFINITION. — L'*urticaire* est une inflammation exanthématique non contagieuse, caractérisée par des élevures de forme et de grandeur variables, pouvant être ou plus rouges ou plus blanches que le reste de la peau; ces plaques présentent d'ailleurs deux particularités remarquables : elles sont fugaces et elles sont le siége d'un prurit plus ou moins intense, mais toujours incommode.

SYMPTÔMES. — L'*urticaire* est une affection qu'on rencontre souvent, à marche irrégulière dans la plupart des cas, et qui se présente ou à l'état aigu ou à l'état chronique. Dans le premier cas, elle dure de un à deux septénaires; dans le second, elle peut se prolonger pendant des mois, des années même. Toutefois cet état chronique ne résulte pas de la persistance indéfinie des plaques, des efflorescences elles-mêmes de l'éruption, mais de leur retour intermittent. Cette division générale de l'urticaire embrasse toutes les espèces admises par Willan et que Biett avait réduites à trois :

1° L'*urticaria febrilis;* 2° l'*urticaria evanida;* 3° l'*urticaria tuberosa.*

Nous conserverons ces trois variétés en les rattachant pour leur marche, soit au type aigu, soit au type chronique.

§ 1er. — **Urticaria febrilis** (fièvre ortiée, urticaire aiguë).

Dans cette variété, l'apparition des plaques est précédée de symptômes généraux assez remarquables. Pendant vingt-quatre, trente-six ou quarante-huit heures, le malade est en proie à de l'anxiété, de la céphalalgie, des nausées; il éprouve de légères horripilations et un prurit assez intense; la peau est chaude, le pouls plein et développé. Du deuxième au troisième jour les plaques se montrent principalement aux épaules, aux lombes, sur les cuisses, autour des genoux, à la face externe des bras; elles offrent, comme nous l'avons dit, une couleur plus rouge ou plus blanche que le reste de la peau, et elles sont toujours entourées d'une aréole d'un rouge vif ou cramoisi. La disposition, la saillie, le nombre de ces plaques sont très variables. Tantôt elles sont isolées ou réunies seulement par deux, par trois; tantôt, au contraire, elles sont très confluentes, et la région malade offre une surface rouge, inégale, tuméfiée, elle est roide et douloureuse. C'est là la variété décrite par Willan sous le nom d'*urticaria conferta*. Dans quelques rares circonstances cette disposition confluente est à peu près générale. Koch a observé des plaques jusque dans l'intérieur de la bouche (*Prog. de febr. urticata.* Leipsick, 1792). La démangeaison qui accompagne l'éruption est très incommode; elle est augmentée par la chaleur du lit, et elle devient insupportable en quelques points, surtout au scrotum. Quant aux plaques elles-mêmes, elles sont aplaties, irrégulières le plus souvent, variant en grandeur de quelques millimètres à 3 centimètres, et plus, quand elles affectent la disposition rubannée des élevures de la flagellation. La durée individuelle de chaque plaque varie de quelques minutes à quelques heures.

Mais quand elles ont disparu, l'urticaire n'est pas guérie ; l'éruption reparaît ordinairement vers le soir, précédée du prurit. Ces accès se renouvellent le plus souvent sans cause appréciable; quelquefois le malade en provoque le retour par l'action seule de se gratter, ou bien il suffit d'une pression extérieure un peu forte. Quoi qu'il en soit, ce sont ces poussées successives qui entretiennent l'urticaire fébrile pendant une période de un à deux septénaires; l'anorexie, la fièvre, un embarras gastrique plus ou moins prononcé prédominent encore. Puis ces phénomènes s'amoindrissent, décroissent à mesure que l'éruption elle-même devient plus rare, moins intense et qu'elle disparaît entièrement sans laisser de traces, à l'exception, dans quelques cas rares, d'une légère desquamation signalée par certains auteurs et qu'il faut attribuer à une espèce d'érythème qui accompagne certaines plaques confluentes.

C'est encore à cette variété qu'on doit rattacher l'urticaire qui suit l'ingestion de certains aliments, des moules, par exemple. L'éruption paraît alors au bout de quelques heures, elle est généralement très confluente; l'horripilation, l'anxiété épigastrique acquièrent une grande intensité ; il y a des vertiges, des nausées, des vomissements et quelquefois des déjections alvines. C'est au milieu de ces symptômes d'empoisonnement que l'on voit survenir l'éruption ortiée. Ces accidents cèdent, en général, à l'emploi de moyens appropriés ; mais lorsqu'ils ont eu une issue fâcheuse, c'est moins l'urticaire que l'action délétère de la substance ingérée qu'il faut en accuser.

L'urticaire fébrile peut se présenter avec un caractère d'intermittence bien marquée, c'est-à-dire qu'elle paraît par accès réguliers, disparaît complétement avec la fièvre, pour reparaître le lendemain avec elle. Que l'éruption ne soit qu'un épiphénomène ou qu'elle constitue la maladie principale, toujours est-il qu'elle a cédé, dans ces circonstances, à l'emploi des moyens antipériodiques. MM. Cazenave et Schedel ont remarqué qu'elle semblait alors s'être développée sous l'influence d'un état pathologique du foie; les plaques d'urticaire présentaient une teinte ictérique bien prononcée et bien remarquable; la démangeaison était insupportable.

Mais c'est surtout sous la forme chronique que l'urticaire revêt ce caractère d'intermittence.

§ 2. — Urticaria evanida.

Dans cette forme à type chronique, l'éruption se développe sans symptômes précurseurs, sans fièvre, mais toujours par poussées dont la persistance est plus longue que dans l'urticaire fébrile. Les élevures sont aussi plus irrégulières; elles siégent de préférence au visage où elles se traduisent par des lignes qui ressemblent aux empreintes déterminées par la flagellation, par un coup de fouet; la chaleur, la cuisson, sont à peu près nulles. Le seul caractère constant qu'elles présentent c'est un prurit très prononcé. Cette urticaire se comporte de deux manières, ou bien l'éruption quitte un point pour se porter sur un autre, ou bien elle se développe successivement à la même place et à des intervalles variés. Elle peut durer ainsi des années entières. Biett en a vu un cas qui durait depuis sept années. Elle paraît alors liée à un état morbide des voies digestives et surtout de l'estomac.

Chez certaines personnes, malgré l'ancienneté de la maladie, l'*urticaria evanida* paraît exister sans trouble sensible de l'économie; la santé générale semble parfaite.

L'*urticaria evanida* attaque de préférence les femmes, les individus jeunes, blonds, dont la peau est fine et délicate.

Nous devrions parler ici de la variété décrite par Willan sous le nom d'*urticaria subcutanea;* mais, comme le fait remarquer avec raison M. Cazenave (1), si l'on considère que l'éruption n'existe plus, que les démangeaisons sont remplacées par une sensation de picotement sous-cutané très aigu, semblable à celui que déterminerait une aiguille enfoncée dans la peau; si l'on ajoute, enfin, qu'elle reconnaît principalement pour cause les affections morales vives, on sera autorisé à ne voir dans cet ensemble de phénomènes pathologiques qu'une lésion de la sensibilité. C'est, en effet, dans le groupe des lésions de la sensibilité que l'*urticaria sub-cutanea* doit naturellement trouver sa place.

§ 3. — Urticaria tuberosa.

Seconde forme que revêt l'urticaire chronique, forme très rare d'ailleurs, mais qui se présente avec beaucoup de gravité. Elle paraît être occasionnée par l'abus des boissons spiritueuses, des excès de régime. Le type intermittent, une disposition particulière de l'éruption caractérisent cette remarquable variété. Elle se montre principalement le soir et la nuit; quand elle a disparu, le matin, le malade est abattu, languissant, très fatigué. Les plaques ne représentent pas seulement des élevures, des efflorescences; ce sont de véritables tumeurs profondes, rénitentes, des tubérosités plus ou moins étendues qui sont accompagnées de douleurs très vives, de gêne dans les mouvements. Quelquefois les symptômes sont plus graves et plus alarmants; les tumeurs deviennent le siége de ruptures, d'ecchymoses sous-cutanées, les mouvements respiratoires sont peu étendus, les battements du cœur sont intermittents, presque insensibles et la mort semble imminente (2).

(1) *Leçons cliniques*, loc. cit.

(2) *Nouvelle bibliothèque médicale*, octobre 1827, p. 62. (*Bulletin de l'Athenée.*) Observation recueillie dans le service de Biett, à l'hôpital Saint-Louis.

CAUSES.—L'urticaire est quelquefois produite par l'action de causes locales, directes, telles que le contact de certaines chenilles, des feuilles de l'*urtica dioica*. Dans ces circonstances, elle a presque toujours une durée courte.

Chez d'autres sujets, elle se développe sous l'influence de troubles intérieurs, le travail de la dentition chez les enfants, les affections morales vives chez l'adulte, mais surtout l'ingestion de certains aliments, la viande de porc, le miel, les champignons, les amandes, et mieux encore, les moules, les écrevisses, les œufs de certains poissons. Il faut ici, comme en plusieurs autres occurrences, reconnaître l'influence de l'idiosyncrasie, la prédisposition individuelle générale en vertu de laquelle certaines personnes ne pourraient faire usage de ces aliments sans voir infailliblement se développer l'urticaire, tandis qu'elles n'éprouveront rien de fâcheux de l'ingestion d'un autre aliment qui, chez d'autres personnes, détermine les mêmes accidents. Cette prédisposition existe encore chez quelques sujets à l'égard de certains médicaments. Ainsi J.-P. Frank (1) a vu survenir l'urticaire après l'administration de la valériane. J. Frank parle d'un homme qui était couvert de cette éruption chaque fois qu'il buvait de l'eau de Seltz. Biett a cité des exemples d'urticaire produite par l'usage du baume de copahu. M. Cazenave en a observé quelques cas.

L'urticaire se montre à tous les âges, chez les deux sexes, dans toutes les saisons; cependant les femmes, les enfants, les individus à peau fine et délicate y semblent plus prédisposés. Cette prédisposition est quelquefois tellement prononcée chez certaines personnes que la plus légère pression suffit pour déterminer l'apparition de plaques ortiées. C'est une véritable prédisposition locale.

D'après J. Frank, l'urticaire se développerait sous l'influence du froid.

Elle peut être liée à diverses phlegmasies aiguës ou chro-

(1) *Traité de médecine pratique*. Paris, 1842, t. I, p. 263.

niques des organes digestifs. Elle accompagne souvent des fièvres intermittentes ; elle existe en même temps que d'autres maladies de la peau : le *lichen*, l'*érythème*, la *roséole*.

DIAGNOSTIC. — L'urticaire s'éloigne des autres affections de la peau avec lesquelles on pourrait la confondre, par la forme et l'élévation des plaques, la présence des démangeaisons et le caractère fugace de l'éruption.

Le *lichen urticans* pourrait quelquefois donner lieu à l'hésitation ; cependant comme les papules ne disparaissent jamais spontanément, comme elles sont arrondies, moins saillantes que les efflorescences de l'urticaire, et comme d'un autre côté, il est possible de trouver, aux limites de l'éruption, de véritables papules, le doute ne durerait pas longtemps.

Si l'*urticaria tuberosa* présente quelque analogie avec l'*erythema nodosum*, elle s'en sépare par sa marche chronique, intermittente et la durée fugace de ses tubérosités.

PRONOSTIC. — L'urticaire n'est pas une maladie grave par elle-même ; elle est fâcheuse, pénible à cause de sa durée souvent très longue et des accidents momentanés qu'elle suscite. L'*urticaria tuberosa*, par la violence de ses accès, la nature de ses symptômes généraux qui sont accompagnés de suffocation, pourrait dans quelques cas devenir très grave.

SIÉGE ET NATURE. — L'*urticaire* se montre de préférence au visage, aux épaules, aux lombes, sur les bras et sur les cuisses, autour des genoux. Quant à sa nature, à son siége anatomique, il nous paraît évident que les phénomènes de l'éruption ortiée se passent dans le réseau capillaire sanguin, mais il nous paraît aussi que ces phénomènes ont là une valeur bien différente de ceux que présentent les autres inflammations exanthématiques. Ces plaques se manifestant avec une spontanéité souvent inouïe, toujours prurigineuses, fugaces, disparaissant tout d'un coup sans laisser aucune trace d'une éruption parfois considérable, ces plaques semblent, par cette spontanéité et surtout par la mobilité de leurs symptômes, tenir des affections nerveuses et intermittentes dont les accès les plus violents sont bientôt suivis d'un calme, d'un effacement complet de tous leurs phénomènes, et dont l'urticaire se rapprocherait encore par la périodicité souvent remarquable de son apparition. La maladie ortiée nous semblerait donc représenter à la peau autre chose que l'état inflammatoire, que la congestion diffuse qui constituent les éléments des maladies dont nous nous sommes occupé jusqu'à présent; elle participerait de la nature de certaines maladies générales dont l'essence est peu connue, des affections nerveuses et intermittentes. Et, s'il était permis de hasarder une hypothèse sur la nature des phénomènes anatomiques qui constituent les plaques ortiées, nous serions tenté de les regarder comme l'effet d'un spasme qui concentrerait son action sur certains points du système capillaire sanguin.

Traitement. — Le traitement de l'urticaire varie d'après les causes, la forme, l'état de l'éruption. Quand elle succède à l'action de causes locales, elle guérit presque toujours sans traitement, ou au moins après l'emploi de bains simples, de limonades légères et de quelques applications acidulées.

A l'urticaire fébrile on opposera un régime doux, des boissons rafraîchissantes, des bains tièdes; il pourra quelquefois être utile de recourir à la saignée. Les laxatifs sont souvent avantageux.

Si l'urticaire est le résultat de l'ingestion de certains aliments, il faudra provoquer le vomissement, s'il n'a déjà eu lieu, donner des limonades acidulées, et administrer, chaque demi-heure, de 30 à 40 gouttes d'éther sur un morceau de sucre.

L'urticaire chronique réclame avant tout un régime sévère. Comme elle est presque toujours rebelle, même aux moyens appropriés, il faut chercher avec soin si la persistance de l'éruption n'est pas entretenue par quelques troubles des fonctions intérieures contre lesquels serait dirigée une médication convenable. L'urticaire chronique exige presque toujours qu'on joigne une médication externe à l'emploi des remèdes intérieurs et généraux. Les applications locales qui ont rendu le plus de services sont les lotions acidulées ou alcalines, les bains alcalins, les bains et douches de vapeur, surtout dans les cas où l'éruption se montre sur une surface limitée. Comme traitement général, il faudra recourir de temps en temps aux légers purgatifs, à des applications de sangsues chez les sujets jeunes et vigoureux. C'est encore dans ces formes chroniques que l'on a quelquefois obtenu des résultats très heureux de l'emploi des eaux thermales de Néris, de Saint-Gervais, de Saint-Honoré.

Quand l'intermittence est bien prononcée, les agents antipériodiques devront être administrés. Enfin, si l'affection résiste et se montre rebelle, comme dans les cas d'*urticaria tuberosa*, on s'adressera aux préparations arsenicales, la solution de Pearson, la liqueur de Fowler, dont Biett et M. Cazenave ont obtenu de bons résultats.

ARTICLE IV.

HERPÈS.

SYNONYMIE. — *Olophlyctide.*

DÉFINITION. — Le terme d'Ερπης a été employé par les Grecs, pour désigner des maladies bien différentes et par leur nature et par leur gravité, puisqu'ils avaient admis l'*herpes esthiomenes* (dartre rongeante) à côté de l'*herpes phlyctenoides*, dont les Latins ont fait la *miliaire*. Depuis, ce terme est devenu une sorte de type banal sous lequel vinrent se ranger toutes les éruptions que l'on a confondues sous la dénomination de *dartres*, d'*éruptions herpétiques*. Willan et Bateman lui donnèrent enfin, au point de vue graphique, une signification précise, qu'admirent après eux, Biett, MM. Cazenave et Schedel et la plupart des dermatologues français.

L'*herpès* est une inflammation de la peau, caractérisée

par des vésicules petites, agglomérées, réunies en groupes que séparent des intervalles où la peau est saine, reposant sur des surfaces plus ou moins enflammées, donnant lieu ou à une desquamation légère, ou à des squames, ou même à des croûtes lamelleuses, grisâtres peu adhérentes, recouvrant dans quelques cas des exulcérations superficielles.

Le genre *herpès* ne contient pas d'éruptions absolument graves : mais les différentes variétés qui se rapportent à ce type peuvent différer de valeur au point de paraître constituer des espèces qui, analogues entre elles par la lésion vésiculeuse élémentaire, par la disposition en groupes plus ou moins réguliers, différeraient essentiellement et par leur nature et par leur signification.

On a admis un premier type que l'on pourrait appeler l'herpès vrai, c'est l'*herpes phlyctenoides :* ensuite et selon que l'éruption empruntait un caractère particulier à son siége, on a décrit, d'une part, l'*herpes labialis*, l'*herpes præputialis*, et l'*herpès tonsurant ;* d'un autre côté, selon que l'herpès se présentait avec tels ou tels caractères extérieurs particuliers, on a admis des variétés de forme assez intéressantes pour constituer des espèces à part. Ce sont : le *zona* ou *herpès zoster*, l'*herpès circiné*, l'*herpès squameux*, l'*herpès iris*.

Nous étudierons donc l'herpès sous cette triple division.

§ 1er. — Herpes phlyctenoides.

Symptômes. — L'*herpes phlyctenoides* est caractérisé par une éruption de vésicules le plus souvent petites, mais pouvant présenter exceptionnellement le volume d'un pois, globuleuses, saillantes, distribuées en groupes distincts, dont le diamètre varie entre celui d'une pièce de cinq francs et la largeur de la paume de la main, reposant sur des surfaces rouges, irrégulières, mais toujours bien limitées. L'herpès phlycténoïde peut n'être représenté que par un seul groupe ; le plus souvent il y en a deux ou trois; dans quelques cas plus rares, l'éruption occupe des points plus étendus et ses plaques sont plus nombreuses, mais toujours les groupes sont séparés entre eux par des surfaces où la peau est restée saine. M. Cazenave a remarqué que cet herpès se manifestait dans les parties supérieures du corps, au visage, au cou, sur la poitrine ou sur les bras; que, quand il siégeait aux membres, c'était de préférence dans le voisinage des articulations.

L'*herpès phlycténoïde* est une maladie le plus souvent aiguë : elle a une marche très rapide et ordinairement elle se termine en sept ou huit jours. Dans quelques cas cependant, elle est entretenue par des éruptions successives, et alors elle peut durer longtemps.

En général, cette forme de l'herpès n'est point précédée de phénomènes généraux bien appréciables. Quand il en existe, ils consistent dans un peu de malaise, d'abattement, quelquefois même dans un mouvement fébrile. Localement, l'éruption est annoncée par de la chaleur, un peu de cuisson, dans quelques cas même par de la douleur. Si l'on observe la partie sur laquelle débute l'herpès, on remarque un nombre considérable de points rouges, agglomérés dans un espace d'abord très restreint. Le jour suivant, la plaque s'est élargie, et sur cette surface enflammée et rouge, on voit distinctement une foule de petites ampoules globuleuses transparentes; ce sont les *vésicules*. Celles-ci, en général petites, ont, pour la plupart, le volume d'un grain de millet : quelques unes sont plus grosses; il y en a qui peuvent acquérir les proportions d'un pois. Mais elles sont toutes résistantes, reposant sur une base érythémateuse qui s'étend au delà du groupe vésiculeux et lui fait une auréole d'un rouge vif, bien tranché; elles prennent de bonne heure une teinte opaline, quelquefois comme argentée.

L'éruption vésiculeuse est complète du quatrième au cinquième jour. Les vésicules s'affaissent, se flétrissent : pour la plupart d'entre elles, il y a résorption et tout se termine vers le septième jour par une desquamation légère : quelques unes se déchirent, laissent écouler un liquide séro-purulent, qui forme de petites croûtes lamelleuses, brunâtres, tombant assez promptement pour laisser après elles une empreinte d'un rouge sombre qui peut persister pendant quelque temps ; quelques unes enfin, surtout chez les vieillards, chez les individus cachectiques, sont molles, pleines d'une sérosité louche ; elles se déchirent facilement et donnent lieu à des exulcérations.

L'herpès phlycténoïde est quelquefois remarquable par un symptôme qui paraît plus propre d'ailleurs à la variété d'*herpès zoster*, par la douleur locale. Le plus souvent légère et de peu de durée, elle peut, dans certains cas, affecter une grande intensité ; le malade a une sensation de brûlure, il arrive même qu'il est tourmenté par de véritables accès névralgiques qui persistent pendant toute la durée de l'éruption et peuvent se prolonger un certain temps après que celle-ci a disparu.

Telle est la marche de l'*herpès phlycténoïde* à l'état aigu. Quand il existe à l'état chronique, il est entretenu par des éruptions successives qui reviennent sur les mêmes points ou bien envahissent des surfaces nouvelles. M. Cazenave a remarqué que c'était surtout quand il siégeait aux environs des articulations que l'herpès semblait tendre à prendre le type chronique.

Il faut ajouter enfin à l'histoire générale de l'*herpès phlycténoïde* un trait qui peut avoir, dans certains cas, une assez grande valeur, c'est quand l'éruption est considérable, une tendance sinon à se convertir en *pemphigus*, au moins à se compliquer de véritables bulles pemphigoïdes.

Causes. — L'herpès phlycténoïde peut se développer sous l'influence de causes extérieures et directes ; ainsi on a dit qu'il était déterminé par l'insolation, et qu'à ce titre il était fréquent, surtout dans les régions méridionales. Le plus souvent il est déterminé par une cause générale. M. Cazenave a constaté souvent l'influence des affections morales vives, des excès de régime, des travaux prolongés. Dans tous les cas, il faut considérer comme cause prédisposante une constitution délicate, une peau fine et blanche. Ainsi il affecte de préférence les jeunes sujets, les hommes blonds, les femmes.

DIAGNOSTIC. — Le caractère vésiculeux commun pourrait être une cause de confusion entre l'*herpès phlycténoïde* et l'*eczéma*, quand ce dernier est exceptionnellement disposé en plaques peu étendues, séparées par des intervalles de peau saine. Mais alors même en se rappelant que l'eczéma est caractérisé par des vésicules saillantes, comme aplaties, offrant la teinte rouge de la peau, qu'il y a non seulement agglomération mais confluence des vésicules, on trouvera dans ces signes comparatifs un moyen sûr d'éviter toute erreur.

Quand l'*herpès phlycténoïde* se présente avec un certain nombre de vésicules plus volumineuses que d'habitude, on pourrait le confondre avec le *pemphigus*, et la confusion serait d'autant plus facile que les deux maladies ont été considérées par certains pathologistes comme des variétés du même genre. Cependant le pemphigus n'affecte jamais complétement la forme agglomérée de l'herpès; dans celui-ci il y a toujours à côté de vésicules du volume d'un pois par exemple, d'autres vésicules plus petites qui ne sauraient être confondues avec les bulles du pemphigus, dont les plus petites atteignent au moins la grosseur d'un pois, qui sont rondes, distendues par une sérosité qui se précipite à la partie déclive de la bulle, qui ont pour caractère d'être toujours isolées, même quand elles sont groupées.

SIÉGE ET NATURE. — L'herpès peut se montrer sur tous les points de la surface du corps. Au point de vue anatomo-pathologique, c'est une inflammation du réseau vasculaire et de l'appareil sudoripare, inflammation révélée dans sa double nature, et par les phénomènes de congestion et par la sécrétion séreuse, bien que celle-ci soit moins marquée et moins significative que dans l'*eczéma* auquel elle appartient à titre de signe pathognomonique. Dans l'herpès, il y a aussi des phénomènes du côté de l'appareil papillaire, et qui se traduisent par du prurit.

Ces phénomènes sont démontrés anatomiquement par l'injection des parties malades, par un développement anormal des papilles.

PRONOSTIC ET TRAITEMENT. — L'herpès phlycténoïde est une maladie légère, même sous le type chronique, où elle pourrait offrir une sorte de gravité relative par sa persistance, souvent très longue. Il dure le plus ordinairement de deux à trois septénaires.

Le traitement général consiste dans l'emploi de quelques boissons délayantes ou acidulées; il est rare que les évacuations sanguines soient indiquées, même dans les cas où l'éruption phlycténoïde est le plus aiguë.

Le traitement topique se compose de lotions mucilagineuses, de bains tièdes et émollients.

§ 2. — Variétés de siége.

1° Herpes labialis.

SYMPTÔMES. — Cette variété emprunte à son siége des caractères qui lui donnent une physionomie distincte. Elle a, sinon pour siége exclusif, puisqu'elle peut s'étendre aux parties voisines, mais au moins pour point de départ absolu la lèvre supérieure et la lèvre inférieure, dont elle n'occupe le plus habituellement qu'un seul point, ordinairement à la ligne de jonction entre la muqueuse labiale et la peau ; en général, elle reste limitée à ce siége sous forme de petites plaques qui ne dépassent guère l'étendue d'une pièce de cinquante centimes, disposées irrégulièrement autour de la bouche; cependant elle peut, par exception, s'étendre soit sur la peau, au menton, aux joues, soit sur la muqueuse gingivale ou palatine, et jusque dans le pharynx.

L'*herpes labialis* est très souvent précédé et annoncé par un malaise général qui dure de vingt-quatre à quarante-huit heures. Le point où l'éruption va se développer est le siége d'une tension incommode, d'un sentiment de chaleur mordicante; ce point rougit, il est douloureux au toucher, il se tuméfie, et si on l'examine avec attention, on le voit se couvrir de petites vésicules qui se développent avec une grande rapidité. La chaleur et la douleur diminuent notablement à mesure que l'éruption se fait; mais la tuméfaction persiste et elle sert de base à des vésicules de la grosseur d'un grain de millet et au-dessus, transparentes, comme distendues par de l'eau. Bientôt la sérosité se trouble, devient lactescente, et prend de plus en plus un aspect séro-purulent.

Cette transformation est ordinairement complète vers le quatrième jour de l'éruption. Alors chaque vésicule commence à se couvrir d'une petite croûte jaune, qui devient brunâtre et tombe naturellement du septième au huitième jour. Si on la détache violemment, elle laisse à découvert une petite exulcération qui se recouvre d'une nouvelle croûte plus adhérente, moins épaisse que la première, et qui persiste plus longtemps. L'*herpes labialis* a une durée moyenne de sept à dix jours; il disparaît en laissant une petite empreinte rouge qui s'efface en deux ou trois jours.

Causes. — L'*herpes labialis* paraît se développer surtout sous l'influence de causes directes : à la suite de l'impression du vent du nord, du contact de certains aliments ou liquides irritants; aussi, il survient assez souvent pendant le cours d'un coryza, d'une angine, d'une stomatite, et c'est dans ces cas surtout qu'il s'étend jusque sur la muqueuse palatine. Il peut d'ailleurs, comme l'herpès en général, avoir pour cause un trouble de l'économie : ainsi, il se développe évidemment sous l'influence d'une phlegmasie des organes thoraciques. M. Cazenave l'a vu compliquer un accès de fièvre intermittente.

Diagnostic. — L'*eczema* des lèvres est la seule éruption avec laquelle on pourrait confondre l'*herpes labialis*. Mais dans l'eczéma, l'éruption est continue; elle est formée de plaques distinctes dans l'herpès: le suintement, les lamelles molles, toujours adhérentes de l'eczéma, sont des caractères qui ne sauraient permettre l'erreur.

Il serait plus difficile encore de confondre l'*herpes labialis* avec le *psoriasis* des lèvres, dont les squames blanches, la sécheresse constante, dont les plis rayonnants si remarquables font une maladie qu'on ne peut confondre avec rien.

Pronostic et traitement. — Cette variété est toujours une maladie très légère, d'une durée presque limitée, d'une marche régulière, constante, qui n'exige pas, à vrai dire, de traitement.

Ce que l'on peut chercher, c'est de calmer ou d'adoucir la chaleur, la douleur, qui quelquefois rendent cette petite éruption très incommode. On y réussit à l'aide de lotions faites avec de l'eau fraîche, dans laquelle on ajoute quelques gouttes d'acétate de plomb liquide. Il faut, en général, et malgré l'acuité de la maladie, s'abstenir d'applications émollientes qui favorisent la rupture des vésicules sans réussir à calmer la douleur locale.

2° Herpes præputialis.

Symptômes. — Cette variété emprunte au siége qu'elle occupe non seulement une physionomie particulière, mais encore une importance réelle, au point de vue du diagnostic surtout; elle est caractérisée d'ailleurs par de petits groupes vésiculeux dont le diamètre ne dépasse pas celui d'un franc, situés soit à l'extérieur, soit à la face interne du prépuce, soit sur ces deux points à la fois; elle se présente et à l'état aigu et à l'état chronique.

L'*herpes præputialis aigu* débute, sans symptômes précurseurs appréciables, par un ou plusieurs points rouges, de la largeur d'une lentille, quelquefois beaucoup plus : vers le deuxième jour, ces taches se recouvrent de vésicules, petites, globuleuses, bien transparentes, qui se comportent d'une manière variable, selon que l'éruption siége ou sur la peau ou à la face interne du prépuce. Dans le premier cas, il y a à peine de traces d'inflammation, un prurit très léger, et vers le quatrième ou le cinquième jour les vésicules se flétrissent, la maladie se termine par résorption et une desquamation légère, de manière à ce que tout est fini en sept ou huit jours. Quelquefois le liquide contenu dans les vésicules, se trouble et donne lieu à la formation de petites croûtes lamelleuses qui tombent rapidement, pour ne plus se reproduire.

Dans le second cas, surtout si l'éruption est un peu étendue, l'inflammation est plus vive; la marche individuelle des vésicules est plus rapide; elles acquièrent un plus grand volume : elles sont d'ailleurs très transparentes, et, comme elles reposent sur des surfaces très rouges, elles semblent elles-mêmes d'un rouge vif. L'éruption est accompagnée d'un prurit quelquefois incommode, qui persiste jusqu'à ce que la maladie soit modifiée. Alors elle peut se terminer aussi par résolution; mais le plus souvent, vers le sixième jour, les vésicules se déchirent et sont remplacées par des érosions très superficielles, mais conservant la forme arrondie de la plaque vésiculeuse, caractère qui a pu devenir une cause d'erreur. Ces petites excoriations sont très passagères; elles disparaissent en deux ou trois jours, sans laisser de traces; elles sont d'ailleurs accompagnées d'un sentiment de cuisson plus ou moins vif.

Tels sont les caractères de l'*herpes præputialis aigu*, forme légère qui a toujours une marche rapide, une durée courte.

L'*herpes præputialis chronique*, signalé pour la première fois par Biett et décrit par M. Cazenave, est surtout remarquable en ce qu'il peut revêtir un caractère de gravité réelle.

Cette variété procède par bouffées, par éruptions successives, qui se comportent individuellement à peu près comme dans la forme aiguë; qui se manifestent à des intervalles de plus en plus rapprochés et qui ne tardent pas à produire des phénomènes de plus en plus sérieux. L'inflammation s'étend avec d'autant plus de rapidité qu'elle siége à la face interne du prépuce : celui-ci devient bientôt épais, rude, difficile à manier; toute tentative pour le ramener en arrière détermine des déchirements, des gerçures; bientôt même cette manœuvre devient impossible, le bord du prépuce se convertit en une sorte d'anneau épais, inflexible, qui ne permet plus de découvrir le gland; l'inflammation fait des progrès nouveaux, et l'anneau préputial, se rétrécissant de plus en plus, permet à peine le passage de l'urine; alors il peut arriver que l'ouverture subsistante du prépuce ne corresponde pas au méat urinaire et que l'urine, incomplétement évacuée, baigne la paroi interne du prépuce et ajoute encore à l'inflammation. Si l'on cherche à vaincre la résistance qu'oppose l'anneau préputial, dur, comme cartilagineux, il en résulte des déchirements très douloureux. M. Cazenave a vu, dans ce cas, un paraphimosis grave, déterminé par suite du renversement forcé du prépuce. Dans tous les cas, le coït devenu si douloureux qu'il est presque impossible; les désagréments produits par l'émission incomplète de l'urine, les démangeaisons que provoque la présence des matières sébacées amoncelées, font de l'*herpes præputialis*, parvenu à cet état, une maladie pénible, qui peut influer profondément sur l'esprit des malades, qu'il n'est pas rare alors de voir tomber dans une tristesse sombre, dans un profond découragement.

Causes. — L'étiologie de l'*herpes præputialis* est, en général, assez obscure. On a cru remarquer qu'il dépendait, dans certains cas, de rétrécissements urétraux; mais l'observation semble avoir établi que les faits de ce genre ne constituaient que des cas de coïncidence accidentelle. On a prétendu, d'un autre côté, que cet herpès était déterminé par l'emploi des mercuriaux; mais M. Cazenave, qui a eu souvent occasion d'étudier cette maladie, l'a observée le plus souvent alors que le malade n'avait subi ou ne subissait aucun traitement mercuriel; cette circonstance suffit pour faire justice de cette assertion.

Ce qui paraît vrai, c'est que l'*herpes præputialis* se développe fréquemment sous l'influence d'une cause locale externe. Ainsi, M. Cazenave l'a vu survenir à la suite du frottement des vêtements de laine, du contact de certains écoulements chroniques vaginaux, de la matière sébacée, accumulée entre le prépuce et le gland, chez les individus insoucieux des soins de propreté. Ce qui est vrai aussi, c'est que l'application de topiques irritants irrationnellement conseillés par suite d'une erreur de diagnostic, a pu causer ou favoriser la conversion de l'herpès aigu en herpès chronique.

Diagnostic.—Si l'on n'est pas bien prévenu de l'existence possible de l'*herpes præputialis*, le siége de cette affection peut devenir une cause d'erreur : aussi le diagnostic a-t-il été trop souvent l'occasion de méprises en faisant croire à une maladie spéciale qui n'existait pas, et en conduisant le médecin à l'emploi de moyens dont le moindre des inconvénients était d'être irrationnels. La confusion semblait tellement dans la nature des choses que, pour certains pathologistes, l'herpès du prépuce était un des accidents qui constituaient le type diffus qu'Abernethy a étudié sous le nom de *pseudo-syphilis*.

L'opinion qui donnait pour point de départ au chancre une vésicule, a rendu l'erreur plus spécieuse et plus facile. Mais, quoi qu'on en ait pu dire, l'ulcère vénérien débute exclusivement par une rougeur, par une inflammation ulcérative, et la présence de groupes de vésicules devra toujours être considérée comme un caractère particulier à l'herpès.

L'ulcération syphilitique du prépuce avec ses bords renversés, son fond blanchâtre, etc., n'offre en réalité aucune analogie possible avec les érosions superficielles, rouges, disposées en groupes de l'herpès, érosions qui ont souvent pour signe alors pathognomonique d'être non pas des ulcérations continues, mais des groupes de points érodés occupant seulement les points où siégeaient les vésicules. Quant aux squames qui peuvent succéder aux vésicules de l'herpès, elles ne sauraient jamais être confondues avec les croûtes noires très adhérentes qui recouvrent les ulcères syphilitiques.

Pronostic et traitement. — A l'état aigu, l'*herpes præputialis* est toujours une affection des plus légères, qui a une durée très courte, ne détermine pas d'accidents locaux tant soit peu sérieux et contre laquelle il suffit d'employer les moyens les plus simples : des boissons émollientes ou acidulées à l'intérieur, quelques applications topiques émollientes, des injections mucilagineuses entre le prépuce et le gland, suffisent contre cette forme qui cède toujours avec facilité.

Il n'en est pas de même de l'*herpes præputialis* chronique qui résiste avec une ténacité souvent désespérante à tous les moyens employés pour le combattre, qui se complique d'accidents locaux plus ou moins graves, de phimosis même et peut devenir, pour les malades, une cause de désespoir. Il faut se résoudre à combattre cette affection avec autant de persévérance qu'elle mettra d'opiniâtreté à résister et se garder de promettre trop facilement une guérison qui peut se faire longtemps attendre.

On devra employer aussi les moyens émollients, mais en les faisant alterner avec des lotions alcalines, avec des bains alcalins ou sulfureux. M. Cazenave a employé alors avec succès certaines pommades résolutives peu énergiques, avec l'oxyde blanc de zinc ou le précipité blanc à la dose de 1 à 2 grammes, pour 20 à 30 grammes d'axonge.

Le traitement interne doit jouer un rôle plus étendu dans la thérapeutique de l'*herpes præputialis* chronique. C'est ainsi qu'on conseillera des laxatifs répétés, les pilules de Plummer, les eaux sulfureuses naturelles.

Pour prévenir l'occlusion ou du moins le rétrécissement continu de l'anneau préputial, M. Cazenave a proposé d'introduire entre le prépuce et le gland un peu d'éponge préparée. A l'aide de ce moyen, il a réussi souvent à rendre inutile l'opération du phimosis, à laquelle il ne faudrait avoir recours que quand elle est devenue évidemment indispensable.

3° **Herpès tonsurant.** (Synonymie. — *Area* et οφίασις des anciens; *ring-worm vésiculeux ; porrigo scutulata furfuracé* des Anglais; *teigne tondante* de M. Mahon ; *porrigine furfuracée* d'Alibert.)

Historique. — Pendant longtemps, Biett et M. Cazenave avaient, sur la foi des pathologistes anglais, donné le nom de *ring-worm* à la variété du *porrigo* décrite sous le nom de *porrigo scutulata*. Cependant, d'une part, Biett avait pressenti et indiqué plusieurs fois dans ses leçons cliniques une variété de l'herpès, bien évidemment contagieuse : de l'autre, M. Cazenave avait compris, d'après des données plus précises, que les Anglais décrivaient, sous le nom de *ring-worm*, un type complexe, dans lequel devaient être confondues des maladies différentes et par leur nature et par leurs caractères, et cette opinion était fortifiée encore par la circonstance même de la fréquence excessive du *ring-worm furfuracé* en Angleterre, comparativement à celle du *porrigo scutulata* en France. Si l'on se rappelle que M. Mahon avait indiqué sous le nom de *teigne tondante* certains caractères au moins d'une forme qui n'avait pas sa place dans la classification de Willan, on comprendra comment M. Cazenave fut amené à conclure de ces faits que l'*herpès contagieux* pressenti par Biett, qu'une partie du *ring-worm* des Anglais, que quelques détails de la *teigne tondante* devaient se rapporter à une maladie encore non décrite en France et qui était tout autre chose que le *porrigo scutulata*.

C'est dans ces circonstances que M. Cazenave fut, au mois d'août 1840, appelé dans un collége de Paris pour donner son avis sur une maladie particulière et nouvelle du cuir chevelu, dont plusieurs enfants étaient atteints. On lui raconta que cette affection avait été apportée dans le collége par un jeune enfant qui l'aurait communiquée à ses petits voisins et propagée ainsi dans une partie de l'établissement. M. Cazenave avait été d'ailleurs chargé antécédemment de traiter l'élève accusé d'avoir été le point de départ de la contagion et il l'avait guéri. C'était à cette circonstance qu'il devait d'être appelé dans le collége.

Quoi qu'il en soit, M. Cazenave ayant pu étudier la maladie à ses divers états, reconnut à sa forme arrondie, à l'apparition possible de vésicules, à la superficialité de l'éruption, au développement excentrique des plaques, à la nature des squames, qu'il avait affaire à une variété de l'herpès, à un *herpès circiné*. En s'aidant du souvenir, du pressentiment ingénieux de Biett, de la description bien qu'incomplète de M. Mahon, de ce qu'il avait appris de quelques pathologistes anglais, il put enfin retrouver et réunir les traits épars du type dont il poursuivait la réalisation, et il en fit l'*herpès tonsurant*, maladie très curieuse et d'autant plus intéressante à étudier que, pour M. Cazenave, ce serait une maladie nouvelle importée d'Angleterre en France, où, depuis plusieurs années, elle aurait fait des progrès considérables.

Définition et symptômes. — L'*herpès tonsurant* est une maladie particulière au cuir chevelu, où elle a pour caractère spécial d'être contagieuse, consistant dans des plaques bien arrondies, d'inégale grandeur, s'accroissant par un mouvement excentrique incessant, sèches, grisâtres, grenues et squameuses dans toute leur étendue, et présentant comme caractère graphique très remarquable, une alopécie en forme de *tonsure*, consistant non dans la chute des cheveux, mais dans leur brisure à 2 ou 3 millimètres du cuir chevelu.

Le développement de l'*herpès tonsurant* n'est annoncé par aucun trouble général, par aucun phénomène local de chaleur, de tension, de prurit : il débute par un point ordinairement très petit, qui tend à s'élargir sans cesse, par un mouvement excentrique continu. Cette plaque est bien arrondie, plus ou moins rouge, recouverte d'abord de vésicules très petites, très éphémères, qui se terminent toujours par résolution en donnant lieu à de la desquamation. Ces premiers phénomènes ont, en général, une marche si rapide qu'il n'a pas encore été possible de décider si la brisure du cheveu était le premier signe, le premier résultat de la maladie, ou si elle était consécutive à l'état squameux. Quand on observe la maladie à son début, et alors que les cheveux ont déjà été coupés, il n'y a sur les points du cuir chevelu correspondant à l'alopécie, rien d'appréciable, si ce n'est un peu de rougeur, un aspect comme sale et farineux. Quoi qu'il en soit, la plaque continue à s'accroître en conservant la forme ronde; elle est malade dans toute son étendue, mais nulle part elle n'offre de trace de suintement ou d'humidité; elle est accompagnée quelquefois d'un peu de démangeaison.

Ordinairement il n'existe qu'une seule plaque qui ne dépasse guère alors le diamètre d'une ancienne pièce de six francs. Elle forme une espèce de tonsure bien nettement dessinée, entourée par tous les points d'une chevelure parfaitement garnie, sur laquelle elle tranche plus encore par la coloration blanchâtre de ses squames. Les plaques peuvent être multiples et dans certains cas même très nombreuses, puisque M. Cazenave a cité (1) le fait d'un jeune enfant qui portait au cuir chevelu, trente-deux plaques d'*herpès tonsurant*. Les plaques sont de grandeur variable depuis celle d'une pièce de deux francs jusqu'à celle d'une pièce de cinq francs. On a remarqué assez souvent qu'une des plaques était alors beaucoup plus grande que les autres. Dans beaucoup de cas, elles finissent, à cause de leur extension individuelle continue, par se rejoindre, par se confondre et former ainsi une vaste tonsure limitée par des moitiés ou des quarts de cercles qui appartiennent aux disques primitifs.

Quand l'herpès tonsurant est parvenu à ce que l'on pourrait appeler son état parfait, chaque plaque consiste dans une tonsure plus ou moins étendue, bien arrondie (à moins que plusieurs disques ne se soient confondus), sèche, d'une teinte gris bleuâtre, sur laquelle se détachent de petites squames blanchâtres qui semblent parfois entourer ce

(1) *Traité des maladies du cuir chevelu.* Paris, 1850, p. 205.

qui reste du poil, l'envelopper comme dans un étui et figurer assez bien le caractère que Alibert avait assigné à sa *teigne amiantacée*. La plaque est comme le siége d'un boursouflement qui intéresserait la peau tout entière, qui la soulèverait; elle n'offre d'ailleurs aucune trace de sécrétion; toute rougeur a disparu; il n'y a pas de chaleur; le prurit, s'il existe, est à peine sensible.

On a voulu protester contre la nature vésiculeuse, contre la *forme herpétique* de cette maladie, mais toute dénégation tombe devant un fait que M. Cazenave a plusieurs fois signalé et que nous avons nous-même observé, à l'hôpital Saint-Louis. En effet, et surtout quand l'éruption est ancienne et multiple, on trouve sur le cou, sur les joues, aux environs du cuir chevelu enfin, de petites plaques d'*herpès circiné* qui semblent une complication toute naturelle de l'*herpès tonsurant*. Mais, comme si ce n'était pas assez de cette coïncidence, nous avons vu plusieurs fois une plaque d'herpès à cheval, si l'on peut dire, sur la ligne où finit le cuir chevelu et où la peau commence, prendre dans le premier, les caractères de l'herpès tonsurant; sur la seconde, ceux de l'herpès circiné. M. Cazenave a fait remarquer de plus que, sur des plaques anciennes où la tonsure avait été remplacée par une alopécie diffuse et presque générale, il se formait quelquefois de petits disques d'herpès circiné qui perdaient bientôt d'ailleurs leur caractère, pour se confondre dans la plaque d'herpès tonsurant.

L'herpès tonsurant a une marche toujours chronique; il dure pendant des mois, pendant des années même. Quand la maladie s'avance vers la guérison, les plaques perdent de plus en plus de leur aspect farineux; la peau devient égale, lisse, unie; les cheveux repoussent et quelquefois avec une rapidité telle qu'en peu de jours la place, complétement garnie, ne laisse rien deviner d'une maladie dont l'opiniâtreté a pu être presque désespérante.

Cet herpès n'attaque que la première et la seconde enfance; il ne paraît pas avoir de tendance à la récidive; il siége de préférence à la partie pariétale postérieure de la tête.

CAUSES. — On ne sait rien de la cause première de l'herpès tonsurant, si ce n'est que c'est une maladie essentiellement contagieuse. L'observation répétée ne laisse plus de place au moindre doute sur ce point important. Qu'est-ce maintenant que le principe contagieux de cet herpès? C'est là pour nous un problème encoreir résolu. La micrographie a essayé de le résoudre en faisant de l'*herpès tonsurant* une maladie cryptogamique. M. Gruby l'a attribuée à la présence d'un champignon dont M. Ch. Robin a donné une description complète (1); nous croyons qu'il n'y a dans cette proposition qu'une hypothèse, ingénieuse peut-être, mais que l'expérience est loin d'avoir sanctionnée. Ce qui est vrai c'est que la contagion de l'herpès tonsurant en vertu de son siége spécial, est encore un mystère impénétrable pour la science. Les saisons semblent sans influence marquée sur la production de l'herpès tonsurant; il ne paraît pas plus fréquent chez un sexe que chez un autre. Il est entretenu ou augmenté par la malpropreté.

DIAGNOSTIC. — L'obscurité qui entoure encore l'histoire de l'herpès tonsurant, les doutes sur sa véritable nature, mais par dessus tout son caractère contagieux, tout concourt à donner une véritable importance au diagnostic de cette curieuse maladie. En effet, il importe de le séparer avec soin des éruptions qui, siégeant au cuir chevelu, ne sont pas contagieuses, ou de celles qui le sont à un tout autre degré, comme le *favus*.

Les éruptions non contagieuses avec lesquelles on pourrait confondre l'herpès tonsurant, sont le *vitiligo*, l'*eczéma squameux* et les affections *squameuses* proprement dites. Mais dans le vitiligo, véritable *porrigo decalvans*, si les plaques sont bien arrondies, limitées par des cheveux parfaitement sains, elles sont complétement chauves ; la peau est

(1) *Histoire naturelle des végétaux parasites qui croissent sur l'homme et sur les animaux vivants.* Paris, 1853, p. 409 et suiv.

lisse, unie, glabre, et surtout elle offre une décoloration qui lui donne un aspect laiteux; or, ces caractères suffisent pour empêcher toute confusion avec les plaques de l'herpès tonsurant.

Quant à l'*eczéma squameux*, l'erreur ne serait possible que quand il affecte une forme arrondie, ce qui est un fait exceptionnel; mais alors, dans l'eczéma si squameux qu'il soit, les squames sont le produit d'un liquide desséché, ce sont des lamelles minces, molles, d'un gris jaunâtre, n'ayant rien de l'aspect des squames amiantacées de l'herpès tonsurant; dans l'eczéma si sec qu'il soit, il est toujours possible de retrouver dans un point des traces de suintement, des surfaces rouges, lisses, qui n'appartiennent jamais à l'herpès; dans l'eczéma, la plaque n'est jamais boursouflée, soulevée comme dans l'herpès; enfin dans le premier, l'alopécie, quand elle existe, procède irrégulièrement par places, et par la chute complète du poil, tandis que dans l'herpès, il y a tonsure sur toute l'étendue de la plaque.

L'alopécie diffuse et générale du *psoriasis*, l'altération des cheveux qui restent sont des caractères qui suffiraient à le séparer de l'herpès tonsurant, quand il n'en différerait pas par ses squames larges, aplaties, qui n'ont aucun rapport avec la desquamation farineuse ou par étuis de l'herpès. Ces caractères différentiels doivent servir à séparer la *lèpre* de l'herpès tonsurant. Il n'est pas moins facile d'établir le diagnostic entre ce dernier et le *pityriasis* dont le flux farineux incessant, dont l'alopécie remarquable, procédant par dévastation générale, ne laissent pas de place à l'erreur, sinon au doute.

L'éruption avec laquelle il serait le plus facile de confondre l'*herpès tonsurant* est une maladie comme lui contagieuse, le *favus*, ou plutôt la variété de cette grave affection, connue par Biett sous le nom de *porrigo scutulata*, décrite par M. Cazenave sous celui de *favus en cercles*. La méprise a pu être d'autant plus facile que les deux maladies ont été bien évidemment confondues au moins quant à un état commun, à l'état pityriasique; que, sous le nom de *ring-worm*, les Anglais, et avec eux M. Cazenave, ont groupé des caractères appartenant à l'une et à l'autre de ces éruptions. Si l'on se rappelle cependant que, dans le *favus en cercles*, les plaques sont toujours moins régulièrement délimitées et arrondies que dans l'herpès; que, dans celui-là, l'alopécie est toujours complète, c'est-à-dire produite par la disparition totale du cheveu, tandis que, dans celui-ci, elle consiste dans une tonsure; que, dans le premier, les plaques pityriasiques conservent presque la couleur du cuir chevelu; qu'elles sont raboteuses, chagrinées, recouvertes de squames dures, sèches, comme amiantacées, adhérentes au cheveu, alors que, dans le second, les plaques sont bleuâtres ou d'un bleu grisâtre, lisses, farineuses, comme soulevées et hypertrophiées; que, dans le *favus en cercles*, il existe fréquemment des points déjà complétement dénudés par des alopécies partielles, circonstance qui n'existe jamais dans l'herpès; si l'on se rappelle ces caractères différentiels, on pourra toujours éviter une erreur qui ne saurait d'ailleurs être d'une longue durée, le diagnostic devant être bientôt éclairé par l'apparition des *favi* dont le favus en cercles doit finir par se recouvrir.

Pronostic. — L'herpès tonsurant est une maladie toujours opiniâtre, toujours longue, dont la guérison peut se faire attendre pendant un temps infini, à quelque moyen que l'on ait recours: il ne faut donc pas se hâter d'en promettre une modification prompte et surtout facile. Mais sous réserve de ce caractère de ténacité aujourd'hui incontestable, l'herpès tonsurant n'est jamais une maladie grave; il guérit toujours et sans laisser de traces d'une alopécie qui a pu labourer tout le cuir chevelu pendant des mois, des années même.

Traitement.—L'herpès tonsurant ne coïncide avec aucun trouble général qui indique l'administration de moyens internes appropriés. Le traitement de cette maladie consiste surtout dans l'emploi de topiques peu énergiques. M. Cazenave a remarqué que les pommades trop actives, que tous les moyens locaux puissants, comme les caustiques, les vésicatoires, déterminaient une irritation locale, des phénomènes d'inflammation, quelquefois le développement d'une éruption pustuleuse, d'un *impetigo*, par exemple. On a essayé un assez grand nombre de pommades, soit avec le sous-carbonate de potasse ou le sous-borate de soude, le calomel, dans la proportion de 2 à 4 grammes pour 30 grammes d'axonge, etc., des lotions avec une infusion de roses rouges, avec une décoction de racine d'aunée, avec la solution de sous-carbonate de potasse ou de sous-borate de soude, dans la proportion de 2 à 4 grammes pour 500 grammes d'eau distillée.

M. Cazenave a surtout employé avec avantage les deux topiques suivants : Onguent citrin, 20 grammes; goudron, 10 grammes; une pommade au tannin dans la proportion de 1 à 2 grammes de tannin pour 30 grammes d'axonge. On fait le soir une onction sur les points malades avec un peu de l'une de ces pommades, et le matin on ordonne une lotion alcaline ou légèrement savonneuse.

On fait prendre une fois la semaine un bain alcalin (125 grammes de sous-carbonate de potasse pour une petite baignoirée), on fait laver la tête avec l'eau du bain. Les douches de vapeurs aqueuses, dirigées sur les points malades, peuvent être aussi très utiles; mais elles doivent être prises à 32 degrés Réaumur, et pendant dix minutes au plus.

Quelque moyen que l'on emploie, il faut apporter dans le traitement autant de persévérance que le mal montre de ténacité; il faut enfin tenir compte du caractère contagieux de la maladie, caractère qui n'exige pas sans doute la séquestration et l'isolement du malade, mais qui oblige à la plus exacte surveillance pour empêcher tout usage commun des mêmes effets, des mêmes coiffures, tout contact qui puisse être une cause, un élément de propagation.

§ 3. — Variétés de forme.

1° Herpès zoster, zona. (SYNONYMIE. — Feu de Saint-Antoine; feu sacré; *ignis sacer;* herpès phlycténoïde en zone.)

DÉFINITION. — Le *zona* est caractérisé par des plaques irrégulières, rouges, recouvertes de vésicules d'un volume variable, agglomérées; ces plaques plus ou moins nombreuses, siége d'une douleur vive, peuvent se confondre par plusieurs points, mais elles sont séparées le plus souvent par des intervalles de peau saine; elles présentent enfin ce caractère pathognomonique d'être disposées en forme de demi-ceinture. On a prétendu, à cause du volume des vésicules et de la douleur qui les accompagne, que le zona était un *érysipèle bulleux;* mais rien ne justifie cette proposition.

SYMPTÔMES. — Le *zona* peut débuter spontanément et sans symptômes précurseurs appréciables. Souvent, au contraire, il est précédé et annoncé par un sentiment de malaise, d'élancements pénibles, de douleur même au point où l'éruption doit avoir lieu. Celle-ci commence par des plaques rouges, d'une étendue variable, apparaissant d'ordinaire aux points extrêmes qui doivent limiter la demi-ceinture. Vers le deuxième jour, si l'on observe avec attention ces plaques, on les voit se couvrir de points vésiculeux, d'abord si transparents qu'ils semblent avoir la teinte rosée de la surface qu'elles occupent; mais les vésicules perdent bientôt cette transparence, la sérosité se trouble et leur donne une teinte opaline. Vers le quatrième jour, elles ont atteint leur plus grand développement; elles varient alors depuis la grosseur d'un grain de millet jusqu'à celle d'un petit pois. Si nombreuses qu'elles soient, elles ne sont jamais confluentes : elles sont agglomérées, mais distinctes. En même temps que les vésicules parcourent leurs phases d'accroissement, les plaques rouges qui leur servent de base s'étendent de manière à dépasser de 2 à 3 millimètres chaque groupe vésiculeux.

Nous avons dit que l'éruption débute ordinairement par les points extrêmes du segment : il faut ajouter que les premières plaques sont toujours les plus considérables, les plus étendues. Les groupes intermédiaires se développent successivement, suivent la même marche que les premiers, et cela jusqu'à ce que la demi-zone soit complète.

Vers le cinquième jour de sa durée individuelle, chaque groupe entre dans la période de décroissement. Le liquide contenu dans les vésicules se trouble de plus en plus, les vésicules pâlissent, deviennent opaques, ternes ; quelquefois elles sont comme noirâtres ; enfin, elles se flétrissent, s'affaissent et sont remplacées par de petites croûtes brunes, peu épaisses, peu adhérentes, qui tombent, ne laissant plus à leur tour que des empreintes brunâtres qui persistent pendant quelque temps. La maladie tout entière est ordinairement terminée en dix ou douze jours, en deux septénaires au plus. Une circonstance pourtant peut en prolonger la durée au delà du terme ordinaire : c'est quand les vésicules, soit d'elles-mêmes, soit par un frottement quelconque, se déchirent et sont remplacées par de petites excoriations, qui, bien que superficielles et légères, peuvent devenir une complication de quelque valeur, en ce sens qu'elles retardent la guérison et sont pour les malades l'occasion de véritables souffrances. Cet accident, qui n'a rien de grave d'ailleurs, est surtout fréquent à la base du thorax.

En dehors de ces phénomènes normaux et habituels, le zona peut présenter quelques caractères qu'il importe de signaler. D'une part, il peut arriver que l'éruption, enrayée pour ainsi dire, se termine brusquement sans que la demi-ceinture ait été marquée par autre chose que par les deux groupes extrêmes ; de l'autre, chez des individus cachectiques ou chez des vieillards, le zona peut être caractérisé par des vésicules volumineuses, molles, qui se déchirent de bonne heure, laissent écouler une sérosité sanieuse, quelquefois sanguinolente, et mettent à découvert des exulcérations humides, blafardes, très douloureuses, très opiniâtres, pouvant même être remplacées par de véritables cicatrices. A la vérité, ces complications tiennent moins à la nature même du zona qu'aux conditions individuelles des malades, et à plus forte raison, il faut en dire autant des cas où l'herpès a pu devenir gangréneux.

Il nous reste à parler d'un phénomène qui joue un grand rôle dans l'histoire du zona et qui lui donne un cachet tout particulier : c'est la douleur locale qui peut précéder, accompagner le développement de chaque plaque vésiculeuse, qui peut aussi lui survivre pendant assez longtemps. Ce symptôme n'a pas sans doute l'énergie effrayante qu'on s'est plu à lui attribuer ; mais il peut, dans certains cas, tourmenter vivement le malade, et constituer un accident sérieux : la douleur, ordinairement faible au début, précède quelquefois l'éruption, augmente avec elle et consiste dans des élancements plus ou moins vifs, dans un sentiment de cuisson ardente, d'une sorte de brûlure. Nous avons vu d'ailleurs qu'elle existe, à un degré moindre sans doute, dans l'*herpes phlyctenodes* dont le zona n'est, après tout, qu'une forme particulière, au point de vue graphique.

Le zona est toujours une maladie aiguë.

Causes. — L'étiologie du zona est très obscure. L'observation a permis de constater qu'il était surtout commun chez les sujets jeunes, à peau fine, impressionnable ; qu'il semblait influencé par certaines conditions atmosphériques, puisque M. Cazenave a pu remarquer que, sous l'empire de certaines saisons, de l'été par exemple, il devenait d'une telle fréquence qu'on aurait pu le croire épidémique. Ce qui paraît certain aussi, c'est qu'il se développe souvent sous l'influence d'émotions morales vives, et que c'est surtout alors qu'il serait accompagné de douleurs locales névralgiques. C'est là le seul rapport de causalité que l'on ait pu saisir entre le *zona* et un trouble général quelconque.

Quant à l'action des causes directes, des topiques, par exemple, elle est en général nulle. Cependant chez un malade dont nous avons recueilli l'observation, le zona a été provoqué par une seule friction d'onguent mercuriel.

Diagnostic. — Quand le zona se présente avec tous ses caractères, avec sa disposition en demi-zone, il est impossible de le confondre avec aucune autre maladie; mais s'il n'existe qu'une plaque, soit par inattention, soit parce que l'éruption est incomplète, on pourrait le confondre avec l'*herpes phlyctenodes* ou avec une variété de l'érysipèle, l'*érysipèle bulleux*.

Dans le premier cas, l'erreur serait facile, presque nécessaire, puisqu'une plaque de zona n'a plus rien qui la sépare de celle de l'*herpes phlyctenodes;* elle serait peu importante à cause de l'analogie d'espèce; elle ne devrait pas durer longtemps, puisque la disposition en demi-ceinture ne tarderait pas à lever tous les doutes.

Dans le second, la confusion pourrait être rendue facile par cette circonstance que le zona a été considéré par quelques auteurs comme une variété de l'érysipèle; mais si l'on observe attentivement les caractères propres aux deux maladies, d'une part on verra combien l'identité de nature est erronée, de l'autre on trouvera les moyens de les séparer et d'éviter toute confusion. Dans l'*érysipèle bulleux*, les phlyctènes sont éparses çà et là sur des surfaces enflammées, continues, irrégulières; dans le zona, ce sont des vésicules agglomérées sur des plaques disposées en demi-ceinture, séparées par des intervalles où la peau est saine; dans l'érysipèle, la douleur tient aux phénomènes de congestion; elle est pulsative, elle cesse avec l'inflammation; dans le zona, c'est un phénomène névralgique; elle est lancinante, elle persiste souvent bien au delà de la durée de l'éruption.

Siége et nature. — Le *zona* affecte évidemment certains siéges de prédilection. Ainsi, il est surtout fréquent au tronc et à la base du thorax. Cependant nous avons eu occasion de le rencontrer sur les membres, le visage et jusque dans le cuir chevelu. On a beaucoup discuté sur la préférence que cette maladie affecterait pour tel ou tel côté du corps.

Les uns ont affirmé avec Frank que le zona siége à droite dans la proportion de dix-neuf fois sur vingt ; les autres ont dit avec Reil qu'il était plus fréquent à gauche ; ceux-ci ont déclaré qu'il était aussi commun d'un côté que de l'autre ; ceux-là enfin, et nous sommes de leur opinion, ont observé que l'herpès zoster était plus fréquent à droite qu'à gauche.

Quoi qu'il en soit de cette préférence, il est au moins certain que le zona n'existe jamais que sur un côté du corps à la fois. Il ne l'est pas moins qu'il présente toujours une disposition en demi-ceinture, disposition variable d'ailleurs et pouvant, dans certains cas, dessiner des flexuosités bizarres ou complexes. M. Cazenave l'a vu partir du milieu de la région lombaire inférieure et postérieure, contourner obliquement la région iliaque externe et antérieure, pour arriver à l'aine et se terminer à la partie interne de la cuisse ; il l'a observé commençant à la partie moyenne et supérieure du dos, gagnant la partie postérieure de l'épaule, puis la partie antérieure, et venant se terminer au bord interne du bras, qu'il accompagnait jusqu'au bord cubital de la main.

Quant au siége anatomo-pathologique, il paraît être le même que celui de l'*herpes phlyctenodes*. Seulement il est permis de croire que l'inflammation intéresse plus ou moins l'appareil nerveux cutané. Cette opinion, fondée d'abord sur l'existence de la douleur névralgique, serait fortifiée encore par cette circonstance, que le zona semble surtout, dans sa disposition flexueuse, avoir une tendance à suivre le trajet des principaux nerfs.

Pronostic. — Le zona est en général une maladie légère, de courte durée, qui n'a d'inconvénient réel que celui qui résulte de la douleur locale. S'il a pu, dans certains cas, déterminer la mort, cette gravité exceptionnelle tenait à des circonstances exceptionnelles aussi, à une constitution cachectique. On a cru pouvoir dire que le zona apparaissait quelquefois comme une crise heureuse, jugeant une maladie grave ; l'observation ne paraît pas avoir sanctionné cette hypothèse.

Traitement. — Dans la plupart des cas, sinon toujours, le traitement du zona est aussi simple que facile. Le repos, des boissons délayantes, quelques bains simples à la fin de la maladie, suffisent pour obtenir la guérison ; il est rare qu'il soit nécessaire de recourir aux émissions sanguines ou aux vomitifs. On aura recours aux toniques, quand le zona se sera développé chez des vieillards, chez des personnes affaiblies par la misère, par les excès, etc.

L'état d'acuité de l'éruption et la douleur sembleraient indiquer l'emploi de topiques émollients ; c'est un écueil contre lequel il faut craindre de se heurter, car les cataplasmes ont pour effet d'amollir, de macérer les vésicules, qui se déchirent alors avec facilité, et donnent lieu à des exulcérations qui retardent la guérison et deviennent pour le malade une source de souffrances pénibles. M. Cazenave emploie, depuis longtemps déjà, un topique qui a le double avantage de ménager les vésicules en abrégeant leur durée individuelle, et de diminuer la douleur locale. Il fait saupoudrer les surfaces malades avec de l'amidon sec et appliquer par-dessus du papier brouillard trempé dans un peu d'huile d'amandes douces ; il en résulte un enduit inerte sous lequel les vésicules parcourent impunément toutes leurs phases sans qu'il survienne de déchirement accidentel. Ce moyen, qui hâte et facilite la résolution, a été emprunté à la pratique de M. Cazenave par presque tous les praticiens qui en ont reconnu l'utilité. Après l'amidon sec, les topiques qui conviennent le mieux sont l'eau saturnine en lotions, et le cérat quand les plaques se sont ulcérées.

On a proposé contre le *zona* l'emploi de la méthode ectrotique. Sans doute, il peut être utile, chez des individus cachectiques, chez des vieillards, de recourir à des cautérisations légères, qui peuvent modifier la vitalité des parties et hâter la dessiccation de certaines exulcérations atoniques ; mais, outre que le zona est presque toujours une maladie légère, parcourant rapidement des phases presque fatales, et qui n'exige pas dès lors l'emploi d'un moyen aussi énergique que la cautérisation, celle-ci aurait le plus souvent pour effet d'exaspérer l'inflammation ; il faut donc s'abstenir de ce moyen. Quant à la douleur, on la combat utilement par l'emploi de moyens antinévralgiques, quelquefois par l'application de vésicatoires.

2° Herpès circiné.

Cette variété de l'herpès doit à sa forme vraiment remarquable de constituer une espèce bien distincte. Elle est caractérisée par des plaques plus ou moins grandes, mais toujours arrondies en cercles réguliers, dont le centre est évidé et sain, et dont la circonférence forme un anneau rouge plus ou moins large, recouvert de vésicules très petites, agglomérées, qui passent rapidement, et sont remplacées par des squames quelquefois si minces, si ténues, qu'elles constituent une sorte d'état farineux.

L'*herpès circiné* n'est annoncé par aucun trouble général ; il débute spontanément par de petits points rouges, que dans la plupart des cas on pourrait couvrir avec le doigt, mais qui présentent quelquefois un diamètre assez étendu, de 5 à 6 centimètres par exemple. Ce point, toujours d'une forme régulière, peut cependant ne pas présenter, surtout au début, une forme exactement arrondie ; quant au point central évidé et sain, il n'est appréciable alors que dans les taches d'une certaine étendue.

La circonférence annulaire ne tarde pas à se recouvrir de vésicules très petites, globuleuses, pleines de sérosité, mais si transparentes qu'elles paraissent avoir la teinte de la zone rouge sur laquelle elles reposent. Cette circonstance, jointe à ce que le liquide contenu dans les vésicules ne se trouble que rarement, fait qu'il peut être très difficile de reconnaître les vésicules elles-mêmes et d'apprécier nettement la nature de la maladie. Ces vésicules ont une durée individuelle courte : vers le quatrième ou le cinquième jour, elles s'affaissent peu à peu, s'ouvrent, et la sérosité qui les distendait d'abord se dessèche et forme de petites lamelles minces, ténues, qui se détachent et tombent très facilement. Quant aux anneaux de l'herpès, variables de grandeur comme nous l'avons dit, ils peuvent s'étendre et s'agrandir, mais c'est par un mouvement excentrique qui permet d'apprécier de plus en plus le centre évidé et sain de la plaque. Si les disques sont nombreux et rapprochés, ils peuvent, en s'étendant ainsi, se confondre et ne plus former qu'une surface irrégulière, mais offrant toujours à sa circonférence des portions de cercles bien appréciables. Dans quelques cas, le centre lui-même de l'anneau herpétique participe à l'inflammation, mais on n'y remarque alors que de la rougeur; il n'y a jamais ni vésicules, ni squames. Enfin l'*herpès circiné* peut se terminer par résolution; alors les vésicules se flétrissent, le liquide qu'elles contenaient est résorbé, et il ne reste plus qu'un état farineux à peine sensible.

Telle est la marche de l'herpès circiné, petite maladie qui n'est accompagnée d'aucun phénomène général ou même local, si ce n'est un peu de chaleur et de cuisson, qui dure de huit à dix jours quand elle consiste en une seule plaque ou en plusieurs disques développés à la fois. Quand elle est produite par l'éruption successive de disques qui apparaissent les uns après les autres, alors elle peut se prolonger pendant deux, trois et même quatre septénaires. Quand toute desquamation a cessé, la rougeur annulaire peut persister pendant quelque temps encore, surtout chez les individus à peau fine et susceptible.

L'herpès circiné siége de préférence à la face, au cou, à la poitrine.

Causes. — L'herpès circiné ne paraît dépendre d'aucune cause générale bien appréciable. C'est une maladie particulière, pour ainsi dire, aux enfants, aux jeunes filles, aux individus à peau très fine, très blanche. Certaines causes externes et directes semblent en favoriser le développement : ainsi l'exposition au froid, à un air vif, le contact de certains cosmétiques, l'usage d'applications stimulantes.

Diagnostic. — La forme arrondie de l'herpès circiné et

son développement excentrique peuvent devenir des causes d'erreur contre lesquelles il importe d'être prévenu. La forme annulaire pourrait le faire confondre avec des disques de la *lèpre vulgaire*, dépouillés de leurs squames ; mais dans la lèpre l'anneau est papuleux, et quand il est dépouillé de ses squames, il est toujours bien délimité, uni, rouge, comme luisant ; tandis que, dans l'herpès, la zone, d'un rouge plus pâle, est unie, diffuse et recouverte de petits débris squameux, caractères qui doivent ôter tout prétexte d'une erreur qui ne devrait pas durer longtemps d'ailleurs, puisque la *lèpre* ne peut tarder à se recouvrir de ses squames nacrées, dures, larges, etc.

La forme ronde pourrait faire prendre un disque de l'herpès pour une plaque de *lichen circumscriptus ;* mais dans ce dernier le centre n'est jamais sain, la plaque est plus large, plus nettement délimitée, et surtout elle a un aspect rugueux, chagriné, que n'offre jamais un anneau d'herpès circiné.

Les caractères spéciaux de l'*herpès tonsurant* et du *favus en cercles* sont si tranchés, si distincts, qu'il est au moins inutile d'insister sur les traits qui les séparent de l'herpès circiné.

Quant à la marche excentrique et continue de cette variété de l'herpès, elle a pu faire croire à l'existence d'une maladie sérieuse contre laquelle on a cru devoir employer des moyens d'une énergie excessive, entre autres la cautérisation. Il importe d'être bien prévenu d'une telle cause d'erreur qui peut produire de graves inconvénients. M. Cazenave a cité dans ses leçons le fait d'une jeune et belle fille qui était atteinte, au front, d'un herpès circiné que l'on s'était hâté de combattre par des caustiques répétés, et chez laquelle une maladie légère, qui aurait disparu sans traitement, était remplacée par une cicatrice indélébile.

Traitement. — L'herpès circiné est toujours une affection bénigne dont on hâte la guérison par l'emploi de quelques lotions légèrement acides, avec un peu d'eau de son, dans laquelle on ajoute quelques gouttes de jus de citron ; de lotions alcalines ou rendues légèrement astringentes par l'addition d'un peu d'alun ou de sulfate de zinc. On obtient aussi de bons résultats d'onctions douces faites avec un peu d'une pommade au calomel, dans la proportion de 1 à 2 grammes pour 30 grammes d'axonge.

Si l'éruption était un peu étendue, on pourrait administrer, au besoin, quelques laxatifs. En aucun cas, il ne faut recourir à la cautérisation, si légère qu'elle soit.

3° Herpès squameux.

SYMPTÔMES. — Biett avait signalé une forme d'*herpès squameux*, mais il en avait fait une espèce essentiellement syphilitique. M. Cazenave est le premier qui ait signalé et décrit l'*herpès squameux* non spécial.

Cette forme est, avant tout, une variété de l'*herpès circiné;* cependant elle présente quelques phénomènes particuliers qui nous semblent leur mériter une place à part dans le type HERPÈS. Elle est caractérisée par des anneaux d'un rouge obscur, d'étendue et de largeur variables, recouverts d'abord de vésicules très petites, éphémères; plus tard d'un disque squameux continu qui les cache incomplétement.

L'*herpès squameux* débute par un point rouge, assez bien limité, comme papuleux, offrant une teinte un peu sombre qui persiste pendant toute la durée de l'éruption. Ce point s'étend par un mouvement excentrique, et à mesure qu'il s'accroît, le centre s'évide de plus en plus et apparaît sain. La circonférence forme alors un anneau rouge sur lequel se montrent des vésicules très petites, agglomérées, si éphémères qu'il n'est pas toujours facile de les observer : elles se flétrissent et passent très rapidement, laissant après elles, comme trace de leur existence et comme caractère pathognomonique de l'éruption, un état squameux bien remarquable. Au lieu d'être recouvert de petits débris squameux, indépendants les uns des autres et correspondant isolément, chacun à la vésicule qu'ils remplacent, le disque est, dans toute son étendue, recouvert d'une sorte de ruban squameux, blanchâtre, moins large que l'anneau rouge qui lui sert de base et sur lequel il se détache, à sa plus grande circonférence, par une ligne plus blanche, formant un liséré qui est certainement particulier à cette variété d'herpès.

Les disques de l'*herpès squameux* sont de grandeur variable: ainsi ils peuvent être aussi petits qu'une pièce de cinquante centimes ou présenter un diamètre de 4 et de 5 centimètres. Ils peuvent aussi, en s'étendant, se confondre et ne plus former qu'une plaque irrégulière, aux extrémités de laquelle il faut chercher les débris de cercles qui accusent encore la nature circinée de l'éruption.

Cette variété de l'herpès semble siéger de préférence à la poitrine et aux épaules; elle dure un peu plus longtemps que l'*herpès circiné* ordinaire; cependant elle ne persiste que rarement au delà de deux à trois septénaires.

Diagnostic. — Les caractères qui font de cette maladie une variété de l'herpès circiné serviront à la séparer de toutes les éruptions à forme ronde; mais ces caractères même peuvent la faire facilement confondre avec l'herpès circiné ordinaire, et il est probable que c'est à cette circonstance que l'herpès squameux doit de n'avoir jamais été décrit. Cependant l'état squameux continu, comme rubané, et le liséré qui l'accompagne, doivent, bien appréciés, suffire pour qu'on puisse le séparer de l'herpès circiné.

Il pourrait être plus difficile de le distinguer de l'*herpès squameux syphilitique*, auquel Biett avait assigné comme caractère pathognomonique d'être entouré d'un liséré blanchâtre et dont il se rapproche jusqu'à un certain point par la couleur rouge un peu sombre de ses disques. Mais, dans l'herpès syphilitique, l'éruption a ce cachet général qui n'appartient qu'aux éruptions vénériennes et qui résulte d'une sorte d'harmonie entre la couleur de la peau tout entière et celle des points malades; les disques ont la teinte syphilitique bien marquée; le liséré est grisâtre, terne, comme flétri. Le diagnostic serait le plus souvent d'ailleurs aidé de la connaissance des symptômes antécédents ou concomitants.

L'herpès circiné squameux est toujours une maladie légère qui ne réclame pas de soins particuliers.

4o Herpès iris.

De toutes les variétés de l'herpès dont leur forme a fait des espèces particulières, il n'en est pas de plus curieuse peut-être que l'*herpès iris*, caractérisé par une petite plaque vésiculeuse qu'entourent quatre anneaux de nuances différentes, disposés en forme de cocarde.

Symptômes. — Cet herpès débute par des points rouges qui s'étendent et se séparent tout d'abord en petites zones de nuances diverses. Dès le second jour, le centre de la plaque se recouvre d'un petit groupe de vésicules petites, globuleuses, transparentes; le liquide qu'elles contiennent se trouble vers le quatrième ou le cinquième jour; les vésicules s'affaissent et le centre de la plaque présente alors une couleur jaunâtre. En même temps, les zones érythémateuses qui entouraient les vésicules centrales se sont étendues et elles apparaissent plus ou moins nettement séparées, mais revêtues de teintes différentes qui ne sont probablement qu'un résultat particulier de la dégradation des limites de l'auréole érythémateuse qui entoure l'herpès. Quand elles sont bien distinctes, elles forment quatre anneaux disposés comme les couleurs d'une cocarde composée, en partant du centre, de cercles successivement brun rouge, blanc jaunâtre, rouge foncé et rose diffus, semblant se perdre avec la teinte de la peau environnante.

L'éruption vésiculeuse est complète vers le quatrième ou le cinquième jour; alors, ou le liquide est résorbé et tout se termine vers le huitième ou le dixième jour par une desquamation très légère; ou les vésicules se rompent et la sérosité qu'elles contenaient s'épanche et se concrète en lamelles minces, jaunâtres, qui tombent, laissant après elles une petite empreinte rouge qui disparaît bientôt. Quant à l'auréole diaprée de l'herpès iris, elle pâlit, devient de moins en moins distincte et disparaît d'ordinaire avant l'éruption vésiculeuse.

L'*herpès iris* existe quelquefois concurremment avec d'autres variétés de l'herpès; il se développe dans les mêmes conditions que l'*herpès circiné :* comme lui, il siége de préférence à la face, au front; on le rencontre aussi sur quelques points saillants, aux malléoles, au cou-de-pied, aux phalanges, etc.

DIAGNOSTIC. — Il n'y a que deux maladies qui, par leurs dispositions en anneaux concentriques, pourraient en imposer pour l'herpès iris. C'est, d'une part, la *roséole* à anneaux multiples; mais, dans celle-ci, les plaques sont toujours beaucoup plus grandes et elles n'offrent jamais de point central vésiculeux. C'est, de l'autre, le *pemphigus aigu*, disposé en cercles, comme enroulés les uns autour des autres; mais dans cette forme, très rare d'ailleurs et que M. Cazenave a signalée dans ses leçons, les plaques sont aussi plus larges, quelquefois comme la paume de la main, et chaque anneau concentrique est recouvert de bulles qui, si petites qu'elles soient, ne permettent pas l'erreur, et qui laissent après elles des squames caractéristiques. En outre, dans la roséole comme dans le pemphigus, les anneaux n'offrent pas la variété de teintes que l'on observe dans l'*herpès iris*.

Cet herpès est une affection légère qui ne réclame pas de traitement particulier.

ARTICLE V.

ECZÉMA.

SYNONYMIE. — *Herpes miliaris; scabies miliari; dartres squameuse; dartre vive* de Sauvages; *dartre squameuse humide; teigne furfuracée* d'Alibert, etc.

DÉFINITION. — Le terme d'*eczéma*, dérivé du grec ἐκζεῖν, *effervescere*, a été employé par quelques médecins grecs pour désigner bien probablement toute éruption aiguë, avec des phénomènes d'inflammation vive. Bateman, lui donnant un sens plus précis, l'employa pour désigner une forme particulière des maladies de la peau, mal appréciée jusqu'alors et perdue dans la famille mal définie des *dartres*. Biett, avec lui MM. Cazenave et Schedel, l'acceptèrent avec la signification que lui avait donnée le pathologiste anglais, c'est-à-dire comme représentant une maladie de la peau, caractérisée par des vésicules petites, aplaties, agglomérées, quelquefois comme confluentes, répandues sur des surfaces plus ou moins rouges, irrégulières, quelquefois très étendues, occupant tout un membre par exemple, et qui peuvent devenir le siége d'un certain prurit, d'un suintement plus ou moins abondant, d'excoriations, de squames, quelquefois même de véritables croûtes.

Division et symptômes. — De toutes les inflammations de la peau, l'*eczéma* est sans contredit une de celles qui se présentent le plus souvent à l'observation; il se manifeste à l'état aigu et à l'état chronique, double division qui embrasse les différentes formes sous lesquelles on peut le rencontrer.

A l'état aigu, l'eczéma peut revêtir des caractères variés qui, bien que constituant peut-être des degrés divers de l'inflammation eczémateuse, ont fait admettre trois espèces que nous allons décrire successivement: 1° l'*eczema simplex*; 2° l'*eczema rubrum*; 3° l'*eczema impetiginodes*.

§ 1er. — Eczéma aigu.

1° Eczema simplex.

Cette variété n'est précédée ou accompagnée que de symptômes généraux peu sensibles. Ainsi elle est annoncée par un peu de soif, de chaleur des urines. On a observé cependant de l'agitation, de la fièvre même quand l'éruption était très étendue; mais ces faits sont au moins très rares. Localement, l'*eczema simplex* est annoncé par un peu de chaleur et de prurit, mais on ne remarque ni congestion, ni rougeur; la maladie débute par des vésicules petites, indolentes, très rapprochées, comme confluentes sur certains points, répandues par groupes continus sur des surfaces plus ou moins grandes, irrégulièrement circonscrites. Ces vésicules contiennent une sérosité très claire qui leur donne une grande transparence et en même temps un éclat comme argenté. Vers le cinquième ou le sixième jour de l'éruption, le liquide se trouble, prend une teinte lactescente, et en même temps les vésicules se flétrissent, s'affaissent; la maladie entre dans la période de dessiccation. Il peut alors arriver, ou que ce liquide qui emplissait les vésicules soit résorbé, et que l'éruption soit remplacée par une desquamation très légère, ou que les vésicules se déchirent et laissent écouler au dehors un peu d'une sérosité louche qui se concrète et forme de petits disques squameux correspondant aux vésicules disparues, peu adhérents, blanchâtres, qui tombent bientôt pour ne plus se renouveler. Dans l'un et l'autre cas, l'éruption dure sept ou huit jours. Si la maladie se prolonge plus longtemps, c'est qu'elle est entretenue par des éruptions partielles et successives, mais qui ne se font jamais à la même place, qui ne présentent, dans aucun cas, le phénomène de suintement si remarquable dans certaines formes de l'eczéma, qui toutes ont une durée individuelle de quelques jours, bien que l'eczéma puisse alors persister, en général, pendant plusieurs septénaires et même plusieurs mois.

L'*eczema simplex* est ordinairement fixé à certains siéges très limités. Général, il constitue un fait exceptionnel et il ne se manifeste guère que chez les tout jeunes enfants. Il procède alors par éruptions successives, mais se continuant avec une grande fréquence et surtout avec une acuité qui semble s'exaspérer à mesure que la maladie s'étend; celle-ci est alors compliquée de désordres généraux, d'une fièvre continue, d'insomnie rebelle; les petits malades sont abattus, et leur constitution, profondément altérée, fait alors de l'*eczema simplex* une affection réellement grave. Le plus souvent il est partiel, il occupe le dos de la main, les espaces interdigitaux où il peut simuler la gale; quelquefois il envahit un membre tout entier : le bras, par exemple.

2° Eczema rubrum.

Cette forme, plus aiguë que la précédente, si l'on peut parler ainsi, est précédée de symptômes prodromiques plus intenses : il y a de l'agitation, une soif ardente; localement, l'éruption est annoncée par une chaleur vive, par un sentiment de tension incommode, quelquefois même par un gonflement bien manifeste des points menacés. Ces points deviennent bientôt le siége d'une rougeur qui augmente et varie depuis le rose vif jusqu'au rouge le plus foncé. Vers le second ou le troisième jour, ces surfaces se recouvrent de vésicules miliaires, brillantes, quelquefois comme argentées. En vingt-quatre ou quarante-huit heures, elles acquièrent le volume d'une tête d'épingle; elles sont aplaties, très rapprochées les unes des autres, et distendues par une sérosité d'abord si limpide, si transparente, qu'elle semble avoir la couleur de la plaque enflammée sur laquelle reposent les vésicules.

Cette transparence persiste pendant deux ou trois jours. Alors le liquide se trouble, devient lactescent; les vésicules se flétrissent, s'affaissent, et le plus souvent la maladie se termine par résorption et par une desquamation furfuracée, de manière que tout est fini en dix ou douze jours.

Mais si l'on fait attention que l'*eczema rubrum* est composé de deux éléments morbides distincts, des phénomènes de congestion et de la sécrétion séreuse, on comprend que l'un ou l'autre de ces éléments peut dominer, et qu'il en résulte pour la marche de la maladie des modifications qui lui impriment deux aspects différents. Si c'est la congestion capillaire, le phénomène exanthématique qui domine, la rougeur, peut persister quand toute sécrétion séreuse anormale a cessé, et alors les surfaces malades, encore congestionnées, présentent une foule de petits disques pâles entourés d'un liséré blanchâtre qui marque la limite de la vésicule flétrie et disparue, et qui ressort d'autant plus que la teinte érythémateuse de la peau est plus prononcée.

Si c'est au contraire le phénomène de sécrétion qui domine, les vésicules ont une durée individuelle plus longue, elles perdent de leur transparence, s'amollissent, s'ouvrent et laissent écouler, quelquefois en assez grande abondance, une sérosité louche qui vient ajouter à l'irritation des surfaces excoriées. Le suintement continue, baignant incessamment les plaques eczémateuses et s'y concrétant en lamelles molles, minces, blanchâtres, peu adhérentes, qui tombent pour être remplacées bientôt par d'autres squamules formées par le liquide sécrété de nouveau. Les surfaces malades offrent alors le mélange de parties recouvertes de lamelles et de points excoriés et suintants; elles justifient parfaitement le nom de *dartre squameuse humide* qu'Alibert avait donné à l'*eczéma*.

Dans tous les cas, la maladie peut être entretenue par des éruptions successives qui en prolongent la durée pendant plusieurs septénaires, quelquefois pendant des mois entiers. Quand l'*eczema rubrum* a disparu, il laisse ordinairement après lui une empreinte rouge qui persiste pendant quelque temps.

3° Eczema impetiginodes.

Cette forme est la plus intense, ou, pour mieux dire, le dernier degré de l'*eczéma aigu*. Le plus souvent elle se manifeste après l'*eczema rubrum* ou après l'*eczema simplex* qu'elle semble continuer, qu'elle complique dans un assez grand nombre de cas; mais elle peut aussi se développer spontanément. Dans tous les cas, on observe localement les mêmes phénomènes que ceux qui surviennent au début de l'*eczema rubrum*, seulement ils ont une intensité extraordinaire; le gonflement surtout est remarquable. Les vésicules perdent de bonne heure leur caractère séreux et leur transparence; le liquide qu'elles contiennent se trouble, prend une teinte jaunâtre, puriforme. En même temps la vésicule s'étend, perd de sa rondeur primitive; elle est plus globuleuse; quelquefois elle se déchire alors qu'elle est encore à l'état de soulèvement séreux, et elle est remplacée par une nouvelle lésion élémentaire qui n'est plus une vésicule, qui n'est pas cependant une pustule, mais qui participe de l'une et de l'autre, double caractère que l'on retrouve dans les produits secondaires de l'éruption.

Quand les vésicules pustuleuses se sont déchirées, le liquide séro-purulent qui s'en échappe se concrète et forme des squames plus épaisses, plus jaunes que les lamelles de l'eczéma ordinaire, mais qui n'ont pas l'aspect irrégulier, la disposition par étages, la couleur flavescente des croûtes de l'*impétigo*; tenant des unes et des autres, ce sont des squames croûteuses, si l'on peut dire ainsi, qui, semblables à des feuillets superposés, se détachent facilement et reposent sur des surfaces rouges, d'où l'on voit suinter un liquide roussâtre. L'éruption est entretenue par de nouvelles poussées de vésicules qui se conduisent de la même manière, jusqu'à ce que l'inflammation, perdant de son acuité, l'eczéma perd peu à peu de son caractère impétigineux. Alors la maladie se modifie quelquefois assez promptement, et tout est fini en deux ou trois semaines.

On a voulu considérer l'*eczema impetiginodes* comme un eczéma compliqué d'impétigo. Mais si l'on se rappelle que dans cette variété, l'éruption débute toujours par des vésicules, que celles-ci se transforment sur place en vésiculo-pustules, on ne peut plus être tenté d'admettre cette opinion, et l'on comprend qu'il y a là, non pas mélange de deux affections, mais tranformation, incomplète d'ailleurs, de l'une en l'autre. Ce changement doit être attribué à l'intensité de l'inflammation qui, en s'étendant, produit des éléments nouveaux dont l'influence est exprimée par le caractère complexe de l'éruption.

Il ne faut pas oublier d'ailleurs qu'indépendamment des traits qu'il peut emprunter au type impétigineux, l'eczéma peut se compliquer réellement de pustules d'*impétigo* et même d'*ecthyma*.

On observe dans l'*eczema impetiginodes* un phénomène duquel il semblerait résulter que le caractère impétigineux accidentel ne serait qu'une affaire toute locale. En effet, il n'est pas très rare de voir, chez le même sujet, l'eczéma à forme impétigineuse exister en même temps et sur les mêmes points que la variété d'*eczema rubrum*, ou celle même d'*eczema simplex*, de telle sorte que l'on pourrait voir, quelquefois sur la même région, des vésicules séreuses à côté de vésicules lactescentes et de vésiculo-pustules.

Quelle que soit la forme qu'il revête, l'eczéma aigu n'est jamais accompagné de troubles généraux tant soit peu prononcés que lorsque l'éruption est très étendue. Quand il a persisté quelque temps et surtout chez les individus à peau brune, sèche, à tissu cellulaire serré, l'eczéma aigu peut laisser après lui des empreintes qui accusent une véritable lésion de l'appareil chromatogène et qui peuvent ne jamais disparaître.

§ 2. — Eczéma chronique.

L'eczéma se présente sous ce type après avoir passé le plus souvent par la forme d'*eczema rubrum* ou d'*eczema impetiginodes*, et il constitue une maladie, souvent rebelle, mais très importante à étudier sous les diverses formes qu'elle peut revêtir. En effet, l'*eczema chronique* peut se présenter sous trois aspects bien distincts.

Dans le premier cas, le caractère principal de la maladie est une sécrétion incessante, quelquefois d'une abondance extrême. Soit que l'eczéma chronique consiste dans une succession infinie d'éruptions plus ou moins rapprochées, soit surtout qu'il existe à l'état permanent, la peau est incessamment baignée par une sérosité assez abondante pour obliger le malade à changer souvent les linges dont il se sert : les surfaces semblent macérées par ce suintement continu, et quand on enlève les linges trempés et salis, on laisse à nu des places rouges, excoriées çà et là, molles, comme spongieuses et portant l'empreinte de la toile qui les recouvrait. Cette sérosité est fournie par des vésicules nouvelles qui se reforment incessamment; mais, si l'on examine attentivement, surtout à la loupe, une plaque d'eczéma chronique suintant, on voit très distinctement de petits pertuis béants, qui laissent sourdre et s'épancher au dehors des gouttelettes de sérosité limpide. Ces pertuis sont les orifices des canaux sudoripares, mis à nu par ce travail de macération. Cette circonstance explique suffisamment l'abondance de la sécrétion vésiculeuse. Quand cet eczéma siége autour des articulations, il peut donner lieu à des gerçures douloureuses. Les pansements même, faits avec précaution, deviennent la cause de déchirements pénibles, suivis d'écoulements de sang.

Quelquefois les surfaces, plus enflammées, sont baignées par un suintement plus épais, ichoreux, qui, en se concrétant, forme des lamelles larges, plus épaisses aussi, jaunes, molles, peu adhérentes, qui appartiennent à l'*eczéma impétigineux*. Quelque forme qu'elle revête, cette variété de l'eczéma chronique est entretenue par des éruptions successives qui, en se multipliant, s'étendent, peuvent finir par envahir tout le corps, et constituent alors une affection très grave. C'est dans ce cas, en effet, que M. Cazenave a signalé la tendance de l'eczéma à se convertir en *pemphigus*, conversion heureusement rare, car elle est presque toujours un signe très fâcheux.

Dans le second cas, la sécrétion est au contraire très peu abondante ; il semble qu'à mesure de son expansion au dehors, elle se transforme en squames plus sèches, plus minces, plus blanches, plus adhérentes, qui, en tombant, laissent à nu des surfaces rouges, luisantes, peu humides. C'est l'*eczéma squameux*. Sous ce type, il peut se présenter avec deux physionomies bien distinctes : ou la peau semble ne plus former qu'une masse squameuse, composée de molécules blanchâtres, farineuses, qui tombent par le plus léger frottement, il n'y a plus de lamelles distinctes, isolées; ou bien elle est unie, sèche, sans aucune trace de suintement; c'est une surface d'un rouge poli, luisant, qui se fendille par portions plus ou moins larges, dont les bords externes se soulèvent et forment des squames blanchâtres, annulaires, adhérentes au centre; ces squames se détachent de plus en plus et tombent sans que l'on puisse apprécier aucune trace de suintement. Ces deux aspects de l'eczéma chronique sont très curieux à étudier et très fréquents d'ailleurs, surtout le dernier.

Dans le troisième cas, enfin, il n'y a plus de trace ni de la sécrétion séreuse, ni de la sécrétion épidermique; il semble que la peau, épuisée, ait perdu toute faculté de produire ces résultats de l'inflammation. Cet eczéma siége de préférence aux jambes, où il se présente avec une physionomie vraiment remarquable : on ne voit plus ni suintement, ni squames; la peau, tendue, lisse, luisante, amincie, semble constituer un tissu cicatriciel, et l'on peut facilement croire à une guérison apparente. Cependant l'eczéma persiste sous cette forme équivoque et il se révèle par des poussées rares, mais caractéristiques. Ces poussées peuvent être accompagnées d'assez d'inflammation pour que la peau, légèrement écaillée, laisse percevoir l'existence accidentelle de quelques squames minces, transparentes, décolorées. A cet état, il serait très difficile de reconnaître l'eczéma, s'il ne se trahissait pas par quelques petites poussées vésiculeuses aux confins de l'éruption.

L'*eczéma chronique* est accompagné d'un prurit qui varie depuis le sentiment d'un fourmillement léger jusqu'à la sensation d'une démangeaison ardente qui tourmente et exaspère le malade. Ce prurit semble accuser la part que l'élément nerveux a prise secondairement à l'inflammation; il est augmenté, d'ailleurs, par l'usage de certains aliments, du café, des spiritueux, par toutes les émotions morales, par la chaleur rayonnante du foyer, par le contact des vêtements de laine, par les variations atmosphériques, etc. Chez certains sujets il est presque nul.

L'*eczéma chronique* est une maladie qui dure ordinairement très longtemps; quand il a disparu, ou sous l'influence d'un traitement approprié, ou spontanément, il laisse après lui une empreinte brunâtre très persistante, qui ne s'efface quelquefois jamais.

Selon que l'eczéma se montre à certains siéges, il a paru présenter des caractères particuliers dont on s'est servi pour admettre plusieurs variétés qui sont loin d'avoir toutes une valeur réelle; quelques unes offrent cependant un véritable intérêt : nous allons les indiquer sommairement.

§ 3. — Eczéma du cuir chevelu.

De toutes les variétés de siége, l'eczéma du cuir chevelu est celle qui a le plus d'importance, parce qu'elle a été longtemps confondue dans le type mal défini des *teignes*.

Au cuir chevelu, l'eczéma peut se présenter sous deux formes bien distinctes. Dans la première, que l'on pourrait appeler *eczéma humide*, l'éruption a pour caractère principal une sécrétion souvent assez abondante pour mouiller les cheveux. Elle débute par un peu de rougeur, de chaleur, par un prurit léger. Puis, sur les points malades, on voit apparaître des vésicules très éphémères, qui passent souvent inaperçues et qui donnent lieu à un suintement plus ou moins considérable, entretenu par de nouvelles poussées vésiculeuses. Le liquide épanché se concrète et forme des lamelles molles, jaunâtres, peu adhérentes, qui recouvrent des surfaces suintantes, excoriées. Cette forme siége surtout autour des oreilles, à la nuque. Elle peut envahir tout le cuir chevelu.

La seconde, qui est une variété de l'*eczéma squameux*, est caractérisée par un état de sécheresse remarquable des surfaces malades. Il semble que le suintement, moins abondant d'ailleurs, se change, aussitôt qu'il est épanché, en squames blanchâtres, sèches, quelquefois très largement répandues sur le cuir chevelu et dans les cheveux; dans d'autres cas, se présentant sous la forme de petits étuis, d'un blanc particulier, enroulés autour d'un petit bouquet de cheveux. C'est la forme qu'Alibert avait décrite sous le nom de *teigne amiantacée*, forme très tenace et aussi très rare. A l'état squameux, l'eczéma du cuir chevelu pourrait n'être pas facile à reconnaître, si l'on ne trouvait pas aux environs de l'éruption des vésicules, et si les squames ne recouvraient pas des surfaces rouges, toujours un peu humides.

§ 4. — Eczéma des oreilles.

L'eczéma fixé exclusivement aux oreilles se présente avec des caractères, avec des symptômes particuliers qui en font une variété intéressante.

Nous ne parlons pas des cas où l'eczéma est constitué par une éruption vésiculeuse qui suit ses phases régulières d'accroissement et de décroissement, qui dure de trois à six septénaires, et qui disparaît sans laisser de traces; ces faits rentrent dans l'histoire de l'eczéma en général. Mais la variété qui nous occupe peut se présenter à deux états très curieux à étudier: l'un, au point de vue de la forme; l'autre, sous le rapport de la gravité.

Quand l'eczéma de l'oreille est très aigu, il se présente d'abord avec tous les caractères de l'eczéma impétigineux: puis l'oreille, rouge, comme érysipélateuse, ne tarde pas à devenir le siége d'un gonflement qui augmente à chaque poussée de l'éruption; l'hypertrophie peut devenir telle, que les reliefs et les dépressions de l'oreille disparaissent; celle-ci est rendue luisante, quelquefois violacée, et l'eczéma offre alors une analogie apparente avec l'*éléphantiasis des Arabes*. Dans cette forme, on remarque la diminution progressive du calibre du cornet acoustique, sa disparition complète même, quand l'hypertrophie est considérable.

L'orifice externe du conduit se présente sous forme d'un pertuis capillaire, et la surdité peut venir compliquer l'inflammation eczémateuse.

Mais ce sérieux accident est surtout remarquable dans un certain état chronique de l'eczéma des oreilles, sur lequel nous devons appeler d'autant plus l'attention qu'il n'a pas encore été décrit : soit que l'eczéma ait occupé primitivement la face postérieure de l'oreille, le sillon qui la sépare de l'apophyse mastoïde; soit qu'il ait apparu au pourtour de la conque, à l'hélix, il peut envahir successivement tout l'organe et pénétrer dans le conduit auditif. La maladie est entretenue par des poussées incessantes, et comme elle est accompagnée d'un prurit souvent insupportable, il arrive que les malades, cédant aux démangeaisons, introduisent dans l'oreille des corps pointus, des épingles, dans le but de calmer le prurit et de retirer les matières que contient le cornet acoustique. Mais, par ces manœuvres réitérées, ils ne font qu'exaspérer le prurit et provoquer une irritation qui augmente la sécrétion eczémateuse, et par suite l'obstruction du conduit.

Cette forme peut durer indéfiniment, et l'on conçoit que, sous la double influence du gonflement de l'oreille, gonflement qui a pour résultat de rétrécir le diamètre du cornet acoustique, et de la sécrétion incessante de matières qui se concrètent et obstruent le conduit, on conçoit, disons-nous, que les fonctions de l'ouïe peuvent se trouver altérées, paralysées même, et qu'il en résulte une surdité plus ou moins complète. Le plus souvent cette surdité n'est que temporaire; elle cesse avec la maladie. Mais, dans quelques cas, heureusement très rares, elle persiste après que toute trace de l'éruption a disparu; elle est permanente. Cette fatale terminaison reconnaît pour cause des altérations matérielles survenues dans les parties qui, par leur action physiologique, concourent à l'accomplissement des fonctions de l'ouïe.

§ 5. — Eczéma du mamelon, des paupières, du scrotum, de la vulve, etc.

L'eczéma semble avoir une grande tendance à se montrer sur les points qui servent de limite intermédiaire à la peau et aux muqueuses. Ainsi, il n'est pas rare de l'observer aux *narines*, où il peut s'étendre sur la pituitaire ; aux *lèvres*, où il détermine un froncement et une tension désagréables ; à la *vulve*, à l'*anus*, où il est caractérisé par un prurit, souvent des plus intenses ; aux *paupières*, où il devient une cause de gêne très incommode, où il peut déterminer le gonflement, la rougeur de l'œil, la tuméfaction des paupières, et même sur la conjonctive de petites excoriations succédant à des vésicules éphémères. L'eczéma affecte assez souvent le *scrotum*, d'où il s'étend aux cuisses ; il est enfin assez fréquent aux *mamelons*, et sous cette forme, que l'on rencontre surtout chez les nourrices, il détermine des gerçures douloureuses ; il peut se compliquer d'une irritation symptomatique des ganglions ; il est toujours très rebelle.

Causes. — L'eczéma peut se développer sous l'influence de causes externes. Ainsi il n'est pas rare de le voir déterminé par l'action des rayons solaires, chez les terrassiers, par exemple ; il est surtout très fréquemment produit par le contact de topiques irritants, de certaines frictions avec l'huile de laurier, de croton tiglium, avec des pommades alcalines, avec des graisses jaunes ou rancies, après l'emploi de lotions mercurielles. C'est un eczéma que déterminaient les charlatans qui vendaient des pommades excitantes pour *faire sortir la gale*, disaient-ils ; c'est bien probablement un eczéma aussi que l'on voit survenir dans certains cas après l'usage du mercure, et que l'on a cru devoir décrire sous le nom d'*hydrargyrie*.

L'eczéma peut encore être produit par le maniement habituel de substances pulvérulentes, comme il arrive chez les quincailliers, les épiciers, les affineurs de métaux, etc.

Enfin il se développe sous l'influence du simple contact d'un vêtement de laine, du séjour prolongé dans une certaine région de matières sébacées.

Le plus souvent l'eczéma accuse le retentissement, l'expression sympathique à la peau d'un état général, médiat et plus ou moins grave. Ainsi il est très fréquemment lié à des troubles des fonctions digestives; il coïncide ou alterne avec des maladies avec hypersécrétion, avec les affections catarrhales, avec une gastro-entérite chronique; quelquefois il les continue ou les remplace. Il peut alterner aussi avec une maladie rhumatismale, avec des accidents névralgiques. M. Cazenave l'a observé une fois comme la crise, heureuse autant que rare, de l'épilepsie.

Le développement de l'eczéma est favorisé par les émotions morales; par certaines saisons, principalement en été; par l'âge, il frappe de préférence les adultes; par certaines prédispositions individuelles; il se développe particulièrement chez les sujets à peau fine, délicate. L'eczéma n'est jamais contagieux: il tient souvent à une idiosyncrasie constitutionnelle; à ce titre, il peut être héréditaire.

Diagnostic. — A l'état vésiculeux l'eczéma aigu pourrait être confondu avec l'*herpès*, avec la *miliaire*, avec la *gale*. Pour le séparer de l'herpès, il faut se rappeler que dans ce dernier les vésicules sont groupées sur des surfaces toujours bien limitées; qu'elles sont globuleuses, plus grosses, comme perlées. On distinguera l'eczéma de la *miliaire* en se souvenant que celle-ci est une maladie générale, une fièvre éruptive, accompagnée de symptômes généraux souvent graves; que les vésicules sont disséminées, éparses, tandis que dans l'eczéma elles sont agglomérées, confluentes même. Il peut être quelquefois plus difficile, il est toujours très important de séparer l'eczéma de la *gale*, maladie contagieuse et qui, pour ce motif, a une gravité relative dont il faut tenir un compte sévère. En comparant les deux maladies, on voit que dans l'eczéma les vésicules, si peu nombreuses qu'elles puissent être, sont toujours agglomérées, aplaties, reposant sur une surface plus moins rouge; que dans la gale, au contraire, elles sont disséminées, discrètes, saillantes, sans aréole enflammée; on voit enfin que les vésicules de la gale affectent certains siéges de prédilection : les espaces interdigitaux, les poignets, le ventre; que surtout elles sont accompagnées d'un phénomène que l'on n'observe jamais dans l'eczéma : c'est l'existence des *sillons*, qui accusent la présence de l'acarus. La comparaison de ces caractères différentiels permettra toujours d'éviter une erreur qui pourrait avoir de fâcheuses conséquences.

L'*eczema impetiginodes* pourra-t-il être confondu avec l'*impétigo*, soit à l'état vésiculo-pustuleux, soit à l'état de squames croûteuses? Mais dans l'eczéma, si impétigineux qu'il soit, la lésion élémentaire est toujours une vésicule qui se trouble plus ou moins vite, qui devient séro-purulente; tandis que l'*impetigo* débute tout d'abord et d'emblée par de véritables collections purulentes, par des pustules; mais les squames de l'eczéma, si épaisses, si jaunes qu'elles soient, ne ressemblent pas aux croûtes étagées, irrégulières, comme ambrées ou verdâtres de l'*impétigo;* mais, dans l'eczéma, les squames sont renouvelées par des poussées vésiculeuses incessantes et distinctes, tandis que dans l'impétigo les croûtes se reforment par un suintement continu.

L'*eczéma chronique* pourrait être confondu surtout avec le *lichen agrius*. Dans ce dernier, en effet, les surfaces malades peuvent être largement répandues comme dans l'eczéma, et présenter à la fois du suintement, des squames et quelquefois des croûtes. Malgré cette analogie d'aspect, il existe des caractères distinctifs qui, bien appréciés, peuvent empêcher toute erreur. Dans le *lichen* le suintement n'existe que par points bien isolés; il accuse le déchirement partiel des papules; il n'est jamais assez abondant pour baigner les parties malades : dans l'eczéma le suintement est général sur les surfaces enflammées, qui sont humides, mouillées dans toute leur étendue; il peut avoir une abondance excessive. Dans le *lichen* les squames sont plus petites, plus sèches que dans l'eczéma ; c'est quelquefois un simple état farineux ; les croûtes, au contraire, sont plus épaisses, plus jaunes, plus adhérentes que celles de l'affection vésiculeuse. En écrivant l'histoire du lichen, nous verrons qu'il est toujours, et surtout à l'état de *lichen agrius*, caractérisé par un état rugueux de la peau, qui est comme épaissie, chagrinée, qui permet d'ailleurs de retrouver aux confins de l'éruption des papules ; et ces caractères suffiraient à eux seuls pour séparer le lichen de l'eczéma, dont les plaques sont unies, lisses, et offrent à leurs limites des débris de vésicules ou des vésicules bien distinctes.

A l'état squameux, l'eczéma chronique peut-il en imposer pour un *psoriasis?* Mais les squames de ce dernier sont des produits épidermiques, des écailles blanches, sèches, dures, chatoyantes, qui ne sauraient ressembler aux lamelles molles, ternes, jaunâtres de l'eczéma ; mais si, dans le *psoriasis*, les squames recouvrent des surfaces rouges, elles sont saillantes, comme papuleuses, sèches, tandis que celles de l'eczéma sont unies, humides, suintantes.

A l'état humide, l'eczéma du cuir chevelu est toujours facile à reconnaître, car on ne pourrait en aucun cas le confondre avec l'*impétigo ;* il n'en est pas de même à l'état squameux. Sous cette forme, il pourrait être confondu avec les affections squameuses, le *psoriasis*, la *lèpre vulgaire*, le *pityriasis*. Pour les deux premières, il faut rappeler la différence qui, au point de vue de la squame, les séparent de l'eczéma, et, après avoir ajouté pour la *lèpre*, sa forme ronde, il faut aussi rappeler encore qu'au cuir chevelu le *psoriasis* et la *lèpre* ne sont jamais accompagnés d'humidité, tandis que les squames de l'eczéma recouvrent toujours des surfaces rouges et suintantes. Ces caractères sont aussi ceux qui séparent l'eczéma du *pityriasis*, et en décrivant l'histoire de cette dernière maladie, nous compléterons ce point important de diagnostic en insistant sur le flux farineux, incessant, et sur l'alopécie qui caractérisent si bien le *pityriasis* et le séparent si complétement de l'eczéma, où la lamelle tombée laisse à nu une surface humide.

PRONOSTIC. — L'eczéma aigu est le plus souvent une affection légère; très exceptionnellement, il pourrait être grave, s'il était général; enfin, il emprunte une certaine gravité relative à cette circonstance qu'il a une tendance assez facile à passer à l'état chronique, quand surtout il trouve des conditions individuelles favorables. A l'état chronique, la persistance souvent illimitée de l'éruption, le caractère d'habitude qu'elle peut prendre, font de l'eczéma une maladie qui n'est pas sans inconvénients, sinon sans gravité. Le pronostic varie d'ailleurs selon la cause qui a produit ou qui entretient l'affection cutanée; selon les complications qui peuvent venir la traverser; il est toujours grave, très grave quand l'eczéma se transforme en *pemphigus*, car cette conversion, heureusement rare, est presque fatalement mortelle.

D'un autre côté, l'eczéma a paru, dans certains cas, survenir comme une crise heureuse d'une maladie générale grave, de l'épilepsie, par exemple. Mais les faits de ce genre ne sont pas communs. Quant à ce que l'on a dit de la répercussion possible de l'eczéma et de ses dangers, l'observation et l'expérience ne permettent pas d'admettre une opinion qui ne repose que sur des faits ou mal observés ou mal interprétés. Il peut exister des cas de révulsion naturelle pour l'eczéma comme pour toute autre maladie; mais rien n'autorise à croire que cette affection vésiculeuse, aiguë ou chronique, puisse être répercutée de manière à devenir la cause d'accidents d'une autre nature, qui seraient le résultat de ce phénomène pathologique.

SIÉGE ET NATURE. — La recherche du siége anatomique de l'eczéma a donné lieu à diverses opinions contradictoires. Rose le plaçait dans le réseau de Malpighi, à la face interne du derme; mais la superficialité de l'inflammation eczémateuse est une réfutation suffisante de cette hypothèse. Biett, qui avait compris toute la valeur de l'anatomie pathologique dans les maladies de la peau, a dit que l'eczéma siégeait dans la couche vasculaire d'Eichorn, chargée, comme on sait, de la formation de l'épiderme; mais cette opinion laissait inexpliquée et inexplicable la sécrétion souvent considérable de l'eczéma. M. Rosenbaum, dans ses *Recherches sur la genèse des formes élémentaires de la peau*, a soutenu que cette maladie siégeait dans les follicules sébacés; mais, si l'on se rappelle que ces organes ont pour fonction physiologique de sécréter la matière grasse qui lubrifie la peau et le poil, on ne saurait plus admettre qu'à l'état pathologique, ils sécrètent ce liquide séreux et limpide qui caractérise si énergiquement l'eczéma.

M. Cazenave, aidé des progrès incessants qu'a faits l'anatomie de la peau, a placé le siége de l'eczéma dans l'appareil sudoripare, à l'extrémité des conduits sudorifères. Cette opinion doit être admise comme la sanction pathogénique des principaux phénomènes qui constituent l'eczéma. Par elle sont expliquées, et la superficialité de l'éruption, et la sécrétion séreuse plus ou moins abondante qui l'accompagne, et surtout l'existence de ces petits pertuis qui apparaissent çà et là sur les surfaces enflammées de l'eczéma, et qui ne sont autre chose que les orifices béants des conduits sudorifères mis à nu et excoriés.

On comprend très bien que l'inflammation gagne le réseau vasculaire et détermine, selon son intensité, tous les phénomènes de congestion, de rougeur, de purulence même qui compliquent si souvent l'eczéma; mais le point de départ, le caractère principal de l'eczéma, est une phlegmasie de l'appareil sudoripare.

Traitement. — La recherche et l'appréciation exacte de la cause de l'eczéma ont une grande influence sur le choix du traitement à lui appliquer. Ainsi, l'eczéma aigu, de cause externe, est le plus souvent une affection légère, qui disparaît si l'on éloigne, si l'on fait cesser la cause qui l'a produit. Si les symptômes d'acuité sont un peu marqués, s'il y a de la rougeur, de la congestion; si le malade est un sujet jeune et robuste, on aura recours au traitement antiphlogistique, aux émissions sanguines, aux émollients, à la diète; on conseillera les acides végétaux. Quant aux topiques, dont il faut être très sobre d'ailleurs, ils consisteront dans des cataplasmes de fécule de pomme de terre et d'eau de guimauve : seulement on les appliquera tièdes; on les laissera peu de temps, car ils peuvent avoir l'inconvénient de macérer la peau, de favoriser l'état humide, spongieux, excorié des surfaces malades. On usera, mais avec la même réserve, des lotions émollientes ou légèrement narcotiques, telles qu'une infusion de laitue, de jusquiame, etc. Quand l'acuité est tombée on peut recourir avec avantage aux bains alcalins, aux lotions alcalines. Mais nous devons recommander avec M. Cazenave une grande réserve dans l'emploi des topiques émollients; il faut autant que possible préférer les topiques secs, l'amidon, la farine de riz, d'ailleurs mieux indiqués encore dans l'eczéma chronique.

A l'état chronique, si l'eczéma a peu d'intensité, il cède à l'emploi des moyens déjà indiqués, auxquels on peut ajouter les boissons acidulées, les bains gélatineux, les bains de vapeur, utiles surtout dans les formes d'*eczéma squameux*. Mais c'est surtout dans l'eczéma chronique qu'il faut rechercher la cause souvent lointaine qui entretient la maladie et la rend rebelle à tous les moyens. Si l'on reconnaît que l'éruption est sous la dépendance de troubles du côté des voies digestives, on aura recours aux purgatifs, administrés sagement; aux pilules de Plummer, à l'eau de Pullna, au calomel, etc. On conseillera les sulfureux à l'intérieur, les eaux d'Enghien ou de Cauterets, quand l'eczéma est lié à une affection catarrhale. C'est à ce titre aussi qu'on administre l'hyposulfite de soude dans un sirop amer. Si, résistant à toutes les ressources de la thérapeutique ordinaire, l'eczéma est influencé évidemment par cette prédisposition constitutionnelle qui lui donne pour ainsi dire droit de domicile et semble le rendre inexpugnable, alors on s'adressera à des modificateurs généraux plus ou moins énergiques : aux sudorifiques, aux antimoniaux, à l'hydrochlorate de chaux, que M. Cazenave emploie ainsi :

Pr. Hydrochlorate de chaux cristallisé.. 8 à 15 grammes.
Eau distillée.................... 500 —

F. s. a.

En prendre deux ou trois fois, par jour, une cuillerée à bouche dans une tasse d'une infusion amère sucrée. On aura enfin recours aux préparations arsenicales, à l'aide desquelles M. Cazenave a souvent obtenu des résultats inespérés. Il préfère généralement la solution de Pearson, qu'il administre à la dose de 1 à 4 grammes par jour dans un sirop amer ou sudorifique.

Les topiques semblent un peu plus indiqués ici que dans la forme aiguë, et cependant l'expérience a démontré qu'ils ne sont utiles qu'à la condition d'être peu actifs, sinon complétement inertes. M. Cazenave s'abstient des pommades, qui ne font qu'irriter les parties malades. Quand les surfaces sont sèches, squameuses, il faut conseiller les bains alcalins, les bains de vapeur et mieux encore les douches de vapeur aqueuse; les bains et les douches ne doivent jamais dépasser 30 à 32° R., ni durer plus de dix minutes. Quand l'eczéma est très suintant, M. Cazenave a obtenu de bons effets en faisant recouvrir les surfaces d'un linge fin, recouvert lui-même de taffetas gommé; le soir, il fait saupoudrer les mêmes surfaces avec de l'amidon sec.

Dans l'eczéma du cuir chevelu à l'état sec, il peut être utile de faire quelques onctions légères avec la pommade suivante (Biett) :

Pr. Turbith minéral.............. 4 grammes.
Soufre sublimé............... 8 —
Cérat de Galien............... 30 —

F. s. a.

On fait le matin des lotions avec un peu d'eau de sureau d'une décoction de racine d'aunée, ou d'une eau légèremen savonneuse.

Si l'eczéma du cuir chevelu était très intense, il pourra

devenir utile de couper les cheveux, pour faciliter, par exemple, l'emploi des topiques. Mais c'est un moyen qui, à ce titre, n'est que rarement indiqué. En aucun cas il ne convient de raser le cuir chevelu.

L'eczéma de l'oreille exige aussi quelques moyens particuliers; à l'état aigu, les injections émollientes ou narcotiques; à l'état chronique, des injections astringentes, savonneuses, des lotions avec la mixture de Gowland, modifiée ainsi qu'il suit par M. Cazenave :

Pr.	Bichlorure de mercure.......	10 centigrammes.
	Chlorure d'ammonium.......	10 —
	Lait d'amandes.............	250 grammes.

F. s. a.

Quand l'eczéma de l'oreille est compliqué d'une hypertrophie rebelle, on emploiera avec avantage les douches de vapeur aqueuse dirigée contre l'oreille. Pour éviter l'oblitération du conduit, on se servira d'un peu d'éponge préparée. Enfin, il pourra être utile d'appliquer, à titre de dérivatif, un vésicatoire au bras ou à la nuque.

Dans aucun cas, la cautérisation ne doit être employée contre l'eczéma; s'il convient, chez les vieillards, chez les individus cachectiques, de toucher des surfaces atoniques avec un caustique léger, avec le nitrate d'argent, celui-ci agit comme modifiant la vitalité des tissus, mais non à titre de caustique proprement dit.

En général, à quelque traitement que l'on ait recours contre l'eczéma chronique, il faut le continuer avec une grande persévérance, condition essentielle du succès.

ARTICLE VI.

PEMPHIGUS.

Synonymie. — φλύκταιναι, πεμφίξ, πομφόλιξ des anciens; *phlyctenæ* de Lorry; *hydroa exanthema bullosum; morbus vesicularis; morbus phlyctenoïdes; affectio scorbutica; febris bullosa; pemphigodes neonatorum.*

Définition. — Sous le terme de *pemphigus*, dérivé de πεμφίξ, *bulle*, on désigne une maladie de la peau très importante, pouvant exister à l'état aigu et à l'état chronique, et constituant sous ces deux types deux formes identiques par leurs symptômes, mais très distinctes par leur gravité. Le *pemphigus* est une inflammation de la peau caractérisée par des bulles d'une grosseur variable, véritables phlyctènes que distend un liquide séreux et limpide d'abord, qui se trouble et peut devenir sanguinolent; ces bulles peuvent se terminer par résolution; le plus souvent elles se déchirent et le liquide épanché forme des squames ou des croûtes très légères qui recouvrent des excoriations superficielles. Le *pemphigus* est entretenu par des éruptions successives qui toutes laissent après elles des empreintes fauves qui persistent pendant quelque temps.

Le *pemphigus* a été bien évidemment connu des anciens qui l'ont signalé plutôt que décrit sous les dénominations de *phlyzacia*, de *phlyctenæ*. C'est sous cette dernière dénomination que Lorry l'a décrit en rapportant à une diathèse scorbutique le πομφοι, pemphigus général ou sénile. Gilibert est le premier qui ait écrit (1) une bonne monographie du pemphigus. Willan, Bateman, Samuel Plumbe, ont nié l'existence du pemphigus aigu; mais les faits nombreux cités par M. Cazenave dans ses leçons cliniques ne permettent plus de révoquer en doute cette forme si curieuse, si fréquente peut-être, de la maladie pemphigoïde. M. Cazenave a décrit aussi le *pemphigus aigu prurigineux* et le *pemphigus chronique foliacé*, matériaux importants à ajouter à ceux qu'avait préparés Gilibert pour l'histoire de plus en plus complète du pemphigus.

Symptômes. — Cette maladie doit être étudiée à deux points de vue principaux, à l'état aigu et à l'état chronique.

§ 1er. — Pemphigus aigu.

Nié par plusieurs auteurs, le pemphigus aigu existe très réellement, et non seulement il se présente avec les carac-

(1) *Monographie du pemphigus ou Traité de la maladie vésiculaire.* Paris, 1813.

tères d'acuité que l'on rencontre dans les autres inflammations du même ordre, dans l'eczéma, l'ecthyma, l'impétigo, mais il peut encore se comporter à la manière des fièvres éruptives, avec un cortége de symptômes généraux propres, une marche et une durée déterminées, etc. Comme inflammation aiguë, le pemphigus se présente sous deux aspects bien tranchés que M. Cazenave a décrits sous les noms de *pemphigus aigu simultané* et de *pemphigus aigu successif* : il faut y ajouter une troisième forme très remarquable que nous avons déjà signalée, le *pemphigus pruriginosus aigu* (1) et l'espèce admise sous le nom de *fièvre vésiculaire*, le *pemphigus spontané fébrile*. Ainsi le pemphigus aigu se divise en quatre variétés distinctes que nous allons décrire successivement.

1° Pemphigus aigu simultané.

Cette forme, type du pemphigus aigu, est annoncée par des symptômes généraux plus ou moins marqués. Ils consistent dans du malaise, de la lassitude, des frissons, de la céphalalgie, dans un mouvement fébrile quelquefois bien marqué. Localement l'éruption est annoncée par de la chaleur, rarement par une douleur sensible, quelquefois par un peu de prurit. Ces prodromes peuvent persister pendant deux ou trois jours. Alors on voit, sur les points qui vont être affectés, apparaître de petites taches rouges qui s'étendent en conservant une forme arrondie ou ovalaire. Le centre de ces taches semble bientôt prendre une teinte opaline; il se soulève et l'on peut reconnaître les bulles qui se caractérisent de plus en plus. Les bulles peuvent d'ailleurs se conduire de différentes manières; ou bien, elles n'occupent que le centre des taches et sont ainsi entourées d'une auréole érythémateuse qui leur sert de base; ou elles occupent toute la plaque enflammée et elles ne sont limitées que par la peau saine; ou enfin le soulèvement bulleux avorte, si l'on peut ainsi dire, et se fait si incomplétement,

(1) *Annales des maladies de la peau et de la syphilis*. Mars 1852.

qu'il est à peine, dans quelques cas, accusé par la teinte opaline de la peau. Mais si l'on passe le doigt sur la tache rouge, on sent une tuméfaction bien appréciable; on perçoit même la sensation d'une fluctuation indécise; et, si l'on dénude le plan par un frottement continu, on provoque l'épanchement d'une petite quantité de sérosité limpide. On comprend très bien ainsi que le volume de la bulle n'est pas toujours en rapport avec l'étendue de la rougeur qui lui sert de base, puisqu'une tache petite, mais complétement envahie, peut se couvrir d'une phlyctène considérable, tandis qu'une surface érythémateuse plus large, mais partiellement bulleuse, peut ne présenter qu'une très petite bulle. . . . .

Les bulles augmentent pendant trois ou quatre jours : elles ont alors atteint leur apogée et elles peuvent se présenter avec d'assez grandes différences dans leur volume individuel. A côté d'une bulle de la grosseur d'un pois, il peut en exister une du diamètre d'une amande et même plus. D'un autre côté, il peut arriver que plusieurs bulles se réunissent, se confondent en une seule et large phlyctène irrégulière qui peut présenter alors le volume d'un œuf d'oie.

Quand les bulles sont complètes, elles commencent à perdre de leur résistance et à s'amollir; il semble qu'elles se vident en partie. En même temps la sérosité qu'elles contiennent se trouble, s'épaissit et semble entraîner la bulle incomplétement distendue : celle-ci, flasque, pendante, prend une teinte opaline, puis jaunâtre; elle se flétrit, se plisse, et alors si le liquide est complétement résorbé, elle s'affaisse tout à fait et est bientôt remplacée par des squames minces, ténues, blanchâtres, qui, en tombant, laissent à nu une tache brune, assez persistante. Cette terminaison est rare, et le plus souvent les bulles se déchirent, se vident au dehors, et, se ratatinant sur elles-mêmes, laissent à découvert des excoriations superficielles quelquefois assez douloureuses. Celles-ci se sèchent et se recouvrent de croûtes brunes, minces, qui se détachent et tombent en laissant des empreintes qui persistent quelquefois assez longtemps.

Le pemphigus aigu simultané dure de un à deux septénaires, rarement plus.

2° Pemphigus aigu successif.

Dans cette forme, le pemphigus est constitué par des éruptions successives qui, individuellement, se comportent comme celle du *pemphigus aigu simultané.* Chacune d'elles a ses prodromes distincts qui consistent dans quelques frissons le soir, dans un petit mouvement fébrile : chacune présente la série de phénomènes que nous venons de décrire, et, comme les bouffées de pemphigus se manifestent le plus souvent sur des points différents, les diverses éruptions peuvent exister à la fois à des états différents aussi ; de telle sorte que, chez le même malade, on peut avoir le pemphigus avec tous les caractères d'accroissement et de décroissement, taches, bulles, excoriations, croûtes et squames.

Dans quelques cas, les diverses éruptions qui composent cette variété du pemphigus se manifestent avec une sorte de régularité, de périodicité même. M. Cazenave en a cité dans ses leçons cliniques plusieurs exemples (1), un entre autres des plus remarquables, qu'il a observé chez un homme atteint d'un pemphigus qui se reproduisait tous les mois par accès, durant de dix à douze jours. Quelquefois aussi, au lieu d'être constitué par plusieurs bulles se développant çà et là, le pemphigus aigu successif ne consiste qu'en une seule bulle qui parcourt ses phases et se reproduit toujours sur le même point. C'est ce que Willan appelait le *pompholix solitarius*. Dans tous les cas, chaque bouffée de cette variété du pemphigus présente des caractères d'acuité bien tranchés.

(1) *Annales des maladies de la peau et de la syphilis.*

3° Pemphigus aigu pruriginosus.

Que le pemphigus aigu se présente à l'état simultané ou sous la forme successive, il peut être caractérisé par un phénomène des plus remarquables qui lui donne une physionomie à part, et qui mérite d'autant plus d'être étudié, qu'il a été jusqu'ici très peu décrit et surtout très peu connu. Ce phénomène est le prurit qui joue un rôle dont il importe de bien apprécier la valeur et qui nous a semblé assez remarquable pour mériter une place à part à cette espèce de pemphigus.

Ainsi, dans quelques cas, qui sont loin d'être rares d'ailleurs, le pemphigus est précédé de démangeaisons locales qui annoncent l'éruption, augmentent et persistent avec elle, s'éteignent à mesure qu'elle diminue. Nous avons observé même des faits de pemphigus qui avaient eu pour point de départ un *érythème papuleux*, par exemple, dont les papules enflammées, siége d'un prurit intense, s'étaient continuées, transformées même en véritables bulles pemphigoïdes.

Peut-on, dans ces cas, regarder le prurit comme une simple complication? A la rigueur, cela serait possible pour le pemphigus aigu simultané; mais quand le pemphigus est successif, et quand chaque poussée est précédée, accompagnée d'un prurit qui naît, se développe et cesse avec elle pour reparaître avec la suivante, et ainsi de suite, tant que dure la maladie pemphigoïde; mais quand on a pu observer le prurit qui avait précédé pendant quelques jours l'éruption bulleuse, coïncider avec elle dans toutes ses phases et lui survivre en suivant une marche décroissante, comme s'il devait être le dernier symptôme de la maladie, de même qu'il en avait été le premier; mais en présence de ces faits, disons-nous, on doit reconnaître que le prurit existe alors, comme un symptôme propre au pemphigus, comme un symptôme qui, bien que ne révélant qu'un lien encore inconnu entre le pemphigus et l'hypéresthésie de la peau, est au moins digne d'intérêt en ce qu'il peut jeter quelque lumière sur l'histoire du pemphigus au point de vue de l'étiologie, du pronostic et aussi du traitement. En effet, et pour ne parler ici que de la cause, le *pemphigus aigu pruriginosus*, semble se développer surtout sous l'influence des émotions morales vives, et l'on comprend dès lors l'existence de l'hypéresthésie comme un accident nerveux pour ainsi dire naturel.

4° Pemphigus spontané fébrile ; fièvre vésiculaire.

Cette forme de pemphigus, décrite par Gilibert, se comporte à la manière des fièvres éruptives, dont elle a la marche, la durée courte et divisée en phases régulières et déterminées. Elle est annoncée par une période d'invasion durant deux ou trois jours, pendant lesquels on observe à un degré plus ou moins intense des phénomènes précurseurs, tels que lassitude, frissons, fièvre, etc. Puis l'éruption se fait spontanément, compliquée, selon Gilibert, d'une affection catarrhale des bronches, de constipation, de troubles de sécrétion, d'angine. Vers le septième ou le huitième jour l'éruption complète entre dans la période de dessiccation et commence à décroître; les symptômes généraux ou concomitants diminuent aussi, et tout est fini en deux septénaires environ. Représenté sous ce type, le pemphigus ne semble plus qu'un épiphénomène d'un état général, toujours grave. M. Cazenave n'a eu que peu de fois occasion d'observer cette variété. Il a cité dans ses leçons un fait que l'on peut considérer comme le type de cette forme, assez mal définie d'ailleurs, dans Gilibert lui-même. Ce fait est celui d'une femme de trente-cinq ans que M. Cazenave avait soignée antérieurement pour un prurigo, et qui, en lavant, s'était laissée tomber dans une mare où elle avait été complétement submergée. Saisie, ou par l'impression subite et violente du froid, ou par la frayeur, ou, ce qui est plus probable, par les deux à la fois, elle fut prise de frissons, de fièvre, et tourmentée pendant trois jours d'une céphalalgie intense, d'une soif vive; puis tout son corps se couvrit de taches d'un rouge ardent qui se convertirent en bulles reposant sur une auréole très enflammée: c'était un *pemphigus spontané fébrile*, qui se compliqua d'accidents adynamiques et auxquels la femme succomba le douzième jour de la maladie.

§ 2. — Pemphigus chronique.

Cette forme, évidemment plus fréquente que le pemphigus aigu, n'est le plus souvent précédée que de symptômes généraux très peu appréciables. Le malade éprouve quelquefois un peu de lassitude, d'abattement, de malaise. Localement l'éruption n'est précédée d'aucun phénomène sensible. On voit sur différents points de la surface du corps apparaître un nombre variable de taches rouges, qui s'étendent, se soulèvent à leur centre et forment des bulles d'abord grosses comme une noisette, qui augmentent de volume et peuvent, en trente-six ou quarante-huit heures, acquérir les dimensions d'un œuf de poule. Leur grosseur moyenne est celle d'une noix. Ces bulles sont de bonne heure mollasses, comme flétries; elles sont à peine distendues par une sérosité citrine, quelquefois sanguinolente dès le début. De bonne heure aussi, elles se déchirent comme macérées par le liquide qui se précipite à la partie déclive: alors l'épiderme affaissé sur lui-même, se plisse, se roule, et adhérant encore par un point, laisse à découvert une partie de la surface excoriée qu'il recouvrait; quelquefois il est enlevé complétement et laisse à nu des plaques rouges, douloureuses, saignantes, autour desquelles la peau est comme froncée, et dont la circonférence, en se séchant, se couvre d'une desquamation légère. Les bulles, qui ne se sont pas rompues, s'affaissent vers le quatrième jour de leur durée individuelle; le liquide qu'elles contenaient se trouble, devient sanguinolent; l'épiderme terni, opaque, se plisse, se flétrit et se change enfin en une espèce de croûte aplatie, mince, peu adhérente, dont la couleur brunâtre rappelle la nature du liquide en partie résorbé. Les excoriations qui succèdent à la destruction des bulles sèchent le plus souvent assez promptement et sont remplacées par des empreintes livides ; quelquefois, au contraire, elles deviennent atoniques et peuvent persister pendant un temps infini.

Le pemphigus chronique peut se comporter de deux manières. Ou bien, il est entretenu par des poussées successives avec quelques rémissions plus ou moins marquées. De nouvelles éruptions se forment sur d'autres points ou sur ceux qu'a déjà occupés la maladie; et, dans le premier cas, celle-ci peut se présenter avec tous les phénomènes qui caractérisent le pemphigus à tous ses états. Ces poussées successives peuvent même revêtir un caractère d'acuité, bien que peu prononcé d'ailleurs; alors elles durent indéfiniment et elles présentent cela de remarquable que, revenant par accès en général légers, ceux-ci peuvent, à de certains moments, affecter une intensité beaucoup plus grande, et alors ils sont constitués par une éruption de bulles considérables, irrégulières, quelquefois véritablement énormes.

Le pemphigus chronique successif est accompagné ordinairement de constipation, de fièvre même, mais il est remarquable qu'en général la santé semble ne ressentir aucune atteinte sérieuse.

Ou bien, enfin, le pemphigus chronique existe à l'état permanent et continu, forme qui, le plus souvent, succède à celle du pemphigus successif. L'éruption s'étend sans cesse et revêt enfin un caractère de généralité qui en fait toujours une affection grave. Les bulles sont confluentes, et quelquefois elles se forment avec une telle rapidité, qu'il semble qu'il n'y a plus de place pour qu'elles parcourent toutes leurs phases, et qu'à peine formées elles se déchirent pour être remplacées bientôt par d'autres bulles qui se comportent de même. Toutes les pellicules qui les remplacent, détachées en partie, forment alors des squames minces que, pour la couleur et la consistance, M. Cazenave a comparées à des pelures de pâtisserie feuilletée qui, répandues sur de larges surfaces libres et flottantes par une partie de leur circonférence, impriment à la maladie une physionomie toute particulière, des plus remarquables, que M. Cazenave a parfaitement spécifiée par la dénomination de *pemphigus foliacé* qu'il lui a donnée. Parvenu à cet état, le pemphigus chronique exhale une odeur fétide, nauséabonde; il peut se compliquer d'accidents graves : du renversement des paupières, altérées par des éruptions incessantes et réduites à l'immobilité ; d'une irritation vive de la conjonctive palpébrale et oculaire, mais surtout d'hydropisie, d'œdème et d'une diarrhée qui épuise le malade; aussi est-ce presque fatalement une maladie mortelle.

Tels sont les différents aspects sous lesquels se présente le pemphigus, soit à l'état aigu, soit à l'état chronique. Quelques auteurs ont cité des exemples qui tendraient à faire considérer, dans certains cas, le pemphigus comme une maladie épidémique : c'est ainsi qu'ils ont admis le *pemphigus typhoïde*, le *pemphigus helveticus*, le *pemphigus castrensis*, etc. Mais il est permis de croire que ces formes complexes n'avaient de rapport avec le pemphigus que par sa compli cation accidentelle avec certaines maladies épidémiques.

D'un autre côté, plusieurs auteurs ont admis une forme dont la nature n'est pas encore généralement reconnue, qu serait particulière aux enfants nouveau-nés; c'est le *pemphi gus infantilis* de Hufeland, le *pemphigus gangrenosus* d Wyteley-Stokes, le *pemphigus neonatorum* du docteu Krauss, qui a surtout appelé l'attention sur cette maladi par un travail intéressant et curieux, bien qu'il renferm quelques appréciations inexactes. Ce pemphigus, caract risé par une éruption bulleuse, siégeant exclusivement à l plante des pieds ou à la paume des mains, doit être aujou d'hui considéré comme une affection syphilitique, et rei voyé, à ce titre, à l'histoire des syphilides.

Causes. — L'étude des causes générales qui présideraie

au développement du pemphigus, n'a encore conduit qu'à des données peu concluantes : on a bien pu apprécier l'influence des saisons, des conditions hygiéniques, de l'habitude de vivre, des excès ; on a pu, dans certains cas, reconnaître un rapport au moins de coïncidence entre le pemphigus et soit quelque dérangement des fonctions menstruelles, soit une hémoptysie, soit l'habitude de la saignée du bras ; on a pu apprécier l'influence évidente des émotions morales vives, surtout sur le développement du *pemphigus pruriginosus;* mais, nous le répétons, les faits de ce genre ne sauraient encore conduire à aucune donnée absolue. Quant aux causes extérieures directes, leur action semble très limitée, si l'on excepte peut-être l'humidité par le contact habituel et prolongé de l'eau. A ce point de vue, M. Cazenave a réuni un assez grand nombre de faits, qui lui permettent de croire que le froid humide a, au moins comme cause déterminante, une influence réelle, fréquente même, sur le développement du pemphigus. Ainsi, à la consultation de l'hôpital Saint-Louis, nous avons pu constater un certain nombre de fois l'existence du pemphigus limité aux mains et aux bras, chez des garçons marchands de vin, qui avaient habituellement ces parties plongées dans l'eau. Au même titre, le pemphigus a pu se développer aux jambes, chez des individus, des chasseurs, par exemple, qui avaient séjourné longtemps dans l'eau froide.

Le pemphigus peut enfin remplacer ou continuer l'eczéma, et c'est toujours un fait grave que cette transformation.

Diagnostic. — Le pemphigus est caractérisé par un ensemble de phénomènes bien tranchés, qui en rendent le diagnostic facile pour ses différents états. A l'état bulleux, on pourrait le confondre avec le *rupia*, qui est caractérisé aussi par des bulles ; mais celles-ci sont toujours rares, elles ont une marche lente, une durée individuelle plus longue ; elles sont remplacées par des croûtes épaisses, noirâtres, proéminentes, qui recouvrent de véritables ulcérations ;

ces signes suffisent pour les séparer de celles du pemphigus.

Le *zona* peut offrir quelquefois des vésicules volumineuses, qui pourraient en imposer pour de petites bulles de pemphigus. Mais outre que dans le *zona* il y a toujours de véritables vésicules bien appréciables, les plaques de cette variété de l'herpès sont disposées en demi-ceinture, et sont le siége de douleurs névralgiques très vives ; et ces caractères, qui n'existent jamais dans le pemphigus, doivent rendre toute erreur difficile, sinon impossible.

Serait-on tenté de confondre les bulles du pemphigus avec les soulèvements comme bulleux que l'on observe quelquefois dans l'*ecthyma;* mais ces soulèvements sont tout d'abord purulents, ce qui suffirait à les faire distinguer des bulles pemphigoïdes, si elles ne s'en séparaient encore par les croûtes épaisses, noires, adhérentes, et par les exulcérations qui les remplacent.

L'*érysipèle bulleux* emprunte à ses surfaces érythémateuses, largement répandues, un caractère propre, qui devra toujours empêcher de le prendre pour un pemphigus.

A l'état croûteux, si l'on peut dire ainsi, le pemphigus pourrait être confondu avec un *eczéma chronique*, et l'erreur serait d'autant plus facile que l'eczéma occuperait tout un membre. Cependant, même sous cette forme squameuse et suintante à la fois qui pourrait le plus prêter à l'erreur, l'eczéma offre des caractères particuliers qui doivent le séparer du pemphigus. Ses lamelles humides, molles, jaunâtres, un peu rugueuses, reposant sur des surfaces suintantes, comme spongieuses, semées de points excoriés, et de ces petits pertuis béants par où l'on voit sourdre des gouttes de sérosité limpide ; ses lamelles ne ressemblent point aux pellicules épidermiques du pemphigus, unies, lisses, blanchâtres, semblables à des pelures de pâtisserie feuilletée, repliées sur des surfaces excoriées, rouges, sans suintement continu. Si d'ailleurs le doute pouvait subsister encore malgré ces signes différentiels, toute hésitation devrait disparaître devant la production soit de vésicules, soit de bulles, dans l'un ou dans l'autre cas.

On ne saurait confondre les croûtes minces, jaunâtres, qui existent quelquefois dans le pemphigus avec les croûtes épaisses, étagées, irrégulières, d'un jaune ambré de l'*impetigo.*

Pronostic. — Le *pemphigus* est, en général, une maladie fâcheuse. Cependant, à l'état aigu et surtout sous la forme prurigineuse, il se termine le plus souvent d'une manière heureuse; il ne devient grave que par ses récidives; il ne l'est absolument que sous le type de pemphigus spontané fébrile (*fièvre vésiculaire*). A l'état chronique, le pronostic toujours fâcheux, le devient d'autant plus que la maladie est plus ancienne, plus étendue : ainsi le *pemphigus foliacé* est toujours mortel; il s'aggrave encore de toutes les causes de détérioration qui peuvent assaillir l'économie, telles que la misère, les excès, la vieillesse. On a cru remarquer que le pemphigus apparaissait quelquefois comme crise heureuse de certaines maladies graves, de la péripneumonie, de la fièvre maligne; mais si de tels faits existent, ils ne prouvent rien contre la gravité générale du pemphigus.

Siége et nature. — Le pemphigus peut se développer sur toutes les parties du corps; cependant quand il est limité à certains siéges, il se montre de préférence aux mains, aux bras, et surtout aux membres inférieurs. Au point de vue des lésions anatomiques, l'existence de bulles jusque dans l'œsophage et la muqueuse gastro-intestinale a pu être révoquée en doute. Cependant on a pu en trouver exceptionnellement. Nous-même, nous avons observé, à l'hôpital Saint-Louis, dans le service de M. Cazenave, à l'autopsie d'une femme atteinte de *pemphigus chronique*, des bulles parfaitement développées dans l'estomac, au niveau de la petite courbure de ce viscère et à gauche du cardia. Ces bulles contenaient un liquide semblable à du sérum et d'une couleur grisâtre. On a presque toujours constaté un état décoloré des muqueuses, des épanchements séreux plus ou moins considérables; mais le phénomène le plus curieux qui ait été signalé, par les autopsies, est cette dégénérescence particulière du foie que l'on a spécifiée sous le nom de *foie gras*. Ce phénomène constant est-il un résultat de la maladie? tient-il à sa nature? On ne peut répondre à ces questions que par des hypothèses qui n'apporteraient aucune solution positive au problème de la cause première, intime du pemphigus.

On peut dire cependant que cette curieuse maladie semble appartenir à cette classe d'affections cutanées qui sont, à la peau, comme l'expression fluxionnaire d'un état général : ce serait alors une véritable fluxion séreuse, et, s'il était permis de hasarder sur sa nature une opinion qui en déterminât la valeur au point de vue de la pathologie générale, nous dirions, après M. Cazenave, que le pemphigus peut être considéré comme une hydropisie de la peau.

Traitement. — Le pemphigus aigu ne réclame en général que l'emploi de quelques moyens simples, de la diète, du repos, de boissons délayantes; quand l'inflammation est vive, que le sujet est jeune, vigoureux, on a recours aux émissions sanguines, aux laxatifs répétés.

Si l'on a affaire à un *pemphigus aigu pruriginosus*, on emploiera utilement les antispasmodiques. M. Cazenave conseille alors, soir et matin, une des pilules suivantes :

Pr. Extrait d'aconit................ 1 gramme.
Extrait de taraxacum............ 3 —

F. s. a.
Pour 40 pilules.

Le pemphigus chronique ne peut être heureusement modifié par ces moyens seuls. Il faut conseiller les boissons acidulées ; mais il importe surtout de relever la constitution du malade par l'emploi de moyens appropriés. Biett avait une grande confiance dans le traitement tonique, et cette confiance était justifiée par d'heureux résultats. En suivant cette indication, on conseillera les ferrugineux, la limonade vineuse, l'eau de Passy, une décoction de quinquina, avec addition de un à deux grammes d'acide sulfurique par litre. M. Cazenave a souvent conseillé avec succès l'usage du café de glands. Le traitement tonique ne doit pas être considéré seulement comme une ressource utile dans les cas de pemphigus chez des personnes affaiblies par l'âge ou toute autre cause débilitante ; il doit être conseillé toutes les fois que le pemphigus chronique existe, même chez des sujets jeunes et vigoureux, ce qui est rare d'ailleurs.

Quant aux topiques, dont l'emploi est sollicité pour ainsi dire par une maladie, cause de tant de gêne et de douleurs pour les malades, ils doivent n'être employés qu'avec une extrême réserve. Les bains ont pour effet de macérer la peau, de favoriser le déchirement des bulles ; ils doivent être généralement proscrits.

Dans quelques cas toutefois, surtout quand le pemphigus est peu étendu, peu ancien, on conseillera avec avantage les bains amidonnés. Les pommades ne donnent pas de bons résultats en général ; cependant quand le pemphigus est limité à un certain point, quand il donne lieu à des excoriations très douloureuses, on peut les panser avec un peu de la pommade suivante :

Pr. Tannin	....	2 grammes.
Axonge	....	30 —
Eau	....	q. s.

F. s. a.

Mais de tous les topiques, celui qui convient le mieux dans le traitement externe du pemphigus, c'est sans contredit la poudre d'amidon sec, à laquelle on peut ajouter de la poudre de tan, dans la proportion d'une partie pour huit parties d'amidon. On saupoudre tous les points affectés, quelle que soit l'étendue de l'éruption, et l'application de ce topique a pour effet de calmer les douleurs qui tourmentent le malade, et d'absorber en même temps le suintement qui baigne la surface de la peau. Dans des cas de pemphigus général, l'emploi de ce topique procure aux malades un sentiment de fraîcheur si salutaire, qu'il a pu contribuer à amener une amélioration notable.

Dans tous les cas, le traitement du pemphigus chronique doit être continué avec une grande persévérance.

ARTICLE VII.

IMPÉTIGO.

Synonymie. — *Meliceria* des anciens ; *dartre crustacée flavescente*, *teigne granulée*, *mélitagre* d'Alibert.

Définition. — L'*impétigo* est une inflammation de la peau caractérisée par des pustules petites (*psydraciées*), confluentes, superficielles, aplaties, distendues par un liquide purulent qui forme, en se desséchant, des croûtes épaisses, étagées, irrégulières, jaunâtres ou verdâtres, molles, comme déposées sur la surface de la peau ; par un suintement plus ou moins abondant qui donne lieu à de nouvelles croûtes sans l'apparition de pustules nouvelles ; par des empreintes brunâtres qui peuvent persister longtemps.

Division et symptômes. — Tout d'abord on doit étudier l'impétigo au double point de vue, et de l'état aigu, et de l'état chronique. Willan et Biett avaient admis des variétés de forme, telles que l'*impetigo sparsa* et l'*impetigo figurata*, qui ne peuvent plus avoir pour nous l'importance et la signification qu'elles avaient, bien que la dernière offre des caractères vraiment curieux qui méritent dans certains cas une description particulière, presque un cadre distinct. On avait admis aussi des variétés de nature, l'*impetigo scabida*, qui rentre dans l'histoire de l'impétigo chronique, et l'*impetigo rodens*, que M. Cazenave a rattaché au type *lupus* dont il est une variété des plus curieuses.

D'un autre côté, Willan et Biett ont décrit une forme très intéressante, probablement complexe, à laquelle ils ont donné le nom d'*impetigo larvalis*. Cette espèce est formée en grande partie des *achores*, qui, comme nous le verrons, n'ont pas pour lésion élémentaire la pustule impétigineuse, mais qui, par leur nature, tiennent si essentiellement à l'impétigo, que, malgré des différences graphiques importantes, nous avons cru devoir les maintenir dans le genre *impetigo* dont ils constitueront ainsi une des variétés les plus importantes sous le titre d'*impetigo larvalis*, que nous conservons.

Enfin, Alibert a décrit sous le nom de *teigne granulée* une variété de l'*impetigo* étudiée par Biett sous la dénomination d'*impetigo granulata*, que nous décrirons avec M. Cazenave sous celle d'*impétigo du cuir chevelu.*

§ 1er. — Impétigo aigu.

Le plus souvent le développement de l'impétigo aigu est annoncé par des symptômes généraux peu marqués, par un peu de céphalalgie, de malaise, d'inappétence. Ces prodromes persistent pendant un jour ou deux. Localement, les points qui doivent être affectés sont le siége d'un sentiment de tension, de chaleur; ils se recouvrent bientôt de petites taches rouges, isolées, distinctes, un peu saillantes dès le début, et dont le développement est accompagné quelquefois d'une sensation de douleur vive, lancinante. Ces taches se changent en pustules, dont les plus grosses ne dépassent guère le volume d'un grain de millet, et qui sont complètes en trente-six ou quarante-huit heures. Ces pustules peuvent rester isolées; mais il arrive souvent qu'elles se confondent et qu'elles donnent lieu à des collections purulentes quelquefois assez étendues. Elles sont d'ailleurs superficielles, aplaties, sans résistance; elles s'ouvrent enfin et donnent issue à un liquide melliforme, visqueux, qui se coagule et forme des croûtes tout d'abord d'une teinte jaunâtre, d'une transparence qui offre une certaine analogie avec des débris d'ambre ou avec les larmes du suc gommeux qui découle de certains arbres. Les croûtes peuvent rester isolées; le plus souvent elles se confondent, se réunissent et forment alors des masses inégales, rugueuses, prenant de plus en plus une couleur foncée qui ressemble assez bien à du miel desséché et sali. Elles sont toujours superficielles, comme déposées à la surface de la peau, molles, comme gommeuses. Parvenues à un développement considérable, elles se gercent, se fendent à leur partie la plus sèche et laissent écouler un liquide ichoreux; si elles tombent avant que la maladie soit modifiée, elles laissent à découvert des surfaces rouges, molles, suintantes, d'où l'on voit sourdre incessamment une sécrétion purulente qui donne lieu à la formation de croûtes nouvelles, qui se conduisent comme celles qui les ont précédées, jusqu'à ce que toute trace d'inflammation s'étant peu à peu effacée, et les croûtes diminuant toujours de volume, le suintement cesse, la rougeur des surfaces malades s'éteigne pour ne plus laisser que des empreintes brunes qui peuvent persister pendant un temps plus ou moins long. La maladie se termine ainsi après deux ou trois septénaires; dans quelques cas l'inflammation n'abandonne que progressivement les surfaces qu'elle avait envahies; et alors tant que dure cette période de décroissement, il n'existe plus qu'une exfoliation lamelleuse épidermique qu'on ne distingue pas facilement de celle qui succède à une phlegmasie séreuse, à un eczéma, par exemple.

Dans quelques cas, l'impétigo aigu semble affecter une physionomie qui le rapproche des éruptions à marche fébrile. Il est précédé de céphalalgie, de courbature, de frissons, de fièvre; localement, il est annoncé par une chaleur ardente, par une douleur des plus vives : les phénomènes de congestion consistent dans des plaques très rouges, largement développées, circonstance qui avait fait décrire cette variété par Willan, sous le titre d'*impetigo erysipelatodes*.

§ 2. — Impétigo chronique.

L'*impétigo chronique* peut se présenter à deux états différents : soit qu'il dure indéfiniment, constitué par des bouffées successives d'impétigo aigu ; soit qu'il se perpétue sans discontinuité, entretenu par un suintement incessant que n'accompagne aucun phénomène d'acuité.

Sous la première de ces formes, l'*impétigo* n'offre aucune particularité à noter, puisque chacune des poussées qui le représentent suit la marche que nous venons d'indiquer pour l'impétigo aigu. Ce qu'il importe de signaler, c'est que, sous ce type, l'impétigo semble être entretenu par des écarts de régime.

Sous la seconde forme, l'impétigo n'est plus qu'exceptionnellement caractérisé par des pustules : c'est à peine si l'on en voit de loin en loin quelques unes aux confins de l'éruption ; mais il est entretenu par une sécrétion purulente qui semble avoir pris à la peau droit de domicile, et qui augmente incessamment les croûtes souvent très épaisses dont se recouvrent les surfaces malades : ces croûtes irrégulières, comme étagées, deviennent à leur partie externe de plus en plus sèches, noires, rugueuses, toujours superficielles d'ailleurs et mollasses à la partie qui repose sur la peau ; elles tombent ou sont détachées assez facilement, et se reforment pour acquérir de nouveau un volume vraiment considérable.

Chez les vieillards, chez les individus cachectiques, l'impétigo peut siéger aux membres inférieurs, s'étendre indéfiniment, de manière à encaisser un membre tout entier sous une croûte continue, épaisse, d'un gris verdâtre, inégale, rugueuse, semblable à une écorce d'arbre à laquelle on l'a souvent comparée. Cette croûte se gerce, se fend, se casse et, par les interstices, laisse écouler un liquide purulent, ichoreux, roussâtre, exhalant une odeur nauséabonde, quelquefois fétide. Cette forme, que Willan avait appelée *impetigo scabida*, à cause de son aspect sordide, peut se compliquer d'accidents sérieux, d'œdème, d'anasarque, d'ulcères atoniques ; elle peut déterminer l'altération ou même la chute des ongles ; elle a enfin une durée indéfinie. Du reste, l'impétigo chronique est, en général, très persistant.

§ 3. — Impetigo sparsa et figurata.

Willan a décrit deux variétés de forme, dont la première, l'*impetigo sparsa*, ainsi connu à cause de la disposition irrégulièrement disséminée de ses plaques, n'offre rien de particulier ; la seconde, l'*impetigo figurata*, a pu, dans certains cas, mériter une mention spéciale. Cette variété a pour caractère d'être limitée à un point particulier, et d'y prendre la forme, le figure du lieu où elle a établi son siége. C'est ainsi qu'elle affecte certaines formes bien délimitées, selon qu'elle occupe les sourcils, les paupières, la lèvre supérieure. Sur ce dernier point, elle se présente quelquefois sous la forme de moustaches bien nettement arrêtées. Cette variété est, en général, très rebelle ; elle peut être aussi l'occasion de quelques embarras, si ce n'est de quelques erreurs de diagnostic.

§ 4. — Impetigo larvalis. (*Achores* des anciens ; *tinea faciei* de Frank ; *tinea muciflua* ; *porrigo larvalis* de Bateman ; *achore* d'Alibert ; *gomme*.)

Cette forme, particulière à la première enfance, emprunte à ce caractère une physionomie particulière aussi qui pourrait presque la faire considérer comme une espèce distincte, comme un genre à part. Ainsi, elle est caractérisée par des pustules qui ne sont jamais aussi franchement purulentes que celles de l'*impetigo*, et qui sont tout autre chose que les vésicules séro-purulentes de l'*eczéma impétigineux*. Ces pustules, que l'on a spécifiées sous le nom d'*achores*, sont petites, superficielles, d'un blanc jaunâtre, réunies en groupes, quelquefois confluentes ; elles donnent lieu à la formation de croûtes jaunes ou verdâtres qui, tantôt minces, molles, lamelleuses, tiennent assez bien de celles de l'eczéma impétigineux ; tantôt épaisses, inégales, jaunâtres, ressemblent à celles de l'impétigo. Les achores offrent aussi ce caractère particulier d'être facilement suivies d'exulcérations, quelquefois très largement répandues, très persistantes, mais ne donnant jamais lieu à la formation de cicatrices.

L'*impetigo larvalis* occupe de préférence le cuir chevelu, les oreilles, et surtout la face, qu'il peut envahir tout entière et recouvrir comme le ferait un masque, d'où lui est venu son nom.

L'*impetigo larvalis* peut se présenter à différents états, ou, si l'on veut, à des degrés divers, selon qu'il se présente à un moment plus éloigné de la naissance. Ainsi, il est d'autant moins impétigineux, si l'on peut parler ainsi, qu'il se développe plus près du premier âge.

Chez les tout jeunes enfants, pendant la lactation, on voit, dans quelques cas, survenir, notamment dans le cuir chevelu, des pustules très petites, blanchâtres, très peu enflammées, qui donnent lieu à la formation de croûtes, ordinairement unies et lamelleuses, d'un jaune sale, mais qui, incessamment augmentées par du suintement continu, peuvent devenir épaisses et verdâtres; c'est la petite maladie que les auteurs ont appelée *croûtes de lait*.

Ordinairement l'*impetigo larvalis* débute, sans symptômes généraux appréciables, par des pustules petites, groupées, quelquefois confluentes, d'un blanc jaunâtre. L'éruption est accompagnée de démangeaisons plus ou moins vives qui sollicitent l'enfant à se gratter; aussi, le plus souvent déchirées par l'action des ongles, les pustules s'ouvrent-elles de bonne heure pour donner issue à un liquide jaune, transparent, glutineux, qui forme des croûtes jaunâtres, molles, isolées ou disposées par plaques selon que l'éruption était discrète ou confluente. Ces croûtes sont incessamment augmentées par un liquide poisseux qui continue à être sécrété sans la formation de nouvelles pustules, et il peut arriver, surtout par l'absence de soins de propreté, qu'une grande partie du visage, que presque tout le cuir chevelu de l'enfant ne présente plus qu'une masse croûteuse.

L'éruption débute assez souvent au cuir chevelu, à la partie postérieure, et de là elle s'étend au front, aux tempes;

elle peut aussi envahir toute la face, et même gagner le reste du corps. Au visage, les pustules sont un peu plus volumineuses qu'au cuir chevelu; elles sont accompagnées d'un prurit plus intense; elles donnent lieu à la formation de croûtes moins épaisses qu'au cuir chevelu, jaunes, quelquefois verdâtres, qui, lorsqu'elles sont largement répandues sur toute la face, la couvrent comme ferait un masque. Tourmentés par des démangeaisons incessantes, les petits malades se grattent, se déchirent, et le visage est parsemé de croûtes épaisses, sèches, noires, formées par le sang desséché, circonstance qui imprime à l'éruption une physionomie toute particulière qu'Alibert avait pittoresquement définie en disant qu'elle ressemblait à un gâteau recouvert de caramel. L'*impetigo larvalis* affecte rarement le nez et les paupières; mais s'il est pour lui un siége de prédilection, ce sont certainement les oreilles. Sur ce point, l'éruption est constituée par des pustules plus volumineuses encore qu'à la face, par des croûtes épaisses, larges, verdâtres, sillonnées d'excoriations et de fissures très douloureuses. Un suintement abondant a lieu, surtout dans le pli externe de l'oreille, d'où s'exhale une odeur nauséabonde. L'*impetigo larvalis* peut alors être compliqué d'engorgements des ganglions et d'abcès, auxquels il est presque toujours nécessaire d'ouvrir une issue.

Si l'on fait tomber les croûtes, on met à nu des surfaces rouges, recouvertes d'excoriations dues à l'action des ongles, humides et semées de petits pertuis béants, sortes d'exutoires naturels, par où l'on voit distinctement sourdre un liquide poisseux, filant, plus ou moins épais, d'une âcreté remarquable.

Quand l'*impetigo larvalis* est depuis longtemps fixé au cuir chevelu, il détermine quelquefois la chute des cheveux; mais cette alopécie n'est jamais que passagère, les cheveux repoussent toujours.

Cette variété peut d'ailleurs durer très longtemps. M. Cazenave l'a vue persister pendant plusieurs années. Mais, chose remarquable, cette éruption qui a été compliquée de déchirures profondes, qui a couvert la face d'excoriations largement saignantes, de croûtes épaisses, qui a enfin imprimé au visage un aspect hideux, cette éruption passe sans jamais laisser de cicatrices.

§ 5. — **Impétigo du cuir chevelu.** (*Tinea crustacea; teigne granulée, porrigine granulée* d'Alibert; *porrigo favosa* de Willan; *impetigo granulata de* Biett, etc.)

L'*impétigo du cuir chevelu* est caractérisé par des pustules *psydraciées*, jaunâtres, saillantes, suivies de croûtes offrant cela de particulier qu'elles sont divisées en granulations inégales, sèches, semées çà et là dans les cheveux, caractère qui a fait donner son nom à cette variété.

L'*impétigo du cuir chevelu* est annoncé localement par un peu de chaleur aux points où va se faire l'éruption; quelquefois il s'y mêle un prurit plus ou moins vif. On voit bientôt apparaître de petites pustules, disséminées par groupes épars, acuminées, d'un blanc jaunâtre, sans auréole enflammée. L'éruption est complète en trois ou quatre jours; les pustules s'ouvrent et donnent issue à un liquide purulent, d'un jaune pâle, mais épais et visqueux, qui se concrète très rapidement et forme des croûtes qui, dans quelques cas, correspondant à des groupes de pustules confluentes, forment des plaques plus ou moins étendues, adhérentes, agglutinant un grand nombre de cheveux. Mais le plus souvent, elles correspondent à des pustules isolées, et comme elles sont presque toujours traversées par des poils, ceux-ci, en se développant, les entraînent, de manière que ces granulations, petites, inégales, semblables à des parcelles de manne desséchée et flétrie, flottent dans la chevelure salie et emmêlée. Les croûtes de l'*impétigo du cuir chevelu* peuvent, au bout d'un certain temps, devenir très sèches, très dures; elles acquièrent une friabilité remarquable, et, si on les écrase, leurs débris ressemblent parfaitement à de la poussière de vieux mortier, ou à des atomes de plâtre sali et tombé des murs.

Quand il dure depuis longtemps, l'*impétigo du cuir chevelu* exhale une odeur nauséabonde, rappelant celle du beurre rance; il se complique aussi de l'éclosion d'un grand nombre de poux.

L'*impétigo du cuir chevelu* occupe presque exclusivement la partie postérieure et supérieure du cuir chevelu; il ne s'étend jamais au front, aux oreilles. Chose remarquable, si invétérée que soit cette maladie souvent dégoûtante, elle ne produit jamais d'alopécie définitive. Ce n'est même qu'exceptionnellement qu'elle fait tomber les cheveux, qui repoussent toujours. S'il est un cas où l'impétigo, fixé au cuir chevelu, amène de l'alopécie, c'est quand il se présente sous forme de *galons* qui, se développant sur les mêmes points, y montrant une ténacité extrême, s'y succédant d'ailleurs pendant longtemps, déterminent quelquefois l'atrophie du bulbe et, par suite, de petites alopécies définitives, partielles.

L'*impétigo du cuir chevelu* dure de deux à quatre septénaires.

Causes. — En général, l'impétigo se développe sous l'influence d'une constitution blanche, molle, lymphatique; mais, comme nous avons déjà eu occasion de le dire, il peut se modifier dans sa forme, selon certaines conditions individuelles, notamment selon l'âge du malade. Pendant la première enfance, il se présente surtout sous la forme d'*achores*, d'impétigo *muqueux*, si l'on peut dire ainsi. Mais plus tard, si la constitution reste lymphatique, elle se modifie cependant avec l'âge, et, à mesure qu'on s'éloigne de la première enfance, l'impétigo tend à prendre de plus en plus ses caractères, jusqu'à ce qu'il se manifeste à son état complet, chez l'adulte.

Quoi qu'il en soit, il est surtout fréquent chez les individus à peau fine, blanche, molle, délicate, chez les jeunes sujets, chez les femmes. Il peut se développer sous l'influence des conditions qui produisent accidentellement la prédominance des liquides blancs chez les femmes pendant la lactation : il est, au contraire, d'autant plus rare qu'on approche plus du déclin de la vie. S'il apparaît chez les vieillards, c'est quand ceux-ci, affaiblis par l'âge ou par la misère, sont devenus cachectiques (*impetigo scabida*).

L'impétigo aigu semble influencé par le retour du printemps; il est d'ailleurs fréquent chez les jeunes gens, les femmes, les individus blonds, sanguins; il paraît enfin se développer après des exercices violents, des émotions morales vives, des excès de toute sorte. *L'impétigo chronique* est, avant tout, sous la dépendance d'une constitution lymphatique; il peut être d'ailleurs entretenu et augmenté par le défaut de soins hygiéniques, de régime, par une malpropreté habituelle. Il coïncide avec des troubles de la menstruation, avec l'âge critique; il peut trahir enfin un état de détérioration plus ou moins profonde de l'économie, par la misère, une mauvaise alimentation, etc.

L'impetigo larvalis (achores) est produit et surtout entretenu par la prédominance du tempérament blanc : il affecte de préférence les enfants les plus gros, les plus frais, les plus roses, les plus beaux enfin. Il est évidemment influencé par le travail de la dentition, par le régime alimentaire; ainsi il semble se produire avec d'autant plus de facilité que les enfants sont tenus à un régime lacté plus abondant, qu'ils mangent plus de bouillie. A ce titre, *l'impetigo larvalis* paraît, dans quelques cas, sous la dépendance de l'état de la nourrice, et il ne cesse que par le changement de lait.

L'impétigo du cuir chevelu est, en outre des causes générales de l'impétigo, produit et entretenu le plus souvent par la malpropreté. Ainsi il affecte les jeunes gens qui, peu soucieux des soins de propreté, ont l'habitude de porter les cheveux longs.

L'impétigo n'est jamais contagieux.

Diagnostic. — L'impétigo emprunte à ses pustules *psydraciées*, agglomérées, à ses croûtes épaisses, jaunâtres, rugueuses, comme étagées, à son suintement plus ou moins abondant, des caractères tout particuliers qui permettent, en général, de le reconnaître assez facilement. Il peut cependant, à certains siéges et sous certaines formes, être confondu avec d'autres maladies de la peau.

Quand l'*impetigo figurata* est limité au menton ou à la lèvre supérieure, il pourrait en imposer pour le *sycosis;* mais les pustules de ce dernier sont discrètes; elles ne suppurent qu'incomplétement; elles donnent lieu à la formation de croûtes sèches, dures, grisâtres, anguleuses, adhérentes à la base des poils qui les traversent à leur partie centrale; elles sont enfin suivies d'indurations tuberculeuses que l'on ne rencontre jamais dans l'impétigo, dont les pustules superficielles, agglomérées, suppurant dans toute leur étendue, donnent lieu à des croûtes molles, jaunâtres, qui se renouvellent par suintement.

Au cuir chevelu, l'*impetigo granulata* doit être séparé avec soin de toutes les affections qui pourraient, à raison du même siége, être confondues avec lui. On le distinguera facilement de l'*eczema*, dont le suintement séreux, les lamelles minces, molles, grisâtres, n'offrent aucune analogie avec la sécrétion poisseuse, purulente, avec les croûtes granulées de l'éruption pustuleuse; du *psoriasis*, dont les squames blanches, sèches, friables, ne ressemblent à rien moins qu'aux croûtes impétigineuses; on ne saurait non plus le confondre avec l'*herpès tonsurant*, si remarquable par la tonsure exacte de ses plaques bien arrondies, bien limitées, par l'aspect squameux, comme pityriasique, des surfaces affectées, par l'absence de toute croûte, de tout suintement. Mais, dans certains cas, il pourrait être plus difficile de séparer l'impétigo du *porrigo favosa*. Cependant, quand ce dernier existe à l'état faveux, il est impossible de confondre les petites collections semi-liquides ou solides, enchâssées dans le cuir chevelu, les godets enfin, qui le caractérisent, avec les pustules superficielles, toujours liquides de l'impétigo. Quand le *favus* existe à l'état de croûtes, celles-ci sont d'un jaune particulier, comme safrané; elles sont d'autant plus sèches, plus grisâtres, qu'elles sont plus anciennes, elles finissent par ressembler à des débris de mortier desséché ; tandis que celles de l'*impetigo granulata* sont d'abord molles, d'un jaune verdâtre, et, à la longue, elles deviennent d'autant plus noires qu'elles ont persisté plus longtemps. Le *favus* amène enfin un résultat tout spécial, qui doit le séparer complétement de l'impétigo : c'est l'alopécie.

Sous le rapport de la forme, l'impétigo a été confondu avec certaines variétés des *syphilides;* mais, en écrivant l'histoire de ces curieuses éruptions, nous verrons quels caractères bien tranchés les séparent de la maladie qui nous occupe. On a pu le prendre aussi pour un *pemphigus chronique;* mais, outre qu'à l'état squameux, les exfoliations lamelleuses, bombées, flottantes du pemphigus ne sauraient, si jaunes qu'elles soient, permettre une erreur complète, celle-ci ne serait pas de longue durée, puisque l'apparition de véritables *bulles* devrait bientôt dissiper toute incertitude.

PRONOSTIC. — L'impétigo n'est jamais, par lui-même, une maladie grave : il peut cependant avoir relativement une certaine valeur, par exemple, comme expression d'un tempérament lymphatique plus ou moins prononcé.

L'impétigo peut, dans certains cas et selon certaines conditions individuelles, offrir une ténacité souvent désespérante; aussi faut-il bien se garder de promettre une guérison trop facile ou trop prompte.

Sous le rapport du siége, le pronostic de l'impétigo peut présenter certaines particularités importantes. Ainsi, tandis que l'*impétigo du cuir chevelu* est presque toujours très peu grave, l'*impetigo larvalis* est le plus souvent une maladie des plus opiniâtres, dont l'intensité et les ravages apparents peuvent jeter le désespoir dans les familles, qui peut se compliquer d'irritations gastro-intestinales, de diarrhée, d'amaigrissement. S'il est prudent, dans ces cas, de dire que la guérison sera lente et difficile, on peut aussi prédire hardiment qu'elle sera toujours complète, et que l'*impetigo larvalis* le plus étendu, le plus grave en apparence, passera sans laisser de cicatrices ou de traces.

Siége et nature. — Indépendamment des siéges particuliers où il forme des maladies pour ainsi dire particulières, l'impétigo semble affecter de préférence la face, le front, les joues, bien qu'il se montre assez fréquemment sur le tronc, aux membres. Si l'on considère qu'il est lié physiologiquement à une constitution blanche et molle; qu'il apparaît surtout sous l'influence de toutes les conditions qui favorisent momentanément la prédominance des fluides blancs dans l'économie; si l'on considère enfin, qu'au point de vue anatomo-pathologique, il est, comme l'érysipèle, fréquemment compliqué de l'engorgement des ganglions lymphatiques correspondants, on arrive à cette déduction naturelle, que l'impétigo est une affection de l'appareil lymphatique cutané.

Traitement. — Quand il existe à l'état aigu, et s'il n'y a que peu d'irritation locale, l'impétigo peut céder à l'emploi de quelques boissons rafraîchissantes et acidules, de lotions émollientes avec l'eau de guimauve, la décoction de pavots, une émulsion d'amandes, un peu de lait tiède. Si l'acuité est plus vive, si la maladie affecte un sujet jeune, vigoureux, si elle occupe la face, il est utile de pratiquer des évacuations sanguines, générales ou locales. Dans l'impétigo aigu, les bains simples sont en général très utiles; mais quand l'éruption siége au visage, il importe que le bain ne soit pris qu'à 25 ou 27 degrés Réaumur, pour éviter toute congestion.

A l'état chronique, l'impétigo réclame des moyens plus énergiques. C'est alors que l'on emploie avec avantage les purgatifs, le calomel, la magnésie, l'aloès, l'huile de ricin; que l'on doit conseiller, surtout à la fin du traitement, les bains et douches de vapeur qui nettoient la peau tout en activant la vitalité des parties malades.

C'est alors aussi que les sulfureux, trop souvent administrés d'une manière empirique, sont évidemment utiles. A ce titre, on a conseillé avec succès les eaux d'Enghien, de Bonnes, de Baréges, de Cauterets, prises soit en bains, soit en boissons, seules ou coupées avec du lait. M. Cazenave a obtenu de bons effets de l'emploi des bains de mer contre certains impétigos chroniques très rebelles.

Les lotions alcalines ou acidules sont utiles contre l'*impétigo chronique* pour faire tomber les croûtes; mais, en général, aucune pommade n'est utile dans le traitement de l'impétigo.

On a vanté la cautérisation contre l'impétigo chronique; mais, s'il est avantageux d'aviver certaines surfaces atoniques en les touchant avec une solution légère de nitrate d'argent, il n'en est pas moins vrai que la cautérisation réelle ne saurait être, en aucun cas, conseillée contre l'impétigo.

Si l'on se rappelle que cette maladie de la peau est presque nécessairement liée à une constitution particulière, on devra, avant tout, étudier le tempérament du malade, ses antécédents, et diriger contre la cause même de l'impétigo un traitement alors rationnel et sûr. Parmi les modificateurs généraux qui sont employés avec le plus de succès, il faut citer l'hydrochlorate de chaux, moyen précieux en ce qu'il peut être facilement et longtemps supporté, la décoction de feuilles de noyer, l'huile de foie de morue.

Quand tous ces moyens ont échoué, on peut encore obtenir une guérison souvent inespérée par l'emploi des arsenicaux, et notamment de la solution de Pearson.

L'*impetigo larvalis*, lié le plus souvent à une bonne santé générale, peut être considéré comme une maladie vraiment dépuratoire qui ne réclame presque aucun traitement. A l'intérieur, on pourra conseiller quelques purgatifs légers, un peu de magnésie; plus tard des sulfureux administrés avec une grande réserve. Localement, et quelle que soit l'intensité de l'éruption, on s'abstiendra des pommades qui ajoutent à l'inflammation, des cataplasmes qui macèrent la peau et facilitent les excoriations si douloureuses de cette maladie. Pour calmer le prurit, on fera saupoudrer les parties malades avec de l'amidon sec, moyen efficace qui calme presque sûrement les petits malades. On conseillera tout au plus quelques lotions avec du lait ou de l'eau tiède; si l'enfant est allaité, on conseillera à la nourrice de lui arroser le visage avec son lait.

L'*impétigo du cuir chevelu* réclame en général les mêmes soins que l'impétigo. Localement, il est utile de couper les cheveux ras, de tenir très proprement la tête. Les moyens hygiéniques aidés de quelques lotions émollientes ou alcalines, de bains simples ou alcalins, de lotions ou de douches sulfureuses, suffisent pour faire disparaître cette forme de l'impétigo.

ARTICLE VIII.

ECTHYMA.

Cette maladie répond probablement au κήριον des anciens; elle tire son nom d'ἐκθύειν, qui signifiait *erumpere*, sortir avec impétuosité, et qui avait servi à faire le genre ἐκθύματα, type mal défini qui englobait toutes les affections de la peau ayant une marche très aiguë et surtout très rapide. Le terme d'*ecthyma* a reçu, dans la classification de Willan, une signification précise, adoptée par Biett; il servait à spécifier une éruption ayant pour lésion élémentaire des *pustules phlyzaciées*.

Définition. — L'*ecthyma* est pour nous une inflammation de la peau caractérisée par des pustules *phlyzaciées*, rondes, aplaties, discrètes, suppurant plus ou moins complétement et donnant lieu à la formation de croûtes plus ou moins épaisses, noirâtres, qui tombent en laissant des empreintes brunâtres, persistantes, quelquefois de petites cicatrices.

Symptômes. — On a admis en décrivant l'ecthyma diverses variétés qui ne nous semblent pas avoir de valeur réelle, et qu'il suffit de nommer pour en faire comprendre et mesurer toute la signification. Ainsi, Bateman a admis un *ecthyma infantile*, quand la maladie se développait dans la première enfance; un *ecthyma luridum*, quand elle affectait au contraire les vieillards; enfin un *ecthyma cachecticum*, type complexe qui comprenait des espèces analogues peut-être quant à leur cause, mais différentes quant à leur nature. Nous croyons que ces variétés n'offrent aucun caractère particulier qui mérite une description à part, et, avec M. Cazenave, nous étudierons l'ecthyma à deux points de vue principaux, sous deux états qui ont chacun une physionomie bien distincte, qui constituent deux formes semblables quant à leur expression graphique, mais différentes quant à leur valeur pathologique, et surtout quant à leur gravité : nous voulons dire à l'état aigu et à l'état chronique.

§ 1er. — Ecthyma aigu.

Cette forme est précédée le plus souvent de symptômes généraux très peu marqués, et consistant dans un peu de soif, de céphalalgie. Ces symptômes sont d'autant plus marqués, que l'éruption doit être plus nombreuse, plus confluente; quelquefois ils se comportent à la manière de ceux des fièvres éruptives; ils consistent alors dans du malaise, de l'inappétence, de la céphalalgie, des frissons, dans un petit mouvement fébrile. Localement, l'éruption est annoncée par de la chaleur, par un sentiment de cuisson ou de brûlure, enfin par une douleur vive, pongitive, aux points qui doivent être affectés. Ces points ne tardent pas à rougir et à former des taches discrètes, circonscrites, de la largeur d'un pois au début, pouvant s'élargir sans d'ailleurs acquérir jamais la dimension de celles de l'ecthyma chronique. Ces taches se soulèvent, formant une saillie rouge, tendue, qui leur donne l'apparence de *papules*. Cet état dure de vingt-quatre à trente-six heures; puis le centre se change en une collection tout d'abord purulente, occupant une plus ou moins grande partie de la tache primitive, et reposant sur une base rouge, assez large, comme indurée. Quelquefois la saillie tout entière devient purulente ; la pustule occupe presque toute la plaque, à peine est-elle entourée d'une auréole érythémateuse d'un rouge foncé : on dirait une bulle distendue par du pus. Dans ces cas, la suppuration se fait très rapidement ; elle est complète en trois ou quatre jours ; elle est accompagnée d'ailleurs d'une diminution évidente des autres symptômes locaux. Mais ce phénomène de la purulence complète de la pustule ecthymateuse est un caractère qui appartient plutôt à la forme chronique qu'à la forme aiguë, bien que cette dernière nous en ait offert quelques exemples des plus remarquables. Dans d'autres circonstances, et surtout quand l'ecthyma est fixé à la paume des mains ou à la plante des pieds, il semble que la collection purulente soit limitée à l'intérieur par une couche d'un liquide séreux et transparent.

Dans tous les cas, le liquide purulent se dessèche vers le cinquième ou le sixième jour de l'éruption, et forme des croûtes épaisses, brunâtres, dures, très adhérentes, qui, en tombant, laissent après elles des empreintes d'un rouge brun qui persistent quelquefois assez longtemps, et qui, si l'éruption a été un peu confluente, impriment à la peau un aspect tout particulier. Dans quelques cas, l'*ecthyma aigu* peut donner lieu à des exulcérations légères qui sont suivies de cicatricules blanches et déprimées.

L'ecthyma aigu peut aussi, ce qui est rare d'ailleurs, se terminer par résolution, et alors il se forme à la peau quelques squames légères qui se détachent et tombent successivement.

En général, l'ecthyma aigu dure de dix à quinze jours.

§ 2. — Ecthyma chronique.

Les pustules de l'*ecthyma chronique* se comportent individuellement à peu près comme celles de l'ecthyma aigu. Cependant elles présentent, au point de vue graphique, des différences notables ; elles sont toujours plus larges; elles passent plus vite à l'état purulent; elles suppurent plus complétement aussi. C'est dans cette forme que l'on voit souvent des collections de pus occupant tout le soulèvement pustuleux, acquérir le diamètre d'une pièce de un franc et même plus, et offrir une analogie complète avec une bulle que distendrait accidentellement du pus.

L'ecthyma chronique n'est précédé ni accompagné d'aucun trouble général appréciable. Les pustules se développent successivement, tantôt en se remplaçant sur les mêmes points, tantôt en envahissant les parties voisines, de manière à couvrir parfois toute l'enveloppe tégumentaire. Chaque pustule repose sur une base enflammée, quelquefois indurée, mais plus rarement qu'à l'état aigu. La suppuration est complète en trois ou quatre jours ; la période de dessiccation marche assez rapidement aussi : mais les croûtes larges, épaisses, inégales, brunâtres, persistent plus longtemps que celles de la forme aiguë ; elles prennent une teinte de plus en plus foncée, et, en tombant, elles laissent à découvert des ulcérations sanieuses, entourées d'un cercle rougeâtre plus ou moins large, plus ou moins bien circonscrit. Ces ulcères se terminent par des cicatrices légères et des empreintes très brunes, très persistantes, très caractéristiques.

Les pustules de l'ecthyma chronique ressemblent quelquefois à des *boutons furonculeux;* elles tiennent à la fois et de l'ecthyma et du furoncle; elles sont accompagnées de douleurs vives, ne suppurent qu'incomplétement, et donnent lieu à des croûtes, petites, épaisses, noirâtres, très adhérentes, recouvrant des ulcérations plus profondes et suivies de cicatrices déprimées. Ces pustules se développent presque par des poussées; elles sont toujours bien isolées, bien discrètes ; elles ont, en général, une durée moins longue que celles qui ressemblent à des bulles purulentes.

L'ecthyma chronique siége surtout aux jambes, principalement chez les vieillards, chez les individus cachectiques. Dans ces cas, l'éruption présente, quant à la marche individuelle de chaque pustule, un caractère de chronicité remarquable : l'inflammation est peu prononcée, lente ; la base de chaque pustule est d'un rouge livide, violacé ; le pus est de mauvaise nature; les croûtes, épaisses, molles, peu adhérentes, recouvrent des ulcères blafards, sanguinolents, qui deviennent facilement atoniques ; la maladie se termine enfin par des empreintes fauves qui peuvent ne s'effacer jamais.

L'ecthyma chronique est donc entretenu par le développement successif de pustules plus larges, plus suppurantes que celles de l'ecthyma aigu ; il peut durer indéfiniment.

Causes. — L'*ecthyma* peut se développer sous l'influence de causes externes directes. Nous l'avons vu souvent, à l'hôpital Saint-Louis, déterminé par l'emploi de lotions conseillées contre la gale ; c'est un ecthyma que provoquent aussi des onctions faites avec la pommade d'Autenrieth ou l'application d'emplâtres stibiés. Enfin, on le voit apparaître aux mains chez des personnes qui manient par état des substances pulvérulentes ou métalliques, comme les épiciers, les quincailliers, etc. Dans ces cas l'ecthyma affecte ordinairement le type aigu.

Mais l'ecthyma se manifeste aussi, et surtout peut-être, sous l'influence de toutes les causes qui tendent à affaiblir, à détériorer la constitution : tels sont les excès en tous genres, l'abus des boissons alcooliques, la débauche, des fatigues excessives, des veilles trop prolongées, et, dans un ordre opposé, la misère, la privation ou l'insuffisance de nourriture, la malpropreté, le séjour dans des habitations malsaines et humides, etc. Dans ces conditions, il revêt surtout la forme chronique, et alors il attaque plutôt l'homme que la femme ; celle-ci plus sobre, plus calme, plus propre que celui-là ; il se montre de préférence chez les individus pauvres, chez les vieillards. Cependant, et même à quelques uns de ces titres, il peut se montrer chez les individus aisés ou riches, chez des adultes ; il s'y montre surtout à la suite de certaines affections graves : la fièvre typhoïde, la scarlatine, la variole surtout, qui agissent aussi en modifiant profondément l'économie.

L'*ecthyma* peut coïncider ou alterner avec certaines maladies plus ou moins graves, avec l'asthme, par exemple; il peut enfin et localement compliquer l'eczéma, mais surtout la gale.

L'ecthyma ne semble pas influencé par les saisons, bien qu'il paraisse se développer de préférence dans les temps humides; il ne l'est pas beaucoup plus par le tempérament, quoiqu'il ait pu paraître plus fréquent chez les individus à peau brune et sèche. Il n'est jamais contagieux.

Diagnostic. — Le diagnostic de l'*ecthyma* est en général facile. A l'état pustuleux, quand les pustules ne suppurent qu'incomplétement, on pourrait les confondre avec celles de l'*acné;* mais, dans cette dernière maladie, la pustule est toujours plus petite, encore elle n'occupe qu'une partie très limitée de l'induration, comme tuberculeuse, qui lui sert de base, et qui a d'ailleurs une forme le plus souvent oblongue, ovalaire. Dans l'*acné*, la pustule ne donne jamais lieu aux croûtes si remarquables de l'*ecthyma;* enfin, la première offre des cicatrices particulières que l'on ne retrouve jamais dans le second.

Nous verrons, en parlant du *sycosis*, à quels signes graphiques on peut le séparer de l'ecthyma; mais nous pouvons, dès à présent, faire observer que le siége particulier, exclusif, du *sycosis*, toujours fixé à la partie inférieure du visage, est un caractère qui seul suffirait pour empêcher de le confondre avec l'ecthyma, qui ne se montre qu'exceptionnellement à la face.

La pustule toujours *phlyzaciée* de l'ecthyma, même quand elle est incomplète, doit suffire à la séparer de l'*impétigo*, dont les pustules, petites, aplaties, superficielles, sans base indurée, sont toujours réunies en groupes, comme confluentes, et donnent lieu à des croûtes molles, jaunâtres, comme déposées sur la peau, caractères qui diffèrent essentiellement des pustules discrètes, saillantes, des croûtes brunes, dures, adhérentes de l'ecthyma.

Il est à peine utile de parler du diagnostic de l'ecthyma avec la *variole*, qui emprunte à ses symptômes généraux, à ses pustules ombiliquées, un cachet tout spécial; avec la *vaccine*, dont la pustule multiloculaire est un signe pathognomonique; avec la *varioloïde* et la *varicelle*, dont la marche fébrile aiguë fait des maladies à part, à physionomie bien distincte.

Quand l'ecthyma est constitué par des pustules considérables, suppurant complétement, peu nombreuses, siégeant aux membres inférieurs, on a pu le prendre pour un *rupia*, et l'erreur est d'autant plus facile alors, que ces deux maladies procèdent des mêmes causes, apparaissent dans les mêmes conditions. Mais si à raison de ce rapport de pathogénie, l'erreur ne devait pas avoir d'inconvénient, on peut toujours l'éviter au point de vue graphique en se rappelant que la lésion élémentaire de l'*ecthyma* est, dès le début, si bulleuse qu'elle soit, une collection purulente, tandis que le *rupia* est constitué par une collection ou séro-purulente, ou même sanguinolente; que les croûtes de ce dernier sont coniques, disposées par couches concentriques, comme enchâssées dans la peau qui les recouvre et les entoure à leur base d'un liséré épidermique, tandis que celles de l'ecthyma sont irrégulières, bossuées, inégales.

Pronostic. — L'*ecthyma aigu* ou de cause externe et locale est toujours une maladie légère. L'*ecthyma chronique* ou de cause interne et générale peut présenter un caractère sérieux, surtout quand il affecte des vieillards cacochymes ou des individus débilités; mais la gravité tient alors aux conditions mêmes dans lesquelles il se développe.

Siége et nature. — L'*ecthyma aigu* peut affecter tous les points de la surface du corps; cependant il se développe surtout aux épaules, au cou, aux bras, aux fesses. L'*ecthyma chronique* se montre de préférence aux membres inférieurs. Quant au siége anatomo-pathologique de cette maladie, il avait été placé par Samuel Plumbe dans les dernières ramifications capillaires. Plus tard Biett, rejetant cette opinion, fit de l'ecthyma une maladie siégeant dans les follicules, et il se fondait, pour cela, sur la marche, sur l'induration centrale, surtout sur le développement excentrique des pustules. M. Cazenave a partagé et soutenu longtemps cette opinion, mais avec certaines réserves que lui imposait l'observation et que l'expérience a justifiées, en prouvant que la théorie de Biett n'était que la moitié de la vérité. Depuis, et dans ses leçons cliniques, M. Cazenave a formulé une opinion nouvelle sur le siége anatomique et sur la nature de l'ecthyma. Lorsque ce dernier est de cause externe, c'est presque toujours une maladie locale, siégeant alors dans le follicule ; mais quand l'ecthyma est de cause générale, c'est l'expression à la peau d'une sorte de fluxion purulente : il intéresse la peau tout entière.

Cette donnée, très importante en ce qui concerne et le pronostic et le traitement, a une valeur réelle au point de vue de la nature même de l'ecthyma qui formerait, pour ainsi dire, deux maladies semblables par la lésion élémentaire, différentes quant à leur signification et leur gravité.

Traitement. — L'ecthyma aigu et de cause externe n'exige que l'emploi de moyens très simples : de quelques évacuations sanguines, s'il y a des symptômes d'acuité très prononcés, si le sujet est jeune et vigoureux ; des bains simples et émollients, locaux ou généraux ; quelques boissons délayantes ou acidulées ; de légers laxatifs ; des bains alcalins à la fin de l'éruption ; un régime doux.

Quand l'ecthyma est de cause générale et chronique, il faut diriger tous les efforts du traitement contre l'état général du malade. S'il est affaibli par la misère, par des maladies antérieures, par des excès, par l'âge, on devra le placer dans des conditions hygiéniques aussi bonnes que possible, relever les forces par une alimentation substantielle ; on devra enfin recourir aux toniques de toute espèce, aux amers, aux ferrugineux, au quinquina, aux boissons vineuses; on lui ordonnera le repos, quelques laxatifs légers; on le mettra à l'usage de bains simples ou alcalins, des bains de mer surtout, si cela est possible.

Il faut être en général sobre de moyens topiques dans le traitement de l'*ecthyma*. Les émollients, les cataplasmes, ne valent rien. M. Cazenave croit qu'il faut se borner, dans les cas d'ulcérations atoniques, dont on doit hâter la cicatrisation, à conseiller des lotions aromatiques ou stimulantes, des cautérisations légères avec le nitrate d'argent ou avec l'acide hydrochlorique étendu d'eau.

ARTICLE IX.

SYCOSIS.

SYNONYMIE. — *Mentagre, varus mentagra* d'Alibert.

DÉFINITION. — Le *sycosis* (de σῦκον, figue) est une inflammation de la peau caractérisée par de petites pustules acuminées, suppurant incomplétement, disséminées sur le menton, la lèvre supérieure, les joues, la région sous-maxillaire, auxquelles peuvent succéder des indurations tuberculeuses, quelquefois assez considérables pour déformer les traits du visage.

HISTORIQUE. — Le sycosis, tel qu'il faut le comprendre aujourd'hui, n'a évidemment aucun rapport de nature et d'effet avec la maladie que Pline a décrite (1) sous le nom de *mentagra*, qui aurait régné épidémiquement à Rome, sous le règne de Claude; qui, contagieuse au premier chef, aurait fait de grands ravages surtout dans les hautes classes de la société romaine. Le sycosis, la mentagre actuelle, ne ressemble plus en rien à la maladie terrible que quelques observateurs du moyen âge, Grunbeck, de Brackenau, etc., ont décrite sous le nom de *mentulagra*, maladie qui tenait peut-être de la syphilis, mais n'offrait, à coup sûr, aucune analogie avec l'éruption dont nous nous occupons en ce moment. S'il était

(1) *Hist. medendi*, lib. XXVI : *De morbis novis.*

possible de retrouver chez les anciens une forme qui rappelât le sycosis actuel, ce serait sans doute l'affection que Celse décrit (1) sous le nom de *sycosis*.

Quand la classification de Willan fut introduite en France, on discuta beaucoup pour savoir si le sycosis ou mentagre était une affection pustuleuse ou non. Aujourd'hui cette controverse a perdu beaucoup de l'intérêt qu'elle a pu présenter à une certaine époque. Nous croyons, avec M. Cazenave, que le sycosis n'est pas une éruption franchement pustuleuse comme l'impétigo ou l'ecthyma ; mais nous ne saurions admettre avec Bateman, Samuel Plumbe, etc., que ce soit une inflammation primitivement tuberculeuse. Sans doute le sycosis est caractérisé par une pustule particulière, dont la forme, la marche, tous les caractères enfin dépendent de la nature de la maladie qui appartient à la grande famille des affections folliculeuses de la peau ; sans doute cette pustule n'a rien ni de celle de l'*achore*, ni de la vésicule pustuleuse de l'ezéma impétigineux, ni de la pustule franche de l'impétigo, ni de la pustule *phlyzaciée* de l'ecthyma ; mais il n'en est pas moins vrai que le sycosis débute toujours par une éruption de pustules, et que les tubercules, quand ils existent, ne constituent qu'un symptôme secondaire.

Symptômes. — Le sycosis offre dans sa marche, dans sa symptomatologie, quelques caractères curieux qui en font une maladie vraiment pleine d'intérêt. Ainsi, il existe rarement à l'état franchement aigu, en ce sens qu'il est constitué par une éruption, légère d'ailleurs, qui se développe et se termine en sept ou huit jours pour ne plus revenir.

Le plus souvent il se présente à l'état chronique, mais avec cette circonstance particulière, qu'il consiste dans une suite d'éruptions qui existent tantôt à l'état aigu, tantôt à l'état chronique, passant de l'un à l'autre, et *vice versâ*, avec

(1) *Cornelii Celsi de medicina lib. VI*, cap. 3 :
« Fit vero utrumque in his partibus quæ pilis conteguntur, sed id quidem quod callosum et rotundum est, *maximè in barba*..... »

une rapidité qui peut devenir une cause de difficultés réelles pour le traitement.

Le sycosis se développe et se continue d'une manière que l'on pourrait appeler insidieuse. Ainsi, au début, il consiste dans de petites poussées de *boutons*, soit sur la lèvre supérieure, soit au menton, soit à la région sous-maxillaire. Ce sont des pustules précédées quelquefois d'un peu de rougeur et de chaleur, ordinairement discrètes, acuminées, suppurant incomplétement, et remplacées bientôt par de petites croûtes qui se dessèchent et tombent de manière que tout soit terminé en cinq, six ou sept jours. Ces premiers symptômes du sycosis passent le plus souvent sans même éveiller l'attention du malade.

Les éruptions, d'abord assez éloignées les unes des autres, se rapprochent de plus en plus et deviennent en même temps plus intenses et plus nombreuses; chacune d'elles est précédée ou accompagnée d'un sentiment plus marqué de tension, de chaleur, de douleur même. Le point affecté devient le siége de petits *boutons* rouges, dont le centre suppure du deuxième au quatrième jour. Ces pustules peuvent être agglomérées dans quelques points, et alors elles sont accompagnées d'une douleur lancinante, d'une tension pénible, quelquefois d'un gonflement de la partie affectée. Les pustules sont toujours saillantes, bien que de volume différent; elles sont traversées à leur centre par un poil et renferment un pus d'un blanc jaunâtre. Elles sont aussi de plus en plus persistantes; elles donnent lieu à la formation de croûtes de plus en plus épaisses, brunâtres, qui, en se détachant, restent suspendues dans les poils et laissent à leur place un point déprimé.

Quand la maladie se continue, c'est par des éruptions nouvelles et non par suintement comme dans l'impétigo. A mesure que les poussées deviennent plus fréquentes, plus intenses, la base des pustules s'épaissit, forme sur certains points de véritables indurations, traversées au centre par un poil : c'est cette circonstance qui a fait croire à la nature tuberculeuse du sycosis. Ce phénomène doit être attribué à la persistance et à l'extension continue de l'inflammation : celle-ci, gagnant de proche en proche, intéresse les couches de plus en plus profondes de la peau, atteint le tissu cellulaire et détermine ces indurations tuberculeuses qui constituent pour le sycosis une physionomie secondaire, mais très curieuse à étudier.

Quand la maladie est parvenue à cet état, on voit sur les points particuliers qu'occupe le sycosis, mais surtout à la région sous-maxillaire, des indurations tuberculeuses, de véritables nodosités plus ou moins considérables, variant depuis la grosseur d'un fort pois jusqu'au volume d'un œuf ordinaire. Ces indurations sont rouges, luisantes, quelquefois comme framboisées ; elles peuvent de plus être à la fois et assez considérables, et assez nombreuses, pour imprimer à la face de véritables déformations. Cet état du sycosis n'existe habituellement que quand la maladie est ancienne. Cependant chez certains individus on le rencontre presque dès le début de l'éruption. M. Cazenave a cité dans ses leçons plusieurs cas de sycosis ayant passé rapidement à l'état tuberculeux. C'est une circonstance très importante à connaître et dont il faut tenir compte au point de vue de la nature et du pronostic de cette affection.

L'inflammation peut gagner plus profondément encore et déterminer de véritables abcès. Le plus souvent, quand elle est très persistante, elle envahit le bulbe lui-même et entraîne la chute des poils qui tombent avec une grande rapidité. Cependant l'alopécie n'est qu'exceptionnellement définitive. Le plus souvent les poils repoussent aussi fournis qu'auparavant.

L'étendue de l'éruption est très variable. Elle peut occuper à la fois tous les points où elle a son siége d'élection ; mais elle peut aussi être limitée à un point très restreint. Ainsi M. Cazenave l'a observée souvent fixée à la lèvre supérieure dans le sillon situé au-dessous de la cloison nasale. Le sycosis a une durée très variable aussi : entretenu par des causes locales irritantes, par des écarts de régime, il peut durer indéfiniment. A l'état chronique, c'est toujours une maladie longue et opinâtre. Quand le sycosis doit cesser, les indurations tuberculeuses s'affaissent, se résolvent; les éruptions pustuleuses deviennent de plus en plus rares; enfin la maladie disparaît, laissant pendant un certain temps une petite exfoliation épidermique.

Causes. — Les causes du sycosis peuvent être divisées en causes générales ou prédisposantes, et en causes locales ou déterminantes.

Les premières comprennent le sexe masculin d'abord, puisque le sycosis, étant une maladie particulière de la barbe, ne peut exister que chez l'homme; l'âge adulte, des conditions d'épaisseur et de dureté pour la barbe, le tempérament bilioso-sanguin, une susceptibilité particulière de la peau, les excès de régime; enfin une idiosyncrasie particulière qui peut expliquer et la disposition de certains individus à être affectés du sycosis, et la facilité des récidives de cette maladie.

Les causes locales tiennent à certaines professions: celles de fondeur, de cuisinier, par exemple, qui entraînent l'exposition à un foyer ardent; par contre à l'influence du froid, à la malpropreté habituelle; enfin et surtout peut-être à cette irritation que détermine la rasure assidue et que l'on appelle le *feu du rasoir*.

Cette dernière circonstance a fait croire à la contagion du sycosis; mais c'est là une hypothèse qu'aucun fait sérieux n'a sanctionnée. Le sycosis n'est pas contagieux.

Diagnostic. — Le siége spécial, si l'on peut dire ainsi, du sycosis est un caractère qui rend le diagnostic de cette maladie, en général, assez facile. Cependant ce caractère même peut devenir dans certains cas une source d'erreur. Ainsi on peut confondre le sycosis avec l'*impétigo* limité à des points particuliers, au menton, et surtout à la lèvre supérieure (*impetigo figurata*). Mais, si limité qu'il soit, l'impétigo est toujours caractérisé par des pustules aplaties, agglomérées, suppurant complétement et donnant lieu à la formation de croûtes épaisses, molles, larges, jaunâtres, semblables à du miel desséché ; dans le sycosis, au contraire, les pustules sont discrètes, saillantes ; elles suppurent incomplétement, ont une durée individuelle plus longue et sont remplacées par des croûtes petites, isolées, sèches, inégales, ou par des indurations tuberculeuses qui n'existent jamais dans l'impétigo.

Il peut arriver que le sycosis soit compliqué d'une éruption impétigineuse, et, dans ce cas, le diagnostic est souvent difficile. Cependant la recherche comparative des caractères que nous venons de signaler permettra presque toujours de reconnaître et de séparer les deux maladies. Si d'ailleurs, il existait du doute, il faudrait attendre quelque temps, que l'éruption fût nettoyée, par exemple, et qu'une poussée nouvelle permît de constater l'existence des symptômes de la maladie principale.

L'analogie de nature, le rapport de marche, le caractère commun résultant de la présence des indurations tuberculeuses, pourraient rendre possible la confusion du sycosis avec l'*acné*. Mais, à part la circonstance du siége, l'acné est, comme nous le verrons, remarquable par une hypersécrétion de matière sébacée, ou au moins par un état gras, huileux de la peau, que l'on ne trouve jamais dans le sycosis.

A l'état pustuleux, le sycosis ne saurait en imposer pour une éruption de *pustules syphilitiques* : en effet, celles-ci se développent sans symptômes inflammatoires, sans tension, sans douleur ; elles sont aplaties ; elles reposent sur une auréole d'un rouge cuivré. S'il peut être plus facile de confondre les nodosités du sycosis avec les *tubercules syphilitiques*, on pourra toujours éviter l'erreur en se rappelant que les derniers sont, en général, superficiels, luisants, aplatis, d'une teinte syphilitique bien prononcée, caractères qui suffisent, indépendamment du siége, pour les séparer des nodosités conoïdes, profondément enchâssées dans la peau, d'un rouge foncé, comme framboisé, du sycosis.

Pronostic. — Le sycosis est, en général, une affection tenace qui nécessite, pour guérir, l'emploi de moyens continués avec persévérance. Mais ce n'est jamais une maladie grave, même quand elle existe à un état tuberculeux très avancé. M. Cazenave a même fait remarquer dans ses leçons que le sycosis était très promptement modifié dans certains cas où il se présentait de bonne heure sous une forme tuberculeuse assez prononcée.

Le sycosis ne laisse point de cicatrices ; il ne donne que rarement lieu à la chute des poils.

Siége et nature. — Le sycosis est une inflammation de la peau qui a pour siége le conduit pilifère lui-même. En effet, le développement de la pustule à la base même du poil, la petite dépression circulaire que la croûte peut en tombant laisser après elle, toutes ces circonstances viennent à l'appui de l'opinion de M. Cazenave sur le siége anatomo-pathologique du sycosis.

Comme nature, cette maladie appartient à la famille intéressante et encore incomplétement connue des éruptions folliculeuses de la peau.

Traitement. — Le traitement du sycosis présente dans la pratique des difficultés réelles, précisément à cause de cette tendance qu'a l'éruption à passer rapidement de l'état chronique à l'état aigu, de la possibilité, sinon de la fréquence du retour des poussées inflammatoires. Il faut donc que le praticien ne perde jamais de vue cette circonstance importante qui domine tout le traitement du sycosis.

Dans tous les cas, il faudra éviter ou éloigner les causes qui ont produit ou qui entretiennent la maladie : ainsi les écarts de régime, l'exposition à un feu trop ardent, l'usage du rasoir ; on ordonnera de couper la barbe avec des ciseaux ; on prescrira un régime sévère, des habitudes hygiéniques convenables.

Si le sycosis se présente à l'état aigu ou s'il revient à la période inflammatoire, il faut insister sur le traitement antiphlogistique. L'application de sangsues derrière les oreilles, une saignée même, quand le malade est fort et robuste, sont utiles au début. On conseillera l'usage de boissons rafraîchissantes, un régime adoucissant. Localement, on emploiera les fomentations émollientes, les cataplasmes de fécule de pomme de terre et d'eau de guimauve. On insistera surtout sur ce dernier moyen, tant que durera l'inflammation.

Quand le sycosis existe ou est passé à l'état chronique, alors que toute trace de phlegmasie locale a disparu, et notamment dans la forme tuberculeuse, il devient nécessaire de recourir à des moyens résolutifs plus ou moins actifs. On obtient alors de bons effets des douches alcalines en arrosoir, et surtout des douches de vapeur aqueuse, administrées à la température de 30 à 32 degrés Réaumur, pendant dix minutes. On emploiera aussi avec succès des pommades résolutives avec le *protochlorure ammoniacal de mercure* ou l'iodure de soufre à la dose de 1 à 2 grammes pour 20 ou 30 grammes d'axonge. On fera faire des onctions le soir, et le matin on fera laver les points malades avec une solution alcaline (sous-carbonate de potasse, 2 grammes; pour eau distillée, 500 grammes).

C'est, nous le répétons, dans l'emploi alternatif de ces divers moyens, selon que l'éruption existe à l'état aigu ou chronique, que réside le succès plus ou moins prompt, mais sûr, du traitement du sycosis.

Ce traitement est puissamment aidé par l'emploi des laxatifs, du calomel, de la magnésie, des sulfates de potasse et de soude; par l'administration des eaux de Vichy, des toniques, des sudorifiques.

On a proposé contre le sycosis l'emploi de la cautérisation. Mais M. Cazenave l'a rejetée complétement comme inutile, si elle n'était que superficielle; comme constituant, par les cicatrices qu'elle déterminerait, un fait plus grave que le sycosis lui-même, si elle était assez profonde pour atteindre et détruire le conduit pilifère. Les moyens perturbateurs ont, dans le traitement du sycosis, l'inconvénient de faciliter le retour à l'état aigu, accident qu'il faut au contraire craindre et éviter. A ce titre, il faut, sinon exclure, au moins n'employer qu'avec réserve les vésicatoires *loco dolenti*.

DEUXIÈME GENRE.

ÉRUPTIONS NON SPÉCIFIQUES EXISTANT TOUJOURS A L'ÉTAT CHRONIQUE.

Ce genre comprend des inflammations qui, n'ayant rien de spécial dans leur nature, n'existent jamais à l'état aigu, et ne peuvent pas être produites par une cause extérieure accidentelle.

Elles ont pour caractères distinctifs de ne se présenter qu'à l'état chronique et d'être l'expression, à la peau, d'un état général inné ou acquis. Quelques unes d'entre elles qui peuvent être transmises par hérédité représentent, à proprement parler, les maladies constitutionnelles de la peau, celles pour lesquelles on pourrait réserver le mot de *dartres*, s'il ne fallait pas exclure du langage scientifique ce mot auquel on a tant attaché l'idée d'un principe particulier, d'un *virus*.

Ce genre comprend : le *rupia*, la *lèpre*, le *psoriasis*, le *pityriasis*.

ARTICLE Ier.

RUPIA.

Définition. — Le *rupia*, dont le nom vient de ῥύπος, *sordes*, est une inflammation essentiellement chronique de la peau, caractérisée par des bulles ordinairement isolées, aplaties, renfermant un liquide d'abord séreux, puis purulent, quelquefois noirâtre, et auxquelles succèdent des croûtes à forme particulière, qui recouvrent elles-mêmes des ulcérations plus ou moins profondes.

Symptômes. — Le *rupia* est une maladie assez rare et qui

n'attaque pas les individus au milieu d'une santé parfaite. C'est à la suite de plusieurs autres affections éruptives, la variole, la rougeole, la scarlatine, par exemple, qu'il se déclare; ou bien, il n'apparaît que sous l'influence de causes qui ont produit plus ou moins une détérioration profonde de l'économie.

Il débute tout à coup, tantôt par une bulle isolée, tantôt par un nombre plus ou moins considérable de bulles disséminées sur une seule région du corps ou sur plusieurs endroits à la fois. Ces ampoules présentent de grandes différences quant à leur volume, qui varie depuis la grosseur d'une noisette jusqu'à celle d'un œuf de poule. Un cercle rouge livide, peu étendu, les entoure. Le liquide qu'elles contiennent, et qui est d'abord séreux, se trouble, s'épaissit promptement, se concrète pour donner lieu à la formation d'une croûte plus épaisse au centre qu'à la circonférence, et qui recouvre une exulcération plus ou moins profonde.

La durée du rupia est très variable ; il peut se terminer en deux à trois septénaires ou se prolonger pendant des mois entiers. Dans ce dernier cas, c'est presque toujours à la difficulté que l'on éprouve pour obtenir la cicatrisation des ulcérations, qu'il faut attribuer la longue persistance de la maladie. Quoi qu'il en soit d'ailleurs de ces obstacles, le rupia présente, à toutes ses périodes, deux caractères que nous devons signaler ici, parce que nous en apprécierons plus loin la valeur : c'est la superficialité de son inflammation et l'absence de toute induration à la base des croûtes.

La physionomie du rupia est loin d'être uniforme, comme on serait peut-être disposé à le croire, si l'on n'avait égard qu'à son état chronique, qu'à sa durée si longue que perpétue souvent le renouvellement incessant des croûtes à la surface des ulcérations. Cette affection offre dans chacun de ses symptômes, bulles, croûtes, ulcérations, des différences ou plutôt des degrés d'intensité assez distincts pour que l'on ait admis les trois variétés suivantes : 1° le *rupia simplex ;* 2° le *rupia proeminens ;* 3° le *rupia escarrotica.*

1° Rupia simplex.

Dans cette forme il n'existe pas d'inflammation locale préalable. La peau devient tout à coup le siége de bulles petites, aplaties, d'un centimètre environ de diamètre. Ces bulles, distendues d'abord par un liquide séreux, transparent, qui s'épaissit de bonne heure et se change en véritable pus, deviennent bientôt flasques et molles ; elles s'affaissent, se plissent, le fluide qu'elles renferment se transforme en une croûte rugueuse, brunâtre, toujours plus épaisse au centre qu'à la circonférence qui se continue avec l'épiderme soulevé. Cette croûte cache une ulcération superficielle dont la cicatrisation est assez rapide ; elle tombe, en général, au bout de deux à trois septénaires, laissant après elle une empreinte d'un rouge livide qui peut persister longtemps encore.

2° Rupia proeminens.

Les caractères de cette forme sont plus tranchés ; ils représentent, quand la maladie est pervenue à son apogée, le type complet si remarquable de la physionomie d'ensemble du rupia. Ici, en effet, les bulles, les croûtes, les ulcérations offrent des caractères spéciaux qu'il faut toujours invoquer pour séparer, comme nous le dirons plus loin, le *rupia* des autres affections avec lesquelles on pourrait le confondre.

Dans le *rupia proeminens*, une inflammation circonscrite de la peau précède le développement de l'éruption bulleuse ; elle est annoncée par l'apparition de petits points rouges, enflammés, qui se montrent aux membres inférieurs principalement ; bientôt l'épiderme est soulevé par une collection rarement séreuse, mais presque toujours plus ou moins noirâtre et épaisse. Dans quelques cas, exceptionnels à la vérité, les bulles parvenues à cet état ne subissent plus d'autres transformations ; le fluide est résorbé et la maladie se termine ainsi par résolution sans qu'il y ait eu formation de croûtes. Ces faits sont très rares ; le plus ordinairement le liquide se dessèche, et à chaque bulle succède une croûte d'un brun noirâtre et qui peut présenter deux aspects différents, mais parfaitement en rapport avec la manière dont elle a été formée. Ainsi, dans un cas, l'aréole érythémateuse qui en entoure la base devient le siége d'un nouveau soulèvement bulleux de l'épiderme; celui-ci, se transformant en croûte, augmente les dimensions de la première; et ainsi de suite, par plusieurs additions successives, on voit la croûte primitive acquérir en largeur une étendue très considérable et présenter à sa surface des rugosités concentriques qui correspondent aux limites de chaque poussée et lui donnent l'aspect d'une écaille d'huître. D'autres fois, au contraire, l'accroissement, presque nul en largeur, se fait surtout en hauteur; la croûte devient conique et elle peut acquérir une saillie de plusieurs centimètres. Cette disposition par couches superposées rappelle la forme de ces coquillages univalves désignés sous le nom de *lepas* ou *patelles*.

Ces croûtes sont d'ordinaire adhérentes, elles persistent même assez longtemps; si elles viennent à se détacher, ou si l'on en provoque la chute, on trouve des ulcérations plus ou moins profondes, mais toujours blafardes, fongueuses, végétantes, dont la cicatrisation est difficile à obtenir et dont les empreintes purpurines qui leur succèdent ne disparaissent qu'après un temps fort long.

Les bulles du *rupia proeminens* sont beaucoup plus larges, plus volumineuses que celles de la variété précédente; elles peuvent acquérir jusqu'à la grosseur d'un œuf de poule. L'éruption est aussi plus largement répandue; elle peut occuper à la fois diverses régions. Ainsi, nous avons vu, dans le service de M. Cazenave, un jeune homme affecté, à la suite d'une fièvre typhoïde, d'un *rupia proeminens* très confluent sur le dos, puisque, dans cette région seule, on comptait vingt-deux croûtes variant en surface de 3 à 8 centimètres (1).

(1) *Annales des maladies de la peau et de la syphilis*, t. III, p. 203.

3° Rupia escarrotica.

Cette variété, qui semble particulière aux enfants cachectiques, débilités par de mauvaises conditions hygiéniques ou par quelque maladie antérieure, ne se développe guère que depuis la naissance jusqu'à la fin de la première dentition. Le *rupia escarrotica* débute par des taches livides, légèrement proéminentes, paraissant au scrotum, dans la grande majorité des cas, mais se montrant aussi, soit au cou, soit à la poitrine, soit à l'abdomen. Ces taches servent bientôt de base à des soulèvements épidermiques, irréguliers, distendus par un liquide séreux ou séro-sanguinolent, entourés d'une aréole d'un rouge violacé. Le fluide, au lieu de se concréter comme dans les formes précédentes, s'épanche au dehors par suite de la rupture des bulles, et l'on voit à découvert des surfaces ulcérées avec aspect gangréneux dont la suppuration est de mauvaise nature. Il est rare que de nouvelles bulles suivies de nouvelles ulcérations ne se développent pas au bout de quelques jours ; ces accidents successifs amènent l'insomnie, la fièvre ; l'enfant éprouve de vives douleurs, et s'il ne succombe pas, la guérison se fait longtemps attendre.

Cette variété diffère des deux autres en ce que les bulles ne se transforment jamais en croûtes ; c'est une phase qui manque ; à la bulle succède toujours l'ulcération. Plusieurs auteurs ont décrit cette affection sous le nom de *pemphigus gangrenosus*.

Causes. — Le rupia se développe sous l'influence de toutes les conditions qui tendent à affaiblir, à détériorer la constitution. On le rencontre comme le triste apanage de la vieillesse, de la misère, comme la conséquence d'une alimentation insuffisante ou malsaine, d'excès persistants, de labeurs ou violents ou prolongés, enfin de maladies graves, telles que la variole, la fièvre typhoïde, etc.

Diagnostic. — Il n'y a que deux maladies de la peau

avec lesquelles on puisse confondre le rupia, ce sont le *pemphigus* et l'*ecthyma*. Si le *pemphigus* est à l'état primitif, avec ses bulles transparentes, tendues, globuleuses, on le distinguera du *rupia* dont les bulles contiennent un fluide sanguinolent, noirâtre, ayant d'ailleurs une grande tendance à devenir purulent; si, au contraire, le pemphigus est à sa seconde période, il ne sera pas possible de confondre ses lamelles larges, minces souvent comme des pelures d'oignon, avec les croûtes rugueuses, adhérentes, de l'autre.

L'embarras est plus grand quand il s'agit de séparer le rupia de certaines formes d'*ecthyma*, parce qu'entre ces deux maladies il n'existe réellement que des nuances trop souvent difficiles à saisir et à apprécier; on le comprend d'autant mieux, d'ailleurs, que les deux affections peuvent, dans un grand nombre de cas, apparaître dans des conditions identiques. La ressemblance est pourtant plus apparente que réelle : ainsi le rupia débute par des bulles, c'est-à dire par des soulèvements de l'épiderme que distend une sérosité plus ou moins trouble, tandis que l'*ecthyma* se manifeste toujours et d'emblée par des collections purulentes, par des pustules. Quand les deux maladies sont à l'état secondaire, il est encore possible de trouver des différences entre elles : ces différences consistent, pour le rupia, dans la forme habituellement plus saillante, plus conique des croûtes, dans la superficialité de l'inflammation de leur base et dans son peu d'étendue; pour l'*ecthyma*, dans l'adhérence généralement plus grande des croûtes, et surtout dans l'induration plus ou moins marquée, plus ou moins étendue, mais constante sur laquelle elles reposent. Enfin on se rappellera que les ulcérations qui succèdent aux croûtes du *rupia* sont plus larges, plus profondes que celles que l'on remarque dans l'*ecthyma cachecticum*.

PRONOSTIC. — A l'exception du *rupia escarrotica* qui peut devenir mortel, la gravité du rupia n'est que relative : l'âge du malade, l'état de ses forces, les conditions dans lesquelles l'affection s'est développée, l'ancienneté et l'étendue des ulcérations serviront de guide pour faire juger la durée de la maladie.

SIÉGE ET NATURE. — L'absence d'une réaction locale énergique, la tendance de la maladie à s'étendre en surface en produisant des ulcérations baveuses, saignantes, établissent que l'inflammation dans le rupia n'intéresse que les couches vasculaires du tégument externe. C'est une inflammation chronique de la peau elle-même, se rapprochant par sa nature de ces formes d'*ecthyma chronique* dont nous avons parlé, qui traduisent l'expression d'un travail fluxionnaire, d'un effort purulent général. Le rupia a toute l'importance d'un signe révélateur, fournissant des données précieuses pour le pronostic et des indications certaines pour la thérapeutique.

TRAITEMENT. — Le traitement du rupia doit être dirigé contre les causes qui ont présidé à son développement. Nous avons vu que cette affection, toujours consécutive, apparaissait sous l'influence de conditions qui accusent plus ou moins une détérioration profonde de l'économie. La première indication à remplir consistera donc à placer le malade dans de meilleures conditions hygiéniques ; puis à le soumettre à un régime alimentaire substantiel afin de restaurer la constitution appauvrie. On aura alors recours aux boissons amères, toniques, à l'administration des vins généreux.

Le traitement intérieur ne suffit pas toujours, car il n'est pas rare de voir les ulcérations rester stationnaires, malgré les progrès de l'amélioration générale de l'économie. Il faut dans ces cas donner des bains simples d'abord, alcalins ensuite, faire des lotions aromatiques à la surface des ulcères, pratiquer au besoin des cautérisations légères avec le nitrate d'argent. Si ces moyens restent insuffisants, on emploiera des caustiques plus énergiques, le nitrate acide de mercure, on fera des lotions avec l'acide chlorhydrique étendu d'eau.

Enfin, lorsque les lotions, les cautérisations ne procurent aucun heureux résultat, on peut faire usage avec succès d'une pommade avec le proto-iodure ou le deuto iodure de mercure, dans la proportion de 1 à 2 grammes pour 30 gr. d'axonge. Nous avons vu une fois des pansements avec l'onguent styrax amener la cicatrisation des ulcères d'un *rupia proeminens* qui avait jusque-là résisté à tous les moyens essayés.

L'expérience semble avoir prouvé que les toniques ne rendent pas les mêmes services dans le traitement du *rupia escarrotica*, contre lequel on doit se borner à diriger des applications émollientes, au moins tant que la fièvre persiste.

ARTICLE II.

LÈPRE ET PSORIASIS.

La *lèpre* et le *psoriasis* constituent deux variétés remarquables des affections qu'on a appelées *squameuses*, c'est à-dire des affections caractérisées par la production sur les surfaces malades, d'une substance inorganique, lamelleuse, sèche, friable, brillante, plus ou moins épaisse, plus ou moins adhérente et dont la formation n'est jamais accompagnée ni de sérosité ni de suintement. Ce produit élémentaire, connu sous le nom de *squame*, diffère essentiellement des lamelles ou débris épidermiques que l'on peut rencontrer après tout travail phlegmasique accidentel, après les érythèmes, après les éruptions vésiculeuses et bulleuses. Il est le résultat d'une sécrétion vicieuse de l'épiderme, mais d'une sécrétion incessante, entretenue par un état morbide constitutionnel de la peau, ce qui explique la reproduction prompte et facile des squames à mesure que les anciennes sont détachées.

Les affections squameuses revêtent trois formes distinctes, la *lèpre*, le *psoriasis* et le *pityriasis*; chacune d'elles conserve des symptômes particuliers qui serviront toujours à les faire reconnaître. Ainsi, à la lèpre appartiennent des disques arrondis, saillants et dont le centre est sain; au psoriasis, des plaques saillantes, irrégulières et sans forme déterminée; tandis qu'on trouve dans le pityriasis une desquamation continue, plus ou moins abondante, mais sans saillie ni plaques.

La *lèpre* et le *psoriasis* offrent de nombreux points d'analogie ; elles se développent sous l'influence des mêmes causes, leur nature est identique, le même traitement leur est applicable. Toutefois, malgré ces traits de ressemblance, nous ne saurions, suivant l'opinion de quelques auteurs, les considérer comme des variétés d'une même espèce et les décrire simultanément. La lèpre et le psoriasis sont deux formes des affections squameuses, bien distinctes par leurs caractères extérieurs, mais nous croyons, à l'exemple de M. Cazenave (*Leçons clin.*, *loc. cit.*), devoir les réunir et les rapprocher au point de vue du diagnostic, des causes, de la nature et du traitement.

§ 1er. — Lèpre.

SYNONYMIE. — Dartre furfuracée arrondie; *lepra vulgaris* (Willan); Herpès furfureux circiné (Alibert).

DÉFINITION. —La *lèpre* est une inflammation chronique de la peau caractérisée par des disques arrondis ou ovales, saillants, dont le centre est sain et dont la circonférence, comme papuleuse, est recouverte de squames de largeur et d'épaisseur variables qui tombent et se reproduisent sans cesse.

SYMPTÔMES. — La lèpre débute par de petits points rouges, légèrement élevés au-dessus du niveau de la peau et qui sont incomplétement recouverts par une petite squame, mince, sèche, qui se détache et se reproduit avec facilité. Ces points, comme papuleux, s'aplatissent, s'évident à leur partie centrale qui reste saine et intacte, tandis qu'ils s'étendent par leur périphérie dont la saillie au-dessus du niveau de la peau se prononce davantage. A mesure que le disque s'agrandit et se complète, les squames deviennent plus épaisses et plus adhérentes : cette augmentation dans l'épaisseur entraîne assez souvent une modification dans la couleur de la squame qui prend une teinte grisâtre. L'étendue de chaque disque lépreux est très variable; si elle est, en général, de 2 à 5 centimètres, elle peut acquérir des dimensions considérables, 15 et 20 centimètres, par exemple. La largeur de l'élévation papu leuse qui recouvre les squames ne dépasse guère 4 à 6 millimètres. Lorsque les squames sont tombées et que la lèpre est déjà ancienne, on voit que ces surfaces sont irrégulièrement sillonnées.

La *lèpre vulgaire* débute ordinairement aux membres, autour des articulations; son développement est lent; elle envahit progressivement le ventre, les épaules, le tronc. Il est rare qu'elle gagne le front, le cuir chevelu; il est plus rare encore qu'elle attaque le visage et les mains. Tantôt les disques de la lèpre sont épars sur les membres et sur le tronc; tantôt, au contraire, ils sont très rapprochés et confluents.

L'extension de cette affection a lieu sans trouble ni dérangement dans la santé générale. Localement, les malades n'éprouvent ni prurit, ni douleur, à l'exception d'une tension, d'une douleur mécanique qu'ils peuvent ressentir, lorsque les plaques situées autour des articulations gênent les mouvements des membres.

On peut constater, chez la plupart des individus affectés de *lèpre* et surtout de *psoriasis*, que la sueur est peu abondante, difficile, même après un exercice pénible, ou bien qu'elle reste limitée à certaines régions, aux aisselles, à la paume des mains, à la plante des pieds. Est-ce là une simple coïncidence? Y a-t-il, au contraire, un lien physiologique et pathologique inconnu entre l'état normal et les troubles des fonctions sudoripares d'un côté, et l'intégrité et l'altération de la matière épidermique, de l'autre? Nous l'ignorons; mais ce n'en est pas moins un fait curieux que nous croyons devoir signaler, surtout quand l'expérience clinique a appris que les agents les plus efficaces administrés à l'intérieur pour combattre les affections squameuses, sont précisément, comme nous le verrons plus loin, des agents doués de la propriété d'exercer sur la peau une action puissante directe, diaphorétique ou autre.

La lèpre peut rester stationnaire pendant un temps très long; il n'est pas rare cependant de la voir diminuer, disparaître même sans traitement, à peu près vers la même époque de l'année, au printemps ou à l'automne, par exemple, pour revenir l'année suivante. Dans d'autres circonstances, il arrive que les cercles de la lèpre continuant à se développer, finissent par se confondre et se réunir; la partie centrale elle-même se recouvre de squames et il en résulte des plaques irrégulières, analogues à celles du psoriasis. Plus tard, quand la maladie guérit, comme elle passe en sens inverse par les mêmes phases qu'elle avait parcourues pour atteindre son apogée, on voit la partie centrale de ces plaques disparaître d'abord et l'on retrouve les cercles qui en avaient marqué le début.

Ce sont de tels faits qui ont engagé certains auteurs à ne voir dans la *lèpre* qu'une variété du *psoriasis;* mais cette transformation d'une variété squameuse en une autre est loin d'être constante; il est bien plus ordinaire de voir la *lèpre vulgaire*, quelle que soit l'ancienneté de la maladie, conserver toujours la même physionomie et ne subir aucune modification.

La lèpre présente exceptionnellement des caractères particuliers qui ont fait admettre deux variétés distinctes. Dans l'une, que l'on rencontre principalement chez les enfants, chez les sujets dont la peau est fine, les squames offrent une teinte blanche très remarquable. Willan l'avait décrite sous le nom d'*alphoïdes;* c'est probablement l'ἀλφὸς des anciens. Dans l'autre, la maladie, compliquée d'une altération du pigment, est caractérisée par la couleur noire des squames; c'est la *lepra nigricans* de Willan; c'est probablement le μέλας des anciens.

§ 2. — **Psoriasis** (herpès furfureux d'Alibert).

Définition. — Le *psoriasis* est une inflammation chronique de la peau caractérisée par des plaques saillantes, irrégulières, de forme et d'étendue variables que recouvrent des squames sèches, d'un blanc chatoyant.

SYMPTÔMES. — Le *psoriasis* peut se développer sur tous les points de la surface du corps ; rarement il est borné à un seul endroit. Cependant on le trouve limité à certaines régions, ce qui a conduit les pathologistes à admettre quelques espèces locales qui ne méritent pas une description spéciale, et que nous nous contenterons d'indiquer plus loin. Il n'en est pas de même des variétés fondées sur la disposition, les caractères des surfaces malades. Sous ce rapport, on a divisé le psoriasis en quatre espèces : 1° le *psoriasis guttata ;* 2° le *psoriasis gyrata ;* 3° le *psoriasis diffusa ;* 4° le *psoriasis inveterata.*

1° Psoriasis guttata.

Il débute par de petits points papuleux, isolés, séparés les uns des autres, et recouverts complétement par une squame mince, brillante, qui semble constituer toute la maladie. Ces petites plaques sont plus élevées au centre qu'à la circonférence ; elles s'élargissent un peu sans acquérir toutefois plus de quelques millimètres. Elles restent toujours distinctes entre elles ; les squames brillantes qui les surmontent leur donnent l'aspect de gouttes d'eau disséminées sur la surface du corps.

Cette forme peu grave, qu'on dirait être le premier degré du psoriasis, occupe principalement la partie postérieure du tronc et la face externe des membres ; elle se développe surtout au printemps et en automne, le plus souvent chez les adultes et chez les femmes. Le *psoriasis guttata* peut être accompagné d'un léger prurit, principalement le soir et la nuit.

2° Psoriasis gyrata.

Cette variété, décrite par Willan et par Biett, pourrait être considérée comme un *psoriasis guttata* dont les petites plaques, au lieu d'être disséminées sans ordre, sont disposées de manière à représenter des formes régulières, un huit de chiffre, par exemple, ou des spirales bizarres. Le *psoriasis gyrata* est assez rare.

3° Psoriasis diffusa.

Cette forme est plus grave; elle se montre spécialement sur les membres, où elle débute par des élévations séparées d'abord, mais qui ne tardent pas à se confondre pour former des plaques irrégulières, étendues, recouvertes de squames plus ou moins épaisses. Le *psoriasis diffusa* commence à paraître autour des articulations, aux coudes, aux genoux pour envahir de là, en se propageant, des surfaces souvent très étendues. C'est ainsi qu'on peut voir une seule et large plaque occuper toute la partie antérieure de la jambe ou la face dorsale de l'avant-bras, la partie latérale du tronc, etc. Les squames épaisses, adhérentes, se détachent difficilement; quand elles tombent, les surfaces qu'elles recouvraient sont rouges, saillantes, sillonnées et déjà l'on peut distinguer une couche mince, brillante, formée par des écailles dont la production récente semble provoquer ainsi la chute des anciennes.

Dans cette variété, la peau est plus épaisse au niveau des plaques malades; elle est rouge, animée et elle peut devenir le siége d'inflammation, de fissures; mais ces accidents sont plus fréquents dans la forme suivante.

Le *psoriasis diffusa* est une affection commune, très rebelle et qui attaque principalement les adultes.

4° Psoriasis inveterata.

Cette variété est remarquable par le degré d'intensité qu'elle présente, et qui n'est pas toujours en rapport avec l'ancienneté de la maladie, comme on pourrait le supposer. Les squames deviennent de plus en plus sèches; la peau qu'elles recouvrent est hypertrophiée, rouge, rugueuse ; elle se gerce, se fendille et devient le siége d'une desquamation très abondante qui se renouvelle sans cesse. Cette exagération de la sécrétion épidermique est dans certains cas extraordinaire, surtout quand le psoriasis a envahi toute la surface du corps. Les malades, en se déshabillant, laissent comme pleuvoir cette exfoliation lamelleuse, qui inonde encore les draps du lit à leur réveil. La peau semble être transformée en une source squameuse intarissable.

Parvenue à ce degré, la maladie présente un aspect presque repoussant; les mouvements des membres sont pénibles, douloureux ; il s'établit sur différentes parties du corps des rhagades que les malades, sollicités par un prurit incommode, rendent encore plus douloureuses. Les ongles perdent leur transparence, jaunissent; ils sont comme sales; l'altération fait des progrès, ils deviennent secs et cassants; plus tard ils tombent et ne sont remplacés que par des masses informes et écailleuses.

Le *psoriasis inveterata* est une affection toujours très rebelle, et qui est souvent entretenue par la misère, la malpropreté, les excès en tout genre.

Quelquefois le *psoriasis inveterata* est compliqué d'une inflammation générale de la peau, comme érysipélateuse. Les squames tombent, les téguments deviennent rouges, douloureux, il peut même y avoir réaction générale plus ou moins intense. Cet état pour ainsi dire aigu du psoriasis, et qui est toujours un accident et non une phase normale, dure plusieurs jours, puis il cède, et le plus souvent sans bénéfice pour l'affection squameuse. Une fois pourtant, chez un malade admis dans le service de M. Cazenave pour un *psoriasis inveterata* général, nous avons vu cet état aigu être suivi d'une amélioration prompte et qui dura plusieurs mois. Mais ce qu'il y eut de plus curieux, c'est que l'affection squameuse fut remplacée aux deux jambes par un eczéma.

Voici les variétés du psoriasis admises d'après le siége

local, exclusif qu'il peut occuper, et que nous nous bornerons à mentionner, parce qu'elles n'offrent rien de particulier. C'est le *psoriasis du cuir chevelu ;* le *ps. du scrotum ;* le *ps. unguium* décrit par Biett ; le *ps. ophthalmica* des paupières ; le *ps. præputialis ;* le *ps. palmaria*, le *ps. plantaria*, enfin le *ps. dorsalis*, appelé aussi *gale des boulangers* et occupant exclusivement le dos de la main.

Causes. — La lèpre et le psoriasis ne se développent jamais sous l'influence seule d'une action locale directe ; ils reconnaissent pour cause un état particulier, constitutionnel de la peau qui est ou héréditaire ou acquis ; l'influence occasionnelle qui paraît présider à leur développement ne joue en réalité qu'un rôle secondaire.

Les affections squameuses attaquent tous les âges, mais principalement de quinze à vingt-cinq ans. Elles ne sont pas contagieuses, elles sont souvent transmises par hérédité, enfin elles ont une grande tendance à récidiver.

On a vu la lèpre et le psoriasis apparaître pour la première fois à la suite de certaines maladies qui ont profondément modifié la peau, la variole, les fièvres intermittentes par exemple. Elles ont pu se développer chez d'autres sujets sous l'influence évidente de l'humidité, mais, nous le répétons, l'action de ces causes doit être placée en seconde ligne.

Diagnostic. — La lèpre et le psoriasis peuvent être quelquefois confondus l'une avec l'autre, erreur qui n'a pas une grande importance. Il n'en est pas de même lorsqu'il faut distinguer ces deux affections de quelques autres maladies dont la nature et la gravité sont différentes.

Les éruptions cutanées qu'on pourrait confondre avec la lèpre sont toutes celles qui ont une tendance à la forme ronde ; c'est l'*herpès circiné*, le *lichen circumscriptus*, le *porrigo scutulata*, certaines formes de *syphilides tuberculeuses*.

Le disque de la *lèpre*, dépouillé même de ses squames, se distinguera, par l'élévation de ses bords, du cercle de l'*herpès circiné* dont la limite est unie et couverte d'une exfoliation, signe de la guérison.

Le *lichen circumscriptus* forme bien une plaque saillante comme celle de la lèpre, mais cette plaque n'a pas de centre sain; elle présente au toucher un état rugueux dû à la présence des papules dont il est presque toujours possible de reconnaître l'existence.

Le *porrigo scutulata* se distinguera aussi de la lèpre par la forme même des anneaux, qui sont pleins, unis, sans partie centrale intacte, tandis que la lèpre siégeant au cuir chevelu, présente toujours une saillie à la circonférence; du reste l'erreur ne tarderait pas à être dissipée par la formation de croûtes faveuses si caractéristiques ou par quelques points d'alopécie.

La *syphilide tuberculeuse* peut présenter une disposition qui la rapproche beaucoup de celle de la lèpre, mais, avec un peu d'attention, la distinction est facile. Ainsi, sans parler de la coloration spéciale de l'éruption syphilitique, les tubercules ne forment pas un cercle complet comme le disque de la lèpre; ils sont plus ou moins rapprochés, mais toujours distincts les uns des autres; ils sont lisses et saillants. Même lorsqu'ils sont recouverts d'écailles, on voit que ces lamelles minces et dures, moins larges que l'induration tuberculeuse elle-même, diffèrent essentiellement des squames de la lèpre. Il n'y a peut être qu'une circonstance où le diagnostic offre une difficulté sérieuse, c'est lorsque la lèpre en voie de guérison n'est plus constituée que par un cercle brisé, comme tuberculeux; mais encore ici, ces points de la lèpre sont irréguliers, aplatis et bien distincts des tubercules syphilitiques, qui restent toujours ronds, lisses, et présentent une coloration particulière.

Le *psoriasis* pourrait être confondu avec le *pityriasis* ou avec l'*eczéma chronique.* Cependant le psoriasis se distinguera, même au cuir chevelu, par ses squames larges, sèches, adhérentes, du *pityriasis* qui ne présente ni saillies ni plaques et dont l'exfoliation est farineuse, peu adhérente. Enfin un symptôme précieux et qui servira toujours, quand il existe, à séparer le *pityriasis* du *psoriasis*, c'est l'alopécie qui accompagne très souvent la première maladie et que ne produit jamais la seconde, si ancienne qu'elle soit.

Dans l'*eczéma chronique* les lamelles sont quelquefois larges et assez exactement appliquées sur la peau, mais elles n'ont pas le brillant des squames du psoriasis ; elles sont d'un blanc grisâtre, reposent sur des surfaces unies, ce qui doit empêcher toute erreur. En outre, il n'est pas rare de rencontrer aux limites de l'éruption un peu de suintement dont la présence seule suffit pour faire exclure l'idée d'une affection squameuse; au besoin, le commémoratif dissiperait tous les doutes.

Le *pemphigus foliacé*, étendu à toute la surface du corps, pourrait-il en imposer par un *psoriasis inveterata ?* L'hésitation ne saurait être de longue durée, car, outre l'absence de l'épaississement et de l'hypertrophie de la peau, on trouve que les lamelles du pemphigus, peu adhérentes, sont d'un blanc grisâtre et détachées à leur circonférence comme des pelures d'oignon.

Pronostic. — Les affections squameuses sont des maladies graves à cause de leur ténacité habituelle. Le psoriasis est plus grave que la lèpre, parce qu'il peut revêtir, comme nous l'avons vu, cet état invétéré qui résiste bien souvent à tous les moyens thérapeutiques. Ce sont d'ailleurs des affections sujettes à récidive, ce qui les a fait considérer comme des maladies incurables.

Siége et nature. — La lèpre et le psoriasis sont des inflammations chroniques de la peau qui ont pour résultat la formation de produits particuliers, bien différents de ceux qui succèdent aux inflammations vésiculeuses ou pustuleuses. Dans ces dernières, en effet, c'est une sécrétion nouvelle, accidentellement créée, séreuse ou purulente, dont le produit se concrète à la surface de la peau; dans les affections squameuses, au contraire, l'inflammation se concentrant principalement dans les couches de la matière blennogène, amène comme conséquence immédiate une altération primitive de la sécrétion épidermique; ce n'est pas un produit nouveau, c'est celui d'une sécrétion normale, mais viciée sous l'influence de l'inflammation. Les affections squameuses forment de la sorte le chaînon naturel qui conduit aux maladies cutanées caractérisées par une lésion de sécrétion. Pour apprécier leur nature intime, il faut se rappeler qu'elles offrent comme caractères essentiels, de ne pouvoir jamais être produites par une cause extérieure accidentelle et d'être placées en dehors de toute influence sympathique des divers troubles intérieurs de l'organisme. On peut donc les considérer, en réalité, comme des maladies constitutionnelles de la peau, car elles sont toujours l'expression d'un état morbide inné ou acquis, se transmettant souvent par hérédité. Dans la pathologie cutanée, elles seules pourraient représenter les *dartres*, si l'on n'attachait pas à cette expression, sous laquelle toutes les maladies de la peau avaient été confondues, l'idée d'un principe particulier, d'un *virus*.

Traitement. — Ce que nous avons dit des causes, de la nature des affections squameuses, de leur tendance à la récidive, doit faire pressentir, d'une part, que nous ne possédons pas pour les combattre de thérapeutique rationnelle, et de l'autre, qu'on a dû diriger contre elles une foule de traitements. On a, en effet, proposé un grand nombre de remèdes qui sont loin de jouir de la même efficacité.

Trop souvent, il faut en convenir, la guérison ne s'est pas maintenue; après un intervalle de temps variable, de quelques semaines à quelques mois, l'affection a reparu, ou bien encore elle s'est montrée rebelle à toute médication. C'est même cette incertitude du résultat, cette funeste tendance aux récidives, qui ont fait penser à plusieurs médecins que ces affections étaient incurables, et que, le traitement ne pouvant jamais être que palliatif, il fallait se borner à l'emploi de moyens locaux, extérieurs, et exclure tous les agents énergiques internes que l'on a proposés, non seulement parce qu'ils restent impuissants, mais encore parce que leur administration peut offrir des inconvénients, des dangers même. S'il est vrai que le traitement interne ne mette pas toujours les malades à l'abri d'une récidive, il est cependant le seul à l'aide duquel on puisse espérer et avec lequel on ait vu souvent survenir une guérison solide et durable. Dans tous les cas, s'il n'est pas permis de compter sur un succès définitif, on peut diminuer et éloigner les chances de récidive. Or, il reste encore démontré pour nous par l'observation clinique que, même au point de vue d'une guérison momentanée, le traitement intérieur doit toujours être préféré.

Les topiques dont on a préconisé la valeur sont, du reste, bien loin de la justifier tous au même titre, et les praticiens qui gardent encore une entière confiance dans la médication locale, devront faire un choix parmi toutes ces préparations. Deux d'entre elles cependant jouissent de propriétés actives et réelles; on a vu sous leur influence les maladies squameuses être améliorées, disparaître même dans un espace de temps très court; mais il est évident aussi que, dans la plupart des cas, la guérison n'était que momentanée et que l'éruption ne tardait pas à revenir. Ces deux topiques sont la pommade à l'iodure de soufre, introduite par Biett, dans la proportion de 1 à 3 grammes pour 30 grammes d'axonge, et la pommade au goudron, employée sur une large échelle par M. Émery, dans la proportion de 2 à 4, 8 et 12 grammes pour 30 grammes d'axonge.

Nous mentionnerons, mais pour les rejeter en même temps, parce qu'ils sont ou insuffisants ou nuisibles, la cautérisation, les vésicatoires, les lotions alcalines ou autres.

On a aussi proposé l'usage des bains, ceux de sublimé surtout; ils sont restés sans résultat. Les seuls qui jouissent de quelque utilité sont les bains de vapeur aqueuse de 28 à 32 degrés Réaumur. Sous leur influence, la circulation capillaire cutanée devient plus active, la peau s'anime, la sueur vient l'humecter, les squames se détachent et tombent. Quels que soient les avantages que procure l'emploi de tous ces moyens extérieurs, il ne faut pas oublier qu'ils n'ont qu'une valeur secondaire dans le traitement de la lèpre et du psoriasis, mais qu'ils sont toujours de précieux adjuvants de la médication intérieure.

Lorsque les affections squameuses se présentent sous une forme légère, lorsqu'elles sont à leur début, chez de jeunes sujets faibles et délicats, on a vu plusieurs fois l'administration des sulfureux à l'intérieur donner un succès complet. Les Eaux-Bonnes, celles d'Enghien, de Challes, de Cauterets, aidées de l'usage des bains sulfureux, sont celles qu'il convient le mieux de conseiller.

Les sudorifiques, tels que la décoction de gaïac, de salsepareille, de daphné mézéréum rendent encore de bons services.

Parmi les autres agents administrés à l'intérieur et doués de vertus plus grandes, il faut citer la teinture de cantharides et le sous-carbonate d'ammoniaque. La première de ces préparations a été donnée avec succès par Biett, jusqu'à la dose de 25 à 30 gouttes par jour, en commençant par 3 à 5 gouttes d'abord et augmentant graduellement tous les six ou huit jours. Le sous-carbonate d'ammoniaque a été essayé par M. Cazenave, et nous avons publié (1) des exemples remarquables de guérisons obtenues à l'aide de cet agent et notamment dans un cas où avaient échoué les préparations arsenicales. Le sous-carbonate d'ammoniaque peut être donné à la dose de 50 centigrammes à 1 gramme sans inconvénients. Ainsi, on fait prendre journellement de une à trois cuillerées à bouche du mélange suivant :

Pr. Sous-carbonate d'ammoniaque. .	2	grammes.
Sirop sudorifique du Codex . . .	200	—

Les préparations arsenicales ont une incontestable supé-

(1) *Annales des maladies de la peau et de la syphilis.* 1851, t. III, p. 315.

riorité sur tous ces modes de traitement intérieur. Administrées avec réserve et avec précaution, elles ne suscitent pas des accidents sérieux. Elles peuvent déterminer des nausées, des coliques, de la diarrhée, un peu d'oppression, mais ces accidents se dissipent en suspendant le traitement. Aussi, malgré les critiques et les attaques dont elles ont été l'objet, les succès inespérés qu'on leur doit les placent à juste titre au premier rang pour la thérapeutique des affections squameuses. Les préparations arsenicales ne peuvent être considérées que comme des moyens empiriques ; cependant elles produisent leurs effets curatifs en exerçant sur la peau une action directe dont on peut jusqu'à un certain point se rendre compte. Sous leur influence, ainsi que l'a fait remarquer M. Cazenave, la circulation capillaire cutanée devient plus active, son énergie fonctionnelle se réveille et augmente. Le malade éprouve de la chaleur, principalement au niveau des plaques qui s'animent et deviennent rouges, presque turgescentes. La sueur qui est ou complétement supprimée ou considérablement diminuée, est produite avec une activité insolite.

Les préparations arsenicales employées avec le plus d'avantages sont la solution de *Pearson*, la liqueur de *Fowler* et les pilules *asiatiques*. Ces préparations peuvent être à peu près indifféremment remplacées les unes par les autres ; cependant l'expérience a prouvé qu'il existe entre elles des degrés d'énergie dont il faut savoir tenir compte. D'une manière générale, la solution de *Pearson*, la moins active des trois, doit être réservée pour les formes peu étendues, pour les sujets jeunes et irritables. On peut la donner depuis 50 centigrammes jusqu'à 2 et 4 grammes par jour, en 2 ou 3 doses. La solution de *Fowler* se prescrit depuis 3 gouttes jusqu'à 10 ou 12, terme qu'il ne faut jamais dépasser ; elle convient pour les psoriasis étendus, la lèpre vulgaire. Enfin, les pilules *asiatiques* seront administrées à la dose de 1 à 2 par jour, dans les formes graves, anciennes et rebelles des affections squameuses. Nous n'entendons fournir ici que des indications générales qu'on doit se garder de considérer comme des règles absolues, car il arrive souvent que la solution de Pearson, par exemple, réussit dans un cas où la liqueur de Fowler avait échoué, et réciproquement. Quelle que soit la préparation que l'on préfère, il faut en surveiller les effets; il est même prudent d'en interrompre de temps en temps l'usage, pour le reprendre ensuite, mais en commençant par les doses inférieures.

ARTICLE III.

PITYRIASIS.

Synonymie. — Dartre furfuracée volante; herpès furfureux (Alibert).

Définition. — Le *pityriasis*, dont la dénomination vient de πίτυρον, *son*, est une inflammation chronique de la peau, caractérisée par une sécrétion anormale de la matière épidermique, compliquée quelquefois d'une lésion de sécrétion de la matière colorante.

Symptômes. — Le *pityriasis* est une affection qu'on rencontre à tous les âges et sur toutes les parties du corps. La desquamation farineuse qui le constitue pouvant être accompagnée ou non d'une coloration anormale des tissus, cette importante considération a permis d'établir deux divisions très naturelles comprenant les espèces suivantes : 1° le *pityriasis capitis ;* 2° le *pityriasis rubra;* 3° le *pityriasis nigra ;* 4° le *pityriasis versicolor.*

1° Pityriasis capitis.

C'est la variété la plus intéressante à connaître et la seule qui ne soit pas accompagnée d'une altération de la matière colorante. Le *pityriasis capitis* se montre dans toutes les régions où le système pileux est développé; mais il occupe de préférence le menton, et surtout le cuir chevelu, où il présente, d'ailleurs, quelques différences d'aspect d'après l'âge des malades. Chez les jeunes enfants, il est caractérisé par une espèce de crasse, ou plutôt par de petites exfoliations légèrement imbriquées, dont la chute permet de constater, au siége de l'affection, une rougeur peu vive. Chez les adultes et chez les vieillards, c'est une desquamation très abondante, sous forme de lamelles farineuses.

La présence de petites écailles minces, sèches, blanches, peu abondantes d'abord, fait reconnaître l'existence du pityriasis, dont le développement s'effectue à l'insu du malade. Ce début insidieux, qui n'est escorté par aucun des symptômes sensibles d'inflammation que l'on remarque dans les autres affections cutanées, ne permet guère au médecin d'assister aux premiers progrès de l'affection. Le pityriasis peut même arriver à un état très abondant, sans que l'attention du malade soit éveillée autrement que par des démangeaisons plus ou moins vives qui le sollicitent à se gratter. Si l'on examine le cuir chevelu, dans ce moment, on aperçoit une foule de petites lamelles, minces, le plus souvent libres par une extrémité et adhérentes par l'autre, qui semble tenir à la base du cheveu lui-même. L'action des ongles, les soins minutieux de la toilette provoquent toujours la chute de ces débris épidermiques qui se renouvellent, du reste, avec facilité. Dans quelques cas, ce flux farineux est si abondant qu'il semble se reproduire à l'instant même, et tant que dure l'action de l'ongle; car on peut détacher successivement plusieurs lamelles sur le même point, si limité qu'il soit, sans arriver à une surface enflammée ni suintante. Ce fait acquiert une grande importance au point de vue du diagnostic, comme nous le verrons plus loin.

Quand le pityriasis siége au menton, les squames sont petites, ténues comme des molécules de son; dans le cuir chevelu, au contraire, elles se présentent sous la forme de lamelles minces, brillantes, ayant à peu près les dimensions d'une lentille.

Si le pityriasis n'a pas acquis une grande étendue, c'est à peine une maladie dont on n'a pas l'habitude de se préoccuper. Mais le plus souvent il fait des progrès rapides, surtout chez les personnes dont la chevelure est longue et bien garnie. La desquamation sollicitée, entretenue par les soins de la toilette, devient chaque jour d'autant plus abondante que ces soins sont eux-mêmes plus minutieux.

A cet inconvénient, déjà si grand par lui-même, vient s'en ajouter un autre plus sérieux, l'alopécie.

Il est difficile de se rendre bien compte de ce résultat, dans une inflammation siégeant à la superficie de la peau, dont les phénomènes phlegmasiques sont souvent obscurs; tandis que plusieurs autres maladies du cuir chevelu, paraissant intéresser plus profondément les tissus, n'entraînent pas de semblables conséquences. Faut-il croire que l'inflammation a pénétré jusqu'au bulbe pileux lui-même, dont elle aurait ainsi altéré ou paralysé les fonctions? faut-il croire, au contraire, que l'alopécie survient parce que le cheveu est emprisonné à sa sortie, serré dans une espèce d'étui squameux qui l'étrangle et le brise? Quelle que soit la manière dont l'alopécie se produise, toujours est-il qu'une fois commencée, elle fait des progrès rapides; ainsi il n'est pas rare de voir des chevelures très épaisses se trouver dégarnies dans un espace de temps très court, quinze jours, trois semaines, par exemple. L'alopécie est surtout très marquée dans les endroits des séparations de la coiffure, où le cheveu se trouve toujours plus tiraillé; heureusement elle n'est que passagère, et, quand la maladie guérit, les cheveux repoussent aussi épais qu'auparavant.

Le pityriasis n'envahit jamais toute la surface du corps; il est douteux que les faits de pityriasis général cités par quelques auteurs, se rapportent réellement à cette affection; il est bien plus probable, comme l'exprime M. Cazenave, qu'il aura été alors confondu avec certaines formes légères de *psoriasis* ou *d'ichthyose*.

2° Pityriasis rubra.

Cette variété rare se montre presque exclusivement à la poitrine où elle débute sous forme de plaques rouges, ne dépassant guère les dimensions d'une lentille; elles s'étendent bientôt, acquièrent des dimensions plus considérables, et sont toujours le siége d'une exfoliation farineuse assez abondante, qui tombe et se reproduit sans cesse.

3° Pityriasis nigra.

Cette variété, signalée, pour la première fois, par Biett, lors de l'acrodynie de 1829, est caractérisée tantôt par une desquamation noire elle-même, et reposant sur des surfaces rouges et unies ; tantôt, au contraire, par une desquamation qui reste blanche et sèche comme dans les autres formes de pityriasis, tandis que la coloration noire siége dans la couche sous-épidermique.

4° Pityriasis versicolor.

Il siége principalement au cou, à la poitrine, sur le ventre, le visage, et se manifeste sous la forme de plaques variables en étendue, qui présentent une teinte d'un jaune obscur, quelquefois brunâtre, comme sali, mais qui sont toujours recouvertes d'une exfoliation farineuse, blanche, sèche. Le *pityriasis versicolor* n'occupe, en général, que des surfaces limitées ; cependant, on l'a vu envahir par plaques isolées toute la surface du corps et devenir ainsi une cause d'erreur, parce que les portions de la peau restées intactes, présentant une blancheur relative plus grande, ont pu être prises pour une décoloration qui n'existait pas.

Causes. — Les causes du pityriasis sont peu appréciables. S'il est à la rigueur possible de comprendre que l'influence excitante de l'air puisse en provoquer le développement chez les enfants et chez les vieillards, on ne peut invoquer la même cause pour se rendre compte de son apparition chez les adultes. Il faut qu'il existe, comme pour la *lèpre* et le *psoriasis*, une prédisposition naturelle, inhérente à la peau elle-même, que certaines influences occasionnelles font éclater. Ainsi, le pityriasis est souvent produit par l'usage de certains cosmétiques, toujours excitants, de topiques que l'on emploie dans le but de prévenir ou de guérir une alopécie commençante. Dans tous les cas, ces topiques ne servent qu'à favoriser les progrès de la maladie. Au menton, le pityriasis paraît être entretenu par l'action du rasoir; cependant, il existe chez des personnes qui portent toute leur barbe, preuve nouvelle que les causes occasionnelles ne jouent ici, comme à l'égard des autres affections squameuses, qu'un rôle secondaire.

Le *pityriasis rubra* et le *pityriasis versicolor* semblent être influencés par l'insolation, par l'action des foyers ardents, l'ingestion de certains aliments.

Diagnostic. — Le pityriasis se séparera de la *lèpre* et du *psoriasis* en ce qu'il ne présente jamais, comme ces dernières affections, ni plaques saillantes, ni anneaux papuleux, et que ses lamelles sont blanches, ténues, farineuses, tandis que les exfoliations des premières sont de véritables écailles, brillantes, larges.

La desquamation du *pityriasis rubra* pourrait être confondue avec celle qui succède à certains exanthèmes, si l'on ne faisait pas attention que, dans ces derniers cas, c'est une expulsion épidermique qui ne doit pas se renouveler, tandis que, dans le premier, les lamelles se reproduisent à mesure que les anciennes tombent.

L'*eczéma chronique* se distingue du pityriasis par la nature de ses lamelles qui sont plus larges, d'une couleur blanc grisâtre, molles, recouvrant souvent une surface rouge, un peu suintante ou qui le devient sous l'action de l'ongle. La desquamation a d'ailleurs été précédée d'une éruption et d'un suintement, caractères que ne présente jamais le pityriasis.

Dans le *lichen chronique*, on peut toujours sous l'exfoliation épidermique constater l'état rugueux et chagriné de la peau.

Dans l'*ichthyose*, la peau est dure et sèche, les squames ont une teinte grisâtre, elles sont imbriquées, tandis que, dans le pityriasis, la peau est plutôt ramollie, les squames sont blanches; enfin la première est congénitale, le second est constamment accidentel.

Le *pityriasis versicolor* se distingue des *éphélides* par la présence constante de la desquamation furfuracée, qu'on ne rencontre jamais chez les dernières, qui sont seulement constituées par une lésion de la matière colorante.

PRONOSTIC. — Le pityriasis n'est pas une maladie grave, mais elle constitue un accident fâcheux à cause de cette abondance de desquamation et de l'alopécie momentanée qui en est la conséquence. Cette affection ne cède pas toujours facilement; aussi faut-il être réservé, au point de vue du pronostic sur sa durée probable.

SIÉGE ET NATURE. — Envisagé dans son ensemble, le pityriasis est une affection complexe dont le caractère intime est exprimé par la double existence d'une sécrétion anormale de la matière épidermique et d'une lésion de sécrétion de la matière colorante. Nous ne pourrions que répéter ici les considérations déjà présentées à propos de la nature de la *lèpre* et du *psoriasis*.

TRAITEMENT. — Le traitement du pityriasis varie selon la forme que l'on doit combattre. Dans le *pityriasis capitis*, on emploiera d'abord des lotions émollientes, ou des onctions avec la moelle de bœuf préparée, quand il y a un peu de chaleur, de cuisson. Plus tard on aura recours aux pommades et aux lotions alcalines, aux bains alcalins et mieux aux bains de vapeur. Dans tous les cas, il faut interdire toute espèce de coiffure qui tende à tirailler ou à serrer les cheveux, exclure pour les soins de la toilette l'usage du peigne fin, dont l'action est souvent la seule cause du progrès, de la durée indéfinie de la maladie. A l'intérieur, on administrera quelques boissons amères, et, au besoin, quelques légers laxatifs. Ces moyens restent quelquefois insuffisants et l'on doit s'adresser aux préparations arsenicales. Nous les avons vues réussir dans des cas où les autres moyens avaient échoué.

Quand le pityriasis a son siége au menton, il faut exclure, pour couper la barbe, l'usage du rasoir et ne se servir que des ciseaux. Pour guérir le *pityriasis* des jeunes enfants, il suffit, dans la plupart des cas, de leur brosser légèrement la tête. L'exfoliation, si elle est légère, ne tarde pas à disparaître sous l'influence de l'activité nouvelle que prend la peau ainsi excitée.

Le *pityriasis rubra* peut réclamer, surtout si le sujet est jeune et vigoureux, l'emploi des émissions sanguines. Le *pityriasis versicolor* est avantageusement combattu par les bains et les lotions sulfureuses, et lorsqu'il persiste trop longtemps, par l'administration à l'intérieur des eaux sulfureuses. Enfin, on combattra le *pityriasis nigra* par les bains et les douches de vapeur.

TROISIÈME GENRE.

ÉRUPTIONS SPÉCIFIQUES AIGUES.

Les maladies comprises dans ce groupe ont en général des caractères bien tranchés, tels que, une nature essentiellement fébrile, des périodes fixes, un cours déterminé, une marche régulière, une propriété contagieuse, inoculable ou non.

Deux maladies, la *roséole* et la *miliaire*, font exception à ces caractères généraux. La première, en effet, pourrait peut-être prendre place parmi les variétés de l'érythème, mais nous croyons néanmoins devoir la classer encore à côté de la rougeole, dont elle se rapproche beaucoup par la forme. Quant à la seconde, sa nature est peu connue et les meilleurs esprits hésitent à dire si elle est une affection spéciale, à la manière de la rougeole, de la scarlatine, par exemple, ou si l'éruption qui la constitue est une maladie simple.

Ce groupe comprend : la *roséole*, la *rougeole*, la *scarlatine*, la *variole*, la *vaccine*, la *varicelle*, la *miliaire*.

ARTICLE Ier.

ROSÉOLE.

SYNONYMIE. — *Roseola ;* éruption anomale fugace ; fièvre rouge.

DÉFINITION. — La roséole est une inflammation exanthématique non *contagieuse,* fugace, caractérisée par des taches roses, de forme et d'étendue variables, jamais saillantes et dont l'apparition est le plus souvent précédée et accompagnée de symptômes fébriles.

SYMPTÔMES. — La roséole peut se développer sur tous les points de la surface du corps ou sur quelques régions seulement. Elle a toujours une marche aiguë, et elle dure depuis vingt-quatre heures jusqu'à un septénaire.

Des taches d'une couleur rose foncée, presque circulaires, séparées ou confluentes, offrant de 9 à 14 millim. de diamètre, et dont l'apparition est en général précédée et accompagnée de légers troubles du côté des voies digestives, constituent la roséole. Ces taches peuvent disparaître dans l'espace de vingt-quatre heures, ou cesser et revenir pendant quelques jours.

Cette affection est assez fréquente chez les enfants, à l'époque de la dentition.

DIVISION. — L'époque de la saison dans laquelle la roséole se développe, la disposition singulière qu'elle revêt dans quelques cas, ont fait établir les trois variétés suivantes : 1° *Roseola estiva ;* 2° *roseola autumnalis ;* 3° *roseola annulata.*

1° Roseola estiva.

C'est la variété la plus intense ; elle règne surtout en été. Les phénomènes généraux, chaleur, céphalalgie, délire, convulsions, anorexie, constipation ou diarrhée, précèdent de trois à sept jours le développement de l'éruption. Celle-ci est, en général, complète dans l'espace de vingt-quatre à quarante-huit heures. Les taches ont une couleur rouge foncée, une forme plus irrégulière que les taches de la rougeole; elle dure de trois à quatre jours; dans quelques circonstances elle cesse pour revenir et sa durée se prolonge beaucoup.

2° Roseola autumnalis.

Cette variété, qui se manifeste en automne, différerait de la précédente par la dimension un peu plus grande de ses taches, son développement aux membres supérieurs et l'absence de fièvre.

3° Roseola annulata.

Cette variété, qui siége principalement sur le ventre, au bas des reins, le long des fesses et des cuisses, est constituée par des taches roses en forme d'anneaux dont la partie centrale conserve la couleur naturelle de la peau. Ces anneaux vont en s'élargissant, et quelquefois deux et trois d'entre eux s'entourent réciproquement à la manière de l'*herpès-iris*, la peau restant intacte dans les intervalles de chaque disque.

Causes. — La roséole attaque principalement les enfants et les femmes; elle est plus fréquente en été que dans les autres saisons. Elle peut régner épidémiquement et attaquer plusieurs fois le même individu. Un exercice forcé, l'ingestion de boissons froides, sont des causes fréquentes de l'apparition de la roséole; chez les enfants, elle accompagne des irritations gastro-intestinales; elle peut précéder l'éruption de la variole soit naturelle, soit inoculée.

Diagnostic. — La *rougeole* et la *scarlatine*, bien que présentant des symptômes généraux caractéristiques, bien qu'elles soient contagieuses, pourraient être confondues avec la roséole, seulement au début, car la marche de chacune de ces maladies ne tarderait pas à dissiper le doute. Dans la rougeole, les taches sont petites, irrégulièrement semi-lunaires, moins roses que celles de la roséole; dans la scarlatine, les taches sont larges et framboisées.

La *roseola annulata* se distinguera de l'*herpès iris* par l'étendue plus grande de ses anneaux, l'absence de vésicules et de desquamation.

PRONOSTIC. — Il n'est grave que par la coïncidence de quelques maladies internes.

SIÉGE ET NATURE. — La roséole est une inflammation légère du réseau capillaire sanguin, dont les caractères offrent beaucoup d'analogie avec ceux de l'inflammation qui constitue l'*érythème*.

TRAITEMENT. — Le repos, la diète, des boissons délayantes, sont les seuls moyens à opposer à cette maladie, à moins qu'il n'existe une complication intérieure contre laquelle on dirigera le traitement.

ARTICLE II.

ROUGEOLE.

SYNONYMIE. — *Rubeola; morbilli; febris morbillosa.*

DÉFINITION. — La rougeole est une inflammation exanthématique, contagieuse, caractérisée par l'apparition de petites taches rouges, distinctes d'abord, et qui en se confondant prennent une forme irrégulièrement semi-lunaire; des phénomènes généraux précèdent et accompagnent le développement de l'éruption.

SYMPTÔMES. — La marche de la rougeole, qui est toujours aiguë, présente trois périodes distinctes: 1° *l'invasion*; 2° *l'éruption*; 3° la *desquamation*.

1° *Invasion*. Elle commence, du dixième au quatorzième jour de l'infection, par des alternatives de frisson et de chaleur, du malaise, des lassitudes dans les membres. A ces symptômes s'ajoutent les suivants: larmoiement, éternuments, hémorrhagies nasales, coryza, toux sèche, aiguë, sonore, *férine;* accélération du pouls, chaleur à la peau; anorexie, soif, nausées, vomissements, constipation ou diarrhée; céphalalgie légère, assoupissement, rarement du délire et des convulsions; urines rares et rouges.

L'intensité de ces symptômes augmente du troisième au quatrième jour; les conjonctives, les paupières deviennent très sensibles; le coryza, l'enrouement, la dyspnée, fatiguent beaucoup le malade. Le voile du palais et la luette se couvrent de petites taches rouges qui deviennent bientôt confluentes.

2° *Éruption.* Du quatrième au cinquième jour de l'invasion, l'éruption commence; elle est annoncée par l'apparition de petites taches rouges, distinctes, légèrement proéminentes, ressemblant assez aux piqûres de puce, avec cette différence qu'elles disparaissent sous la pression du doigt. Se développant d'abord au front, au menton, aux joues, elles gagnent bientôt le col, la poitrine, le tronc, les membres; elles se réunissent, forment des plaques irrégulièrement semi-lunaires (*racematim coalescunt*, Sydenham), et offrent entre elles des espaces où la peau conserve sa couleur naturelle. Dans quelques cas, surtout quand l'éruption siége aux mains, on éprouve, en promenant le doigt sur les plaques malades, la sensation d'une surface inégale (*rougeole boutonneuse*).

L'éruption est, en général, complète au bout de vingt-quatre, trente-six heures; la face est alors bouffie, les paupières sont tuméfiées. Le sixième jour, la rougeur des taches diminue à la figure, tandis qu'elle augmente sur les autres parties du corps. Le septième jour, les taches commencent à disparaître dans l'ordre de leur apparition, et vers le neuvième on n'aperçoit plus qu'une légère teinte jaunâtre.

3° *Desquamation.* La desquamation, ordinairement accompagnée de vives démangeaisons, ne se montre guère avant le septième jour; elle s'effectue sous forme de lamelles très petites, furfuracées; le plus souvent elle est partielle; elle n'est pas constante, et elle peut manquer complétement.

Les symptômes généraux qui ont augmenté avec l'éruption cessent avec elle. Quelques uns d'entre eux persistent, la toux principalement; l'expectoration est abondante, les crachats épais, nummulaires comme les crachats des phthisiques, durent longtemps encore. Il n'est pas rare de voir des sueurs, une hémorrhagie nasale, de la diarrhée, terminer la maladie et hâter la convalescence.

Telle est la marche la plus naturelle de la rougeole. Mais elle présente beaucoup d'irrégularités soit dans l'éruption elle même, soit dans sa marche, soit dans ses symptômes généraux concomitants. Ces irrégularités constituent autant de variétés de la rougeole que nous nous contenterons d'indiquer ici.

1° *Variétés* portant sur l'éruption elle-même: la rougeole peut être discrète, confluente, partielle, générale, débuter sur un point autre que le visage. D'après la forme et la nature intime des taches, les auteurs ont encore divisé la rougeole en *boutonneuse*, *noire*, *hémorrhagique*.

2° *Variétés* portant sur la marche de l'éruption : rougeole *anomale*.

3° *Variétés* portant sur les symptômes concomitants: rougeole *sans catarrhe*, rougeole *sans éruption*.

Complications. — La rougeole peut être compliquée de différentes maladies de la peau, la variole, la scarlatine, par exemple. Ordinairement ces maladies sont successives; dans quelques cas elles marchent ensemble, se modifiant réciproquement; dans certains autres, il y a prédominance d'un symptôme de chacune d'elles. Ainsi on rencontre des rougeoles avec angine, des scarlatines avec toux. Il faut noter aussi les phlegmasies pulmonaires et gastro-intestinales.

Pendant la convalescence, on peut voir s'établir des ophthalmies rebelles, des bronchites chroniques, le développement de tubercules pulmonaires, l'anasarque; ce dernier accident est, du reste, plus rare qu'à la suite de la scarlatine.

Anatomie pathologique. — Les complications peuvent masquer les caractères anatomiques; la fibrine du sang conserve la moyenne normale; la proportion des globules peut être augmentée.

Causes. — La rougeole est une maladie contagieuse qui n'attaque, en général, qu'une seule fois le même individu; cependant on connaît des exemples bien avérés de récidive. Elle est sporadique ou épidémique.

La rougeole sévit à tous les âges; mais de préférence chez les jeunes enfants, après la première dentition. L'hiver et le commencement du printemps sont les époques de l'année où l'on a le plus occasion de la rencontrer.

Diagnostic. — La rougeole peut être toujours distinguée de la *scarlatine*, lorsque les deux maladies suivent leur marche naturelle. Les phénomènes précurseurs, les phénomènes de l'éruption sont différents dans les deux cas. A la scarlatine appartiennent les symptômes de l'angine; à la rougeole, le larmoiement, le coryza, le catarrhe. Les taches de cette dernière affection sont petites, d'un rouge vif, irrégulièrement semi-lunaires; dans la scarlatine, c'est un pointillé très fin, confluent, promptement réuni en plaques larges, d'une teinte framboisée.

Le diagnostic est plus difficile lorsqu'il y a coïncidence des deux éruptions scarlatineuse et rubéolique, et qu'en même temps les symptômes généraux de l'une et de l'autre sont réunis. Dans ces cas, il faut avoir égard à l'épidémie régnante, aux symptômes prédominants de la maladie, à la marche qu'elle suivra.

La *roséole* pourrait être confondue avec la rougeole, au début, lorsque celle-ci ne présente pas ses symptômes ordinaires; car autrement, la première se sépare de la seconde par la couleur rose-foncé de ses taches, leur forme assez exactement arrondie et la non-contagion.

Pronostic. — La rougeole n'est pas en général une maladie grave. Ce sont les complications, le caractère de la maladie régnante qui la rendent mortelle dans un grand nombre de cas. Le pronostic est d'autant plus fâcheux qu'elle se montre chez les femmes enceintes, les femmes récemment accouchées, les nouveaux-nés, les vieillards. La rougeole est encore redoutable pour les enfants faibles, lymphatiques, pour les personnes épuisées par des maladies antérieures, pour les sujets tuberculeux chez lesquels elle accélère le développement des produits morbides.

Siége et nature. — Les phénomènes pathologiques de la rougeole qui se passent à la peau consistent dans une inflammation légère du réseau capillaire sanguin ; mais cette inflammation, qui manque quelquefois, n'est qu'une des manifestations de cette maladie dont la nature, inconnue dans son essence, est exprimée par ses propriétés contagieuses.

Traitement. — Le traitement de la rougeole régulière, bénigne, est très simple : il suffit de la diète, du repos, de quelques boissons délayantes et mucilagineuses ; on aura la précaution de soustraire les yeux à une lumière trop vive; en un mot, c'est la médication expectante.

Si l'éruption tarde à se faire ou si elle se fait incomplétement, il peut être utile, au début, d'administrer un vomitif. Lorsque l'éruption vient à disparaître tout à coup sans qu'il existe d'inflammation vers les organes intérieurs, on se trouvera généralement bien de plonger le malade dans un bain tiède, dans lequel on aura mêlé un peu de farine de moutarde et mieux encore de donner un bain de vapeur. Si cette disparition peut être attribuée à la faiblesse du malade, on aura recours aux sinapismes, aux vésicatoires, aux boissons chaudes aromatiques.

Dans les cas où il y a imminence de complications intérieures, on a depuis longtemps conseillé et mis en usage les émissions sanguines générales et locales. Cette médication active dirigée contre de tels accidents, ne doit être, selon nous, employée qu'avec beaucoup de réserve. On se rappellera toujours que les saignées n'agissent pas aussi efficacement dans les inflammations qui compliquent la rougeole, que dans les phlegmasies simples qui affecteraient les mêmes organes. Dans tous les cas, il faudra avoir égard et aux conditions de l'individu et aux caractères de la maladie régnante.

Les purgatifs associés aux émissions sanguines rendent de bons services dans les cas de pneumonie, de méningo-encéphalite. A la période de desquamation, on pourra administrer de légers minoratifs, si la diarrhée naturelle ne s'établit pas.

Les toniques seront réservés pour les cas où l'éruption est pâle ou livide, la peau peu chaude, le pouls misérable.

Le seul moyen prophylactique de la rougeole consiste dans l'isolement des individus, qu'il est prudent de prolonger pendant vingt à vingt-cinq jours.

ARTICLE III.

SCARLATINE.

SYNONYMIE. — *Febris scarlatina* (Sydenham); *angina erysipelatosa* (Grant); *rossalia* (F. Hoffmann); *purpura scarlatina ; febris anginosa* (Huxam); *morbilli confluentes ; febris scarlatina ;* fièvre rouge.

DÉFINITION. — La scarlatine est une inflammation exanthématique contagieuse, caractérisée par de petits points rouges qui forment bientôt des taches irrégulières, d'une teinte framboisée, et dont l'apparition est précédée et accompagnée de symptômes généraux.

SYMPTÔMES. — La scarlatine, dont la marche est toujours aiguë, présente trois périodes distinctes : 1° l'*invasion ;* 2° l'*éruption ;* 3° la *desquamation.*

1° *Invasion.* Elle commence, du troisième au sixième jour après l'infection, par un malaise général, des frissons passagers, de l'anorexie, un peu de douleur à la gorge avec gêne de la déglutition, de la chaleur à la peau et de la fréquence dans le pouls. Dans plusieurs cas, on observe des nausées, des vomissements, de la céphalalgie, rarement des convulsions. Ces phénomènes précurseurs ne durent en général qu'un seul jour; d'autres fois ils se prolongent au delà, et l'éruption ne paraît que le troisième ou le quatrième jour. Enfin, chez certains individus, les symptômes généraux manquent, l'éruption est instantanée.

2o *Éruption.* Elle commence le plus ordinairement au col, à la face, pour se répandre sur tout le corps dans l'espace de vingt-quatre heures. Elle consiste en un nombre infini de petits points rouges reposant sur un fond rose; la peau paraît rugueuse au toucher, elle est brûlante, sèche, et devient le siége d'un prurit désagréable. Ce pointillé très confluent se transforme en plaques larges, irrégulières, d'un rouge écarlate, disparaissant momentanément sous la pression du doigt, et beaucoup plus foncé aux plis des articulations. Cette rougeur envahit successivement la langue, le pharynx, le voile du palais, les amygdales, la face interne des paupières, des narines; la déglutition est douloureuse. La langue qui, au début, était couverte d'un enduit blanchâtre, s'en dépouille peu à peu, et l'on peut remarquer la saillie de ses papilles, surtout à la pointe et aux bords.

La rougeur de la scarlatine, plus vive le soir, commence à diminuer vers le cinquième jour, et disparaît ordinairement vers le septième.

Les symptômes généraux qui accompagnent l'éruption, après en avoir suivi les phases d'accroissement, diminuent et cessent avec elle. La fièvre tombe, la déglutition devient facile; tantôt une sueur copieuse, tantôt de la diarrhée, ou bien un dépôt sédimenteux de l'urine, annoncent la dernière période de la maladie.

3o *Desquamation.* La desquamation est rarement furfuracée; elle est presque toujours lamelleuse et accompagnée d'un prurit incommode. Elle commence d'ordinaire du quatrième au neuvième jour, suit en général l'ordre dans lequel les rougeurs scarlatineuses se sont montrées, et dure de huit à quinze jours, rarement trente et quarante.

Telle est la marche de la scarlatine légère ; mais dans certains cas, à cause de la prédominance de quelques symptômes ou des caractères d'une extrême gravité qu'elle présente au début, la maladie revêt deux formes différentes décrites par Willan sous les noms de *scarlatina anginosa* et de *scarlatina maligna*.

1° Scarlatina anginosa.

Dans cette variété, l'angine acquiert une grande intensité ; elle précède souvent la fièvre, occupe toujours les deux tonsilles, et est accompagnée d'une rougeur simultanée de toute la membrane muqueuse de la bouche. Elle se complique souvent de fausses membranes qui couvrent les piliers du voile du palais, les amygdales, le pharynx ; parfois cette matière pultacée cache des ulcérations. C'est surtout dans les épidémies que cette angine couenneuse est commune et qu'elle se termine par gangrène.

Les symptômes précurseurs de l'éruption sont plus intenses que dans la scarlatine simple. L'exanthème ne paraît le plus souvent que le quatrième jour ; il est moins généralement répandu ; il peut disparaître et reparaître à des époques différentes. Ce qui donne à cette variété son véritable cachet, c'est l'angine.

2° Scarlatina maligna.

Cette forme est plus grave ; dès le premier ou le second jour, les symptômes sont très alarmants. Ce sont des phénomènes ataxiques, de l'agitation, du délire, de la rigidité dans les muscles de la nuque et du cou ; ou bien, on observe de l'assoupissement, de la prostration ; les selles sont involontaires ; le facies est profondément altéré ; le pouls perd sa force ; une exsudation noirâtre couvre les amygdales et les parties voisines. Chez plusieurs sujets, il survient des hémorrhagies soit nasales, soit intestinales, et la mort peut arriver au bout de quelques heures ou du deuxième au quatrième jour. Si la maladie se prolonge, des escarres se forment au sacrum, au trochanter, et le sujet succombe, miné par la suppuration.

Dans cette forme, l'éruption est souvent tardive.

Complications et accidents. — Les inflammations cutanées qui peuvent compliquer la scarlatine sont : une éruption miliaire occupant le thorax, les tempes, le cou, les épaules; la rougeole, l'érysipèle, la variole. Mais les complications les plus graves sont, comme nous l'avons vu, l'angine couenneuse de la bouche, du pharynx et des fosses nasales.

On peut encore voir survenir à la suite de la scarlatine des abcès dans les amygdales, des ophthalmies, des otites, des parotides, des engorgements des ganglions lymphatiques chez les enfants. Un accident qu'on ne saurait oublier, parce qu'on le rencontre fréquemment, c'est l'anasarque, qui est plus commune dans l'enfance qu'aux autres âges, pendant l'hiver que pendant l'été. Dans quelques épidémies, l'anasarque paraît dépendre du génie même de la constitution médicale, mais, dans la grande majorité des cas, elle se développe sous l'influence d'un refroidissement, huit à dix jours après la disparition de l'éruption scarlatineuse.

Quel rapport existe-t-il entre cette anasarque et la néphrite albumineuse? On ne saurait le préciser exactement.

Un peu d'abattement, de langueur, de tristesse, annoncent le développement de l'anasarque; le pouls est fréquent, la peau chaude. L'infiltration commence d'ordinaire par la face, les paupières, puis elle devient générale. Sa durée est de six à douze jours; mais si, au lieu d'être bornée au tissu cellulaire, l'infiltration se fait dans les cavités séreuses, la mort peut arriver dans un temps très court.

Anatomie pathologique. — Sur les points occupés par l'éruption on trouve des taches d'un rouge livide; d'autres fois, toute trace d'exanthème a disparu; l'épiderme se détache avec facilité, et la peau est promptement envahie par la putréfaction. La bouche, les fosses nasales, le pharynx, l'estomac, les intestins, offrent des traces de congestion, d'injection; mais ces lésions ne sont pas constantes, ou du moins il n'est plus possible d'en retrouver des traces. De même que dans la rougeole, la fibrine du sang conserve la moyenne normale; la proportion ordinaire des globules peut être augmentée.

Causes. — La scarlatine est produite par un principe contagieux inconnu dans son essence. Elle est moins fréquente que la rougeole, et, comme cette dernière, elle peut attaquer deux fois le même individu; ces exemples de récidive sont plus rares. La scarlatine se développe dans toutes les saisons, mais on la voit plutôt régner épidémiquement en automne. Aucun âge n'en est à l'abri, pourtant elle est plus fréquente chez les adultes, les adolescents, que chez les enfants en bas âge et les enfants à la mamelle.

La propriété contagieuse de la scarlatine semble se conserver plus longtemps que celle de la rougeole et se produire plus rapidement.

Diagnostic. — La durée moins longue de la période d'invasion, la teinte framboisée de l'éruption, la nature des complications, serviront pour faire distinguer la scarlatine de la rougeole.

La *roséole* se sépare de la scarlatine par la marche moins aiguë de son début, l'absence de l'angine et les caractères de ses taches, qui sont roses, irrégulièrement disséminées.

Pronostic. — La scarlatine régulière et sans complication n'est pas une maladie grave; néanmoins il faut être, dans le pronostic, plus réservé que pour la rougeole. Ce sont les complications qui font la gravité de la maladie; lorsqu'elle se développe chez les femmes enceintes, chez les femmes nouvellement accouchées, elle est encore très fâcheuse.

Siége et nature. — La scarlatine est une maladie générale, contagieuse, dont la nature ne peut être expliquée par les lésions du système cutané, qui consistent seulement en des phénomènes d'inflammation superficielle.

Traitement. — Lorsque la scarlatine est simple, peu intense, on doit se borner à l'emploi des boissons émollientes et rafraîchissantes; le repos, la diète, une température modérée, des gargarismes émollients, suffiront toujours.

Si la scarlatine est compliquée de l'inflammation d'un ou plusieurs organes intérieurs, faut-il recourir à l'emploi des émissions sanguines générales et locales? Nous ferons ici la même réserve que nous avons faite pour la rougeole; peut-être même les complications scarlatineuses réclament-elles moins les saignées que les complications morbilleuses. Cette médication ne doit pas être appliquée dans les cas de scarlatine maligne, contre laquelle on dirigera principalement les bains tièdes ou presque frais, les affusions froides, les révulsifs aux extrémités inférieures.

Lorsque l'angine prédomine, il est avantageux de recourir aux gargarismes acidulés, aluminés. On modifiera les surfaces pultacées en les touchant avec le nitrate d'argent, ou avec un mélange de jus de citron et partie égale de miel. L'usage des purgatifs est utile dans ces circonstances.

C'est pendant la convalescence que les malades devront surtout se prémunir contre l'impression du froid et de l'humidité. Si, malgré ces précautions, l'anasarque se développe, on la combattra, en tenant compte de l'état des forces du malade et de la réaction plus ou moins vive, par le repos, la diète, les boissons diaphorétiques tièdes, les saignées, les diurétiques, les bains de vapeur.

Dans certaines épidémies meurtrières, on a conseillé, après l'isolement, comme moyen préservatif de la scarlatine, l'usage de la belladone. Ce moyen, essayé d'abord en Allemagne et en Suisse où il a donné d'heureux résultats, a été aussi employé en France avec succès. On administre la teinture de belladone à la dose de six gouttes par jour et plus, suivant l'âge des enfants, et on en continue l'usage pendant dix à douze jours.

On a encore proposé une combinaison de soufre doré d'antimoine avec le calomel que l'on donnerait pour les enfants de deux à quatre ans, à la dose de 4 à 8 milligrammes de chaque substance, mêlées à un peu de sucre ou de magnésie, dose que l'on répéterait trois ou quatre fois par jour.

ARTICLE IV.

VARIOLE.

Synonymie. — *Variolæ; febris variolosa;* petite vérole; picote; varioloïde.

Définition. — La variole est une inflammation contagieuse, caractérisée par des pustules *phlyzaciées*, assez volumineuses et le plus souvent ombiliquées, dont le développement est précédé et accompagné de symptômes généraux.

Division. — La variole est dite *naturelle* ou *inoculée*, suivant qu'elle est le résultat d'une infection variolique directe, ou de l'introduction artificielle du virus dans l'économie. Relativement au nombre des pustules, on la divise en *discrète* ou *confluente*. Enfin on distingue encore la variole en *primitive* et en *secondaire;* cette dernière porte encore le nom de *varioloïde* et ne se rencontre que chez les personnes qui ont été vaccinées ou qui ont eu déjà la variole.

Symptômes. — La variole est régulière ou irrégulière dans son développement. La variole régulière peut être divisée en cinq périodes bien distinctes: 1° l'*incubation;* 2° l'*invasion;* 3° l'*éruption;* 4° la *suppuration;* 5° la *dessiccation.*

1° *Incubation.* Il n'existe pas de phénomènes généraux dans cette période dont la durée est de six à vingt jours. Quelques auteurs assurent que la maladie est d'autant plus violente que l'incubation est plus courte.

2° *Invasion.* Dans la variole discrète, cette période est marquée par des frissons suivis de chaleur, par des lassitudes, des douleurs dans les membres, et surtout par une rachialgie plus ou moins intense. En même temps le pouls se développe; il y a céphalalgie, des nausées, des douleurs épigastriques, des vomissements qui peuvent être abondants et répétés. Chez quelques sujets, le début de la variole est annoncé par un violent délire, ou par des convulsions chez les enfants.

Ces prodromes, dont l'intensité est variable, persistent pendant deux ou trois jours, puis cessent au moment où l'éruption vient à paraître. Il peut arriver qu'ils se prolongent et durent de quinze à vingt jours ; dans ces cas, ils peuvent en imposer pour une autre maladie.

Dans la variole *confluente*, la fièvre d'invasion est d'ordinaire plus intense.

3° *Éruption*. Elle commence habituellement, du deuxième au troisième jour, sous la forme de petits points rouges qui se montrent d'abord à la face, d'où ils s'étendent au cou, au tronc, aux membres inférieurs. L'éruption est complète au bout de vingt-quatre heures. La peau est chaude et luisante; assez souvent il y a exacerbation de tous les symptômes, mais ils s'apaisent à mesure que l'éruption paraît. Le lendemain ou le surlendemain, les petits points rouges augmentent de volume ; ils forment une élévation à base rouge et enflammée, tandis qu'à leur sommet existe un point transparent, aplati, présentant déjà une dépression centrale. Dès le troisième jour de l'éruption, cette dépression est très marquée dans le plus grand nombre des pustules qui, augmentant de volume, deviennent dures au toucher et offrent un aspect blanchâtre.

Cette couleur blanchâtre de la pustule n'est pas due d'abord à la formation de pus, mais au dépôt sur chaque surface enflammée d'une substance couenneuse, molle, semblable à de la lymphe plastique et qui acquiert plus tard une certaine consistance. Lorsque la variole est confluente, ce qui arrive souvent à la face, les petits points papuleux forment, par leur rapprochement, une large surface rouge, d'où il résulte que la dépression centrale des pustules devient peu appréciable.

On observe en même temps des pustules développées sur les membranes muqueuses de la bouche, du pharynx, des paupières et de l'œil. Enfin le coryza et la toux, qui existent dans un grand nombre de cas, annoncent qu'une semblable éruption s'est faite dans les fosses nasales et la trachée.

4° *Suppuration.* Elle arrive du cinquième au septième jour et se termine en trois ou quatre jours. Cette période est annoncée par le développement d'une fièvre secondaire, dite fièvre de *suppuration*, et accompagnée d'un gonflement général de la peau. Les pustules perdent leur forme ombiliquée, parce que le pus sécrété distend l'épiderme; elles deviennent sphériques, et le malade éprouve un sentiment de tension et de douleur.

La suppuration s'établit d'abord à la face, et les pustules parvenues à leur dernier degré de développement, peuvent rester dans cet état deux ou trois jours. Si on les ouvre à cette époque, on trouve dans leur intérieur un pus jaunâtre et au fond un petit disque, blanchâtre, ombiliqué, qui rappelle parfaitement la forme et le volume que la pustule présentait avant que le pus eût soulevé l'épiderme. Vers la fin de la période de suppuration, on ne trouve plus le petit filament qui répond par son extrémité supérieure à la face interne de l'épiderme, tandis que son extrémité inférieure adhère au disque dont nous avons parlé.

La tuméfaction de la face et des mains, le ptyalisme, une fièvre plus ou moins intense, accompagnent la suppuration, et ces symptômes sont d'autant plus prononcés, que la variole est plus confluente. Le gonflement du visage est surtout très prononcé aux paupières, aux lèvres. Le ptyalisme, dans quelques cas, est à peine marqué, même lorsque l'éruption est très abondante.

5° *Dessiccation.* Cette période commence habituellement, du dixième au douzième jour, par la face qui est souvent couverte de croûtes, quand, sur les extrémités inférieures, les pustules sont à peine arrivées à maturité. La dessiccation se forme de deux manières, ou bien la pustule s'ouvre et le liquide s'épanche, se concrète à l'air; ou bien l'épiderme devient rugueux, et le fluide se dessèche en conservant la forme de la pustule.

Une odeur particulière, nauséabonde, une démangeaison assez vive, accompagnent la formation des croûtes. Lorsque celles-ci sont détachées, les surfaces qu'elles couvraient offrent une couleur vive qui disparaît lentement; mais à mesure qu'elle s'efface, les cicatrices deviennent de plus en plus apparentes.

Complications et accidents. — La variole ne présente pas toujours une marche si régulière et si simple; à chacune de ses périodes, elle peut être traversée par une foule d'accidents plus ou moins graves, mais qui sont plus fréquents dans la variole confluente que dans la variole discrète.

Les symptômes fâcheux qui se rencontrent dans la période d'*invasion*, sont des frissons très violents, des vomissements opiniâtres, un délire très prononcé, des convulsions qui peuvent occasionner la mort avant que l'éruption soit faite.

A la période d'*éruption*, appartiennent les congestions et les hémorrhagies sur divers organes intérieurs, ce qui donne lieu à des accidents variables suivant l'organe attaqué. On observe alors les symptômes d'une congestion ou d'une hémorrhagie vers le cerveau, les organes thoraciques ou dans le tissu même de la peau.

La période de *suppuration* est peut-être celle où la mort arrive le plus souvent; on ne peut pas toujours trouver la cause de cette terminaison funeste.

Les accidents de la période de *desquamation* sont l'apparition de pustules d'ecthyma, de tumeurs phlegmoneuses sous-cutanées, de bulles de rupia; mais, en général, ces accidents ne sont pas redoutables.

Les causes de ces complications ne sont pas toujours faciles à apprécier; car on les rencontre chez les individus robustes et vigoureux, comme chez ceux dont la constitution est détériorée. Toutes choses égales d'ailleurs, elles sont plus à craindre dans les saisons chaudes ou dans le fort de l'hiver.

Anatomie pathologique. — Chez les individus qui ont succombé à la variole, on trouve les lésions des différentes complications qui ont attaqué les organes intérieurs. Des pustules varioliques existent dans la bouche, dans le pharynx, l'œsophage et jusque dans le larynx et la trachée; mais jamais on ne trouve ces pustules distendues par du pus. La muqueuse gastro-intestinale, à l'exception toutefois de celle de l'extrémité inférieure du rectum, n'offre jamais de pustules varioliques. On a quelquefois pris pour des pustules les follicules de Brunner augmentés de volume.

En examinant la structure anatomique des pustules de la peau, on trouve de dehors en dedans : 1° L'épiderme conservant son épaisseur naturelle et s'enlevant avec facilité; 2° une couche purulente; 3° un petit disque ombiliqué formé par une substance blanchâtre, véritable exsudation couenneuse à la surface du disque enflammé. Cette substance n'existe pas dans toutes les pustules; lorsqu'elle manque, la pustule n'est pas ombiliquée.

Causes. — La variole se transmet par contact médiat ou immédiat; aucun âge, aucun sexe n'en sont exempts. Elle se développe dans toutes les saisons; elle est sporadique ou bien elle règne d'une manière épidémique. Le fœtus renfermé dans l'utérus peut en être atteint. Bien que la variole n'exerce, en général, son action sur l'économie qu'une seule fois dans la vie, il est cependant prouvé qu'elle peut se développer deux fois chez le même individu, avec une grande intensité.

Lorsque la cause spécifique de la variole exerce son influence sur des personnes vaccinées ou qui ont eu déjà la variole, elle détermine une maladie qui offre quelque chose de spécial et qu'on a désignée sous le nom de *varioloïde*. Cette variété diffère de la variole ordinaire par l'irrégularité et la rapidité de sa marche, jointes à l'absence de toute fièvre secondaire; cependant, elle peut être une affection plus grave qu'une variole ordinaire discrète. Il n'existe aucun rapport entre son intensité et le temps plus ou moins long qui sépare l'époque de son développement de celle où l'individu a été vacciné ou atteint de la variole. La varioloïde s'est même montrée chez des individus qui n'avaient jamais eu la petite vérole et qui avaient été vaccinés sans succès.

Diagnostic. — Les pustules de la variole, par leur caractère ombiliqué et dont l'apparition est précédée et accompagnée de phénomènes généraux, se séparent de toutes les affections pustuleuses de la peau avec lesquelles on pourrait les confondre.

Pronostic. — Il est favorable lorsque la variole suit une marche régulière et qu'elle est légère. Le pronostic est plus grave dans les varioles confluentes, parce qu'il est assez ordinaire de voir survenir alors des accidents promptement mortels. L'âge, la débilitation de l'économie sont encore de fâcheuses conditions; il en est de même pour les femmes enceintes ou les femmes nouvellement accouchées.

Il faut encore redouter une issue fâcheuse, lorsque les symptômes précurseurs persistent avec violence après l'éruption, ou lorsque celle-ci disparaît subitement. Le pronostic n'est pas moins fâcheux dans les cas où l'éruption est très abondante, dans ceux où les pustules se remplissent de sang, ou bien lorsqu'elles restent blanches et aplaties. Dans tous les cas, il faudra surveiller la marche des symptômes généraux et l'état des organes intérieurs.

Siége et nature. — Les pustules de la variole ne se développent pas dans un organe déterminé de la peau; du moins les auteurs ne sont-ils pas d'accord sur ce point. A la différence près de leurs propriétés contagieuses, elles représentent, comme certaines formes d'ecthyma, un effort purulent vers l'enveloppe tégumentaire, effort qui n'est ici que l'expression d'un principe inconnu dans son essence et qui constitue la nature de la variole.

Traitement. — La variole dont la marche régulière

n'est pas entravée par des complications vers les organes intérieurs, n'exige pas de traitement actif : le repos, la diète, une température modérée, des boissons émollientes, sont les seuls moyens à employer. Il ne serait utile de recourir à l'administration d'un vomitif que dans les cas où l'éruption tarde trop à paraître et qu'il n'existe pas de phlegmasie intérieure qui puisse en rendre compte.

Lorsque la variole est *confluente*, ou qu'il existe d'autres complications, on a conseillé de recourir aux émissions sanguines, générales et locales, surtout si les sujets sont jeunes, vigoureux. Nous croyons, avec beaucoup de praticiens recommandables, que cette méthode active est impuissante pour conjurer le danger qui menace le malade, et qu'il faut être très réservé dans son emploi.

Lorsque la congestion vers les organes intérieurs s'établit lentement, que la marche des symptômes est insidieuse, que le malade est abattu, que le pouls est faible, il faut recourir à l'application de vésicatoires aux membres inférieurs, à l'usage des purgatifs.

A l'époque de la suppuration, des congestions peuvent se faire vers le cerveau ou les organes thoraciques ; on les combattra avantageusement par les purgatifs doux.

Dans le but de faire avorter l'éruption et de prévenir les cicatrices sur le visage, on a conseillé l'emploi de différents moyens, cautérisations, applications emplastiques de diverses natures, etc. Plusieurs faits semblent établir l'avantage de cette méthode connue sous le nom de *méthode ectrotique.* Malgré ces succès qu'on obtient sans grand inconvénient dans les cas où la variole est discrète, il n'est pas établi qu'on puisse recourir sans danger à cette méthode, lorsque la variole est confluente.

Les vomitifs combinés avec les vésicatoires volants, les sinapismes, les bains chauds, rendront de grands services dans les cas où, par suite d'une exposition au froid, l'éruption ne suit pas sa marche régulière et qu'il existe un état d'affaissement général.

Les toniques, le quinquina, les amers, etc., peuvent être utiles lorsque, après la période de suppuration, les malades restent faibles et épuisés.

Les opiacés combattront avantageusement l'insomnie et la diarrhée intense qui n'est pas accompagnée de fièvre.

Les laxatifs sont généralement indiqués à la fin de la variole.

ARTICLE V.

VACCINE.

Synonymie. — *Cow-pox*.

Définition. — La vaccine est une inflammation contagieuse, caractérisée par une ou plusieurs pustules argentines, larges, aplaties, multiloculaires, ombiliquées, entourées d'une aréole érythémateuse, et qui jouit de la propriété, lorsqu'elle est inoculée, de prévenir ou au moins de modifier la variole (1).

Symptômes. — La vaccine existe naturellement sur le pis des vaches; elle est transmise à l'homme le plus ordinairement par inoculation. Le développement de la pustule qui en résulte présente quatre périodes distinctes :

1° La première période dure deux à trois jours, quelquefois quinze, vingt et vingt-cinq jours; elle commence à l'instant même où la piqûre vient d'être faite. Il se forme presque constamment un cercle rose qui disparaît après quelques instants.

2° La seconde commence vers le troisième ou le quatrième jour et finit vers le huitième ou le neuvième. En explorant avec le doigt, on sent une petite dureté entourée d'une légère rougeur. Le cinquième jour, l'épiderme est soulevé ; il existe une vésicule ombiliquée qui, le sixième jour, s'élargit et se déprime au centre. Elle est arrondie ou un peu ovale et présente une couleur d'un blanc mat.

3° La troisième période commence du huitième au neu-

(1) Voyez *Nouveau traité de la vaccine et des éruptions varioleuses ou varioliformes*, par J.-B. Bousquet, ouvrage couronné par l'Institut, Paris, 1848.

vième jour; la vésicule est à son plus grand développement; elle est entourée d'une aréole d'un rouge vif et accompagnée d'une tuméfaction de la peau et du tissu cellulaire sous-cutané. Ces symptômes sont surtout prononcés le dixième jour; à cette époque, le sujet vacciné peut éprouver une douleur dans les glandes axillaires et un mouvement fébrile peu intense.

4° La quatrième période commence vers le dixième jour; l'aréole diminue; le fluide contenu dans la vésicule devient purulent; la dessiccation commence et la pustule se transforme, les jours suivants, en une croûte circulaire, dure, d'un brun foncé, et qui se détache du vingtième au vingt-cinquième jour de la vaccination, laissant à nu une cicatrice profonde, gaufrée, dont les traces sont indélébiles.

On regarde cette marche régulière, ces caractères de l'éruption comme des conditions nécessaires pour que la vaccine prévienne le développement de la variole. Lorsqu'elle ne suit pas cette marche régulière, on ne croit pas qu'elle puisse garantir l'économie de l'infection variolique, et on lui donne le nom de *fausse vaccine*. Willan admet trois fausses vaccines vésiculeuses.

1° Dans l'une, la vésicule est parfaite, mais sans développement de l'aréole et de l'inflammation circonvoisine que l'on observe du neuvième au dixième jour;

2° Dans l'autre, la vésicule est perlée, beaucoup plus petite que celle de la vraie vaccine; elle est aplatie; la circonférence n'est point arrondie et ne dépasse pas la base, qui est dure, enflammée, légèrement élevée et entourée d'une aréole d'un rouge très foncé;

3° Dans la troisième, la vésicule est plus petite que celle de la vaccine vraie; elle est acuminée; l'aréole, quelquefois d'un rouge peu intense, est très étendue.

Nous ne pouvons nous étendre ici sur toutes les questions importantes qui se rattachent à la vaccine, à la durée plus ou moins longue de sa vertu préservatrice, etc.

Causes. — La vaccine se développe souvent chez les jeunes filles et les enfants chargés de traire les vaches; mais le plus souvent l'inoculation du virus vaccin est la cause du développement de cette éruption.

Diagnostic. — Les pustules de la variole se rapprochent quelquefois de celles de la vaccine; mais dans ces dernières, l'éruption est toujours locale, la contagion n'a lieu que par inoculation; il n'y a presque jamais de symptômes généraux; les pustules sont plus larges, d'un blanc argenté; les cicatrices sont plus étendues et moins profondes.

Pronostic. — La vaccine est une affection très simple et qui n'offre aucune gravité.

Traitement. — Elle ne demande aucun traitement; il faut éviter avec soin le frottement et les pressions sur l'endroit où l'inoculation a eu lieu.

ARTICLE VI.

VARICELLE.

Synonymie. — *Varicella; variolæ spuriæ; pemphigus varioloidès; the chicken-pox; the swine-pox* des Anglais; vérolette; petite vérole volante.

Définition. — La varicelle est une inflammation non contagieuse, caractérisée par des vésicules plus ou moins nombreuses, dont le développement est précédé et accompagné de symptômes généraux, et dont la dessiccation arrive du cinquième au huitième jour.

Division. — On distingue deux espèces de varicelle. Dans l'une, les vésicules petites, peu élevées, contiennent un fluide limpide et incolore (*chicken-pox*). Dans l'autre, les vésicules sont grandes, globuleuses, molles, plus larges à leur corps qu'à leur base (*swine-pox*). D'abord transparent, le liquide contenu se trouble bientôt et prend une teinte laiteuse.

Symptômes. — La varicelle est ordinairement précédée par un peu de malaise, un léger frisson suivi d'un peu de chaleur. Dans quelques cas on observe des vomissements, des douleurs épigastriques; la peau est chaude, le pouls accéléré. Ces symptômes ne cessent pas en général avec l'éruption, ils persistent deux ou trois jours.

L'éruption débute habituellement sur le dos, la poitrine, rarement à la face, par de petites élévations rouges, irrégulièrement circulaires, au centre desquelles se forment rapidement de petites vésicules transparentes. Ces vésicules augmentant de volume pendant deux ou trois jours, le fluide qu'elles contiennent se trouble, devient lactescent, jaunâtre. Le cinquième jour, la dessiccation commence, et dès le sixième on ne trouve que des écailles jaunâtres, qui tombent vers le neuvième ou le dixième jour. L'éruption est quelquefois accompagnée d'une sensation de démangeaison qui porte les enfants à se gratter, d'où il résulte un surcroît d'inflammation dans ces points et la transformation des vésicules en véritables pustules, qui laissent des cicatrices à la peau.

Causes. — La varicelle se montre surtout chez les jeunes sujets, bien qu'elle puisse affecter les adultes. Elle n'attaque, en général, qu'une seule fois le même individu. La varicelle est une maladie distincte de la vaccine, au développement de laquelle elle ne s'oppose pas; elle ne donne non plus aucune garantie contre l'infection variolique.

Diagnostic. — La varicelle pourrait être confondue avec la variole modifiée; cependant on établira la différence, si l'on fait attention que cette dernière offre, en général, des symptômes précurseurs plus intenses, une rachialgie prononcée qui n'existe pas dans la varicelle; de plus, l'éruption, dans la varioloïde, est pustuleuse, et souvent les pustules sont déprimées au centre. Enfin la varioloïde peut se transmettre par inoculation, ce qui n'a pas lieu pour la varicelle.

Pronostic. — La varicelle est une maladie légère.

Traitement. — Le traitement de la varicelle est fort simple. Il consiste dans le repos, une diète légère et l'usage d'une boisson délayante ou acidule.

ARTICLE VII.

MILIAIRE.

Synonymie. — *Sudamina ; febris miliaris* (Millet) ; *purpura alba ; purpura rubra ; papulæ sudoris ;* hydroa ; suetto ; miliaire.

Définition. — La miliaire est caractérisée par une éruption de vésicules, ne dépassant pas le volume d'un grain de millet et accompagnant le plus souvent une autre affection beaucoup plus grave.

Symptômes. — Dans quelques rares circonstances, la miliaire se développe tout à coup, pendant les chaleurs de l'été, à la suite d'un violent exercice. L'éruption est accompagnée d'un prurit incommode, de sueurs abondantes, et elle se termine dans l'espace de vingt-quatre heures. Mais il est plus ordinaire de la voir régner d'une manière épidémique ; elle présente alors des symptômes précurseurs très intenses. Les malades sont dans un état d'abattement accompagné de fièvre, de sueurs, de constriction très pénible au thorax, avec difficulté de la respiration, intermittence du pouls. Ces symptômes durent pendant quatre, cinq, huit jours, et, en général, l'apparition de l'éruption vésiculeuse ne les rend pas moins pénibles pour les malades.

Cette éruption occupe rarement tout le corps; elle est bornée à des surfaces plus ou moins étendues, principalement au thorax, au cou. Les vésicules, petites, proéminentes, forment des plaques d'une étendue variable où elles sont groupées et plus ou moins rapprochées; elles sont brillantes, transparentes, et offrent l'apparence de gouttes de sueur. Plus tard, le liquide prend un aspect louche, laiteux.

Il peut arriver que la surface sur laquelle se développent les vésicules de la miliaire, présente une teinte rouge, érythémateuse, très marquée et visible à travers les vésicules; c'est la *miliaria rubra*.

Les vésicules de la miliaire se terminent toujours par résolution, suivie d'une exfoliation épidermique.

Causes.—La miliaire épidémique règne surtout pendant les grandes chaleurs ; elle affecte principalement les adultes et les personnes d'un tempérament lymphatique, ou lymphatico-sanguin. Les femmes y paraissent plus sujettes que les hommes.

La miliaire apparaît pendant le cours d'une foule de maladies, des affections gastro-intestinales, des fièvres puerpérales, certains cas de rhumatismes. Elle accompagne souvent la rougeole, la scarlatine.

Diagnostic. — La miliaire diffère de l'eczéma, avec lequel on pourrait la confondre, par les circonstances au milieu desquelles son apparition a lieu, par sa marche rapide et par sa durée courte. De plus, les vésicules de l'eczéma sont très confluentes.

Pronostic. — La miliaire n'offre aucun danger par elle-même ; toute sa gravité est relative aux différents états morbides qu'elle accompagne. Sous la forme épidémique elle constitue toujours une maladie sérieuse et dont la terminaison peut être funeste.

Traitement. — L'éruption de la miliaire ne réclame aucun traitement; c'est l'affection générale qu'il faut combattre. Les moyens à mettre en usage varient d'après la nature de la maladie dans le cours de laquelle elle se présente.

QUATRIÈME GENRE.

ÉRUPTIONS SPÉCIFIQUES CHRONIQUES.

Ce genre comprend des éruptions qui reconnaissent pour cause unique, indispensable, l'action du virus syphilitique. Elles empruntent à cette origine spéciale une physionomie générale toute particulière, qui sert à les distinguer complétement des éruptions non spécifiques représentées par la même lésion élémentaire; elles ont une marche chronique, une tendance à l'ulcération; enfin, elles peuvent, dans certaines conditions et sous certaines formes, se transmettre directement par contagion.

Les diverses espèces dont ce genre est composé sont désignées sous le nom générique de *syphilides*, expression heureuse qui consacre à la fois et leur cause et leur nature.

SYPHILIDES.

Les difficultés qui entourent encore aujourd'hui l'étude des éruptions syphilitiques de la peau, font comprendre comment elles ont pu être méconnues par les anciens. Signalées pour la première fois lors de l'épidémie du xve siècle, elles étaient à cette époque très vaguement définies sous le nom générique et commun de *pustules*, nom qu'elles ont conservé pendant des siècles, sans qu'aucun syphiliographe lui eût donné plus de valeur, plus de précision qu'il n'en comportait au premier jour.

Cullerier l'oncle est le premier qui essaya de classer ces maladies d'après certains caractères déterminés. Il admit plusieurs espèces de pustules vénériennes: *ulcéreuses, tuberculeuses, formiées, galeuses, croûteuses*. Alibert s'appropria cette classification, mais en substituant au terme de *pustules* un mot aussi heureux qu'exact, le mot de *syphilides*, dénomination saisissante qui avait le double avantage de permettre enfin un diagnostic rationnel et de préciser la nature de ces éruptions spéciales qu'il fallait deviner sous la dénomination banale de *pustules*.

Biett, qui vint ensuite, soumit l'étude des syphilides à la méthode de Willan, et de cette innovation intelligente fit sortir la lumière qui éclaire aujourd'hui ce point important de la pathologie cutanée. Quant à la spécialité de leur nature, les syphilides durent être étudiées et décrites dans un cadre à part; mais, quant aux caractères extérieurs, quant aux signes diagnostiques, quant aux éléments graphiques en un mot, elles rentrèrent sous la loi commune, constituées qu'elles sont, en effet, ou par des *exanthèmes*, ou par des *vésicules*, ou par des *bulles*, etc.

Il faut entendre par *syphilides* toutes les maladies de la peau, qui, développées sous l'influence générale d'un principe spécial, du virus syphilitique, sont caractérisées par des lésions élémentaires qui appartiennent aux formes non spécifiques. Les syphilides empruntent une physionomie particulière à certains signes spéciaux de couleur, de forme, etc.; elles existent habituellement à l'état chronique, bien qu'elles semblent, dans quelques cas, à l'état primitif, par exemple, présenter un certain degré d'acuité.

Les syphilides sont *primitives* ou *consécutives.*

Primitives, ou elles apparaissent en même temps que le chancre, que la blennorrhagie, que les autres symptômes primitifs; ou elles les continuent, si l'on peut dire ainsi; ou, ce qui est plus rare, elles constituent seules et d'emblée l'expression de cet état de l'infection syphilitique, que M. Cazenave a appelé la *syphilis aiguë.*

Consécutives, elles se manifestent, quelle que soit d'ailleurs la durée de l'intervalle, après que tout symptôme primitif a complétement disparu.

Il n'y a ni syphilides *précoces* ou *tardives*, ni syphilides *intermédiaires*, comme on l'a prétendu. Ces distinctions, imaginées pour les besoins de certaines doctrines, sont évidemment contredites par l'observation.

Qu'elles soient primitives ou secondaires, les syphilides se présentent avec trois ordres de symptômes bien distincts qu'il importe d'étudier séparément; ce sont : les *symptômes communs* à toutes les maladies de la peau syphilitiques; les *symptômes particuliers* à chaque espèce; les *symptômes concomitants* qui, bien que rentrant dans l'histoire de la syphilis en général, ont une véritable importance pour le diagnostic.

Symptômes communs. — On appelle symptômes communs ceux qui, quelle que soit la lésion élémentaire de l'éruption spéciale, appartiennent à toutes les syphilides et peuvent se retrouver dans toutes. L'ensemble de ces caractères imprime aux éruptions syphilitiques un tel cachet, une physionomie si particulière, qu'un œil exercé peut les reconnaître à distance et avant toute espèce d'analyse graphique.

A. *Couleur.* Au premier rang de ces symptômes, il faut placer la *coloration* spéciale des éruptions vénériennes, ce phénomène qui a frappé les observateurs de tous les temps, depuis Fallope qui la comparait à la *chair de jambon* jusqu'à Swediaur, qui lui donnait le nom de *rouge cuivreux*. Prise dans un sens absolu, cette dernière dénomination est loin d'être constamment vraie. Aussi les exceptions sérieuses que l'on a signalées ont-elles servi d'argument à une certaine école qui prétendait nier la spécificité même de la syphilis. M. Cazenave croit qu'il faut la conserver pour les cas où elle est aussi juste qu'heureusement appliquée; mais il la rejette comme terme typique et il l'a remplacée par une expression qui a l'avantage de ne pas prêter à des contradictions spécieuses, tout en conservant au phénomène de la coloration sa valeur spéciale, par l'expression de *teinte syphilitique.*

Cette teinte, quel que soit d'ailleurs son nom, existe incontestablement; elle varie depuis le rouge obscur jusqu'au gris cendré, en passant par tous les degrés qui séparent les deux points extrêmes de cette gamme de tons sombres et livides.

A l'encontre de ce qui se passe dans les éruptions non spéciales, la congestion sanguine ne joue évidemment qu'un rôle secondaire dans la coloration des syphilides. Celle-ci est d'autant plus apparente que le malade est sous l'influence d'une cause qui favorise le retrait du sang des vaisseaux capillaires; elle l'est d'autant moins, au contraire, que l'individu affecté de syphilis est soumis à une influence qui les congestionne. Cette double circonstance, parfaitement étudiée et établie par M. Cazenave, l'a conduit à considérer la couleur spéciale des syphilides comme le résultat d'une altération de la matière colorante elle-même, qui intéresse non seulement les points malades, mais encore toute l'enveloppe cutanée. On remarque, en effet, surtout chez les individus atteints de syphilis chronique, une teinte générale particulière, une sorte de décoloration morbide de la peau : il semble que celle-ci est altérée, comme flétrie; et cette teinte est telle, dans certains cas, qu'elle suffit pour révéler l'existence d'une cachexie syphilitique plus ou moins avancée. On comprend qu'une inflammation cutanée, survenant dans ces conditions, emprunte à l'état anormal et spécifique de la peau une coloration particulière qui lui serve de cachet spécial; coloration qui, variant dès lors suivant l'état phlegmasique et congestionnel de l'éruption, est plus ou moins rouge, selon que celle-ci est plus récente, plus aiguë; grise et obscure, selon que l'inflammation est à un état chronique plus ou moins ancien.

La teinte syphilitique est surtout apparente dans certaines formes de syphilides; ainsi, on la remarque surtout dans les formes papuleuses et tuberculeuses. Elle persiste quelquefois alors que toute éruption spéciale a disparu, et même après que tout symptôme de syphilis a cessé.

B. *Forme ronde.* Après la couleur, il faut citer la disposition à affecter une *forme arrondie* comme un caractère remarquable des syphilides, bien qu'il ne constitue pas un phénomène spécial. En effet, parmi les éruptions simples, il en est, comme l'*herpès circiné*, la *lèpre vulgaire*, qui se présentent avec une disposition annulaire pathognomonique; et il importe même d'être bien prévenu de cette coïncidence de forme pour éviter, dans la pratique, des erreurs qui ne seraient pas sans inconvénients.

C'est surtout dans les éruptions tuberculeuses que la forme arrondie des syphilides est remarquable; elle est un signe précieux de diagnostic pour la *syphilide serpigineuse.* On la signale aussi dans la lèpre et le psoriasis syphilitique de la paume des mains, dans l'herpès squameux spécial, etc.

C. *Marche chronique.* Les syphilides suivent une marche essentiellement chronique, et ce caractère, qui ne souffre d'ailleurs que de rares exceptions, se présente avec une physionomie toute particulière. Ainsi, l'éruption n'est presque jamais accompagnée de phénomènes inflammatoires, de chaleur vive, de congestion, de tension pénible, de douleur. A plus forte raison, ne signale-t-on que très exceptionnellement pour les syphilides primitives par exemple, des symptômes généraux appréciables.

Les éruptions syphilitiques à marche envahissante se propagent habituellement avec une grande lenteur, et chose remarquable, ce caractère de chronicité se retrouve dans la durée individuelle, dans la marche de tel ou tel symptôme, de la lésion élémentaire, par exemple. Ainsi, dans la syphilide vésiculeuse, la vésicule reste longtemps stationnaire; elle se flétrit sur place, se résorbe sans se déchirer; ainsi une éruption pustuleuse à large base, avec une induration considérable, aboutit à une suppuration à peine perceptible. Enfin, même sous la forme papuleuse, les syphilides ne sont presque jamais accompagnées de prurit.

On a signalé des cas où les syphilides avaient revêtu un caractère d'acuité remarquable, s'étaient présentées avec un cortége de symptômes généraux intenses, avaient enfin affecté une marche rapide, une gravité redoutable; mais ces cas ne constituent que des exceptions heureusement restreintes, qui semblent tenir à des conditions individuelles particulières plutôt qu'au génie même de la syphilis.

D. *Lésions secondaires.* Les *lésions secondaires* constituent pour les syphilides un ensemble de caractères qui en font un des symptômes communs les plus intéressants.

Les *ulcérations* appartiennent surtout aux formes vésiculeuses, pustuleuses et tuberculeuses. En général, bien arrêtées, profondes, à bord gonflés et taillés à pic, elles se présentent avec une forme arrondie bien nette dans l'*ecthyma*, diffuse dans les syphilides tuberculeuses et pustulo-crustacées, remarquable dans la syphilide serpigineuse, dont la circonférence est formée de fragments de cercles brisés.

Les *squames* sont plus minces, plus sèches; elles tombent et se renouvellent plus lentement; elles recouvrent incomplétement les points affectés; enfin, elles sont entourées d'un liseré blanchâtre que Biett regardait comme un signe pathognomonique.

Les *croûtes* sont épaisses, verdâtres, noires, comme sillonnées, dures, très adhérentes. Quand elles recouvrent des points ulcérés, elles semblent soulevées; elles sont mollasses à leur circonférence; elles s'enfoncent sous la pression du doigt. A mesure que les ulcères marchent vers la cicatrisation, les croûtes semblent se ratatiner; elles s'enfoncent de plus en plus; on dirait qu'elles pénètrent dans les cicatrices qu'elles recouvrent encore.

Les *cicatrices* présentent des particularités qui leur sont propres. Ordinairement rondes et bien déprimées dans l'*ecthyma*, elles accusent la destruction du tissu, qui est un des phénomènes de l'ulcération syphilitique. La syphilide serpigineuse laisse après elle une vaste surface, composée d'une succession de cicatrices partielles, d'autant plus blanches que la cicatrisation est plus ancienne, où la destruction de la peau est attestée par la minceur du tissu fibreux, et surtout par des cicatrices enfoncées, comme gaufrées, véritables îles réunies entre elles par des brides aboutissant çà et là à des points saillants, à de véritables nodosités.

Dans quelques cas assez curieux, après certaines formes papuleuses ou tuberculeuses, les syphilides laissent après elles des cicatrices sans qu'il y ait eu d'ulcérations. Il semble qu'il y a dégénérescence de tissu et élimination des produits dégénérés par voie d'absorption. Dans ces cas, la cicatrice est petite, arrondie, superficielle, quelquefois même légèrement bombée.

Si l'on ajoute à ces signes distinctifs, l'odeur particulière, *sui generis*, que les malades exhalent, surtout à l'état cachectique, l'état général de la peau, l'espèce de bouffissure qu'elle présente, son aspect flétri, terreux, comme parcheminé, on aura le tableau des *symptômes communs* des syphilides en général.

SYMPTÔMES PARTICULIERS. — L'étude des caractères particuliers a un double but : séparer et distinguer entre elles les différentes espèces de syphilides; démontrer ensuite que les formes sous lesquelles se présente la syphilis à la peau, rentrent, au point de vue graphique, dans la classification élémentaire des maladies de la peau, en général. Ainsi, les syphilides peuvent être caractérisées ou par des *exanthèmes*, ou par des *vésicules*, ou par des *bulles*, ou par des *pustules*, ou par des *tubercules*, ou par des *papules*, ou par des *squames*. Sous ces diverses formes, les syphilides offrent des caractères spéciaux dont l'appréciation vient puissamment en aide au diagnostic.

§ 1er. — Syphilide exanthématique.

La *syphilide exanthématique* est caractérisée en général par des taches plus ou moins rouges disparaissant sous la pression du doigt, moins complétement que dans les exanthèmes non spéciaux.

Cette forme des syphilides peut se présenter avec deux variétés bien distinctes :

1° Ou bien l'éruption consiste dans des taches assez larges, inégalement répandues sur les points affectés et disséminées le plus souvent d'une manière irrégulière. Rosées dès le début, ces taches ont cependant déjà quelque chose d'obscur, de caractéristique. Elles ont une durée individuelle assez longue; ainsi, elles persistent pendant sept, huit et dix jours. Elles pâlissent et disparaissent plus lentement que dans les exanthèmes ordinaires; et, à mesure qu'elles s'effacent, elles passent par les dégradations d'une teinte de plus en plus grisâtre, comme décolorée, qui constitue un caractère remarquable, pathognomonique. La peau semble amincie, décolorée comme un tissu cicatrisé; enfin, la coloration spéciale des plaques reparaît facilement sous l'influence du froid, d'un bain par exemple. Ces caractères constituent la *roséole syphilitique*, affection primitive, quand elle se développe en même temps que le chancre ou la blennorrhagie, c'est-à-dire pendant la période aiguë de la syphilis; consécutive, quand elle se manifeste pendant la période chronique, c'est-à-dire alors que tout symptôme primitif a disparu depuis plus ou moins longtemps.

2° Ou bien les taches sont plus petites, plus agglomérées, plus rouges, bien qu'affectant même au début une teinte sombre; elles sont légèrement saillantes au-dessus du niveau de la peau; elles durent de un à deux septénaires au plus, et prennent, à mesure qu'elles diminuent, une coloration de plus en plus grisâtre. Ces symptômes, généralement plus aigus, si l'on peut dire ainsi, que ceux de la roséole, appartiennent à la variété que M. Cazenave appelle l'*érythème papuleux syphilitique*. C'est une forme presque exclusivement primitive.

§ 2. — Syphilide vésiculeuse.

Cette variété a pour caractère élémentaire une éruption de vésicules ordinairement plus volumineuses que dans les formes simples correspondantes, plus persistantes, ayant une durée individuelle de huit, dix jours et même plus, entourées d'une auréole d'un rouge cuivré, pouvant donner lieu à la formation de petites croûtes, noires, très adhérentes, et être remplacées par des cicatrices.

La syphilide vésiculeuse se présente à trois états différents, dont M. Cazenave a fait la *syphilide à forme de varicelle*, l'*eczéma* et l'*herpès*.

1° La *syphilide à forme de varicelle* est caractérisée par des vésicules volumineuses, ordinairement de la grosseur d'un pois, peu transparentes, d'un gris opalin, disséminées, persistant pendant sept, huit et dix jours, se terminant par une résolution lente et donnant lieu à la formation de petites croûtes adhérentes, entourées d'une auréole cuivrée. La varicelle syphilitique dure de trois à quatre septénaires, et laisse après elle des empreintes grisâtres qui persistent quelquefois très longtemps.

2° L'*eczéma syphilitique* consiste dans une éruption de vésicules petites, transparentes, disposées en groupes irréguliers, disséminées sur divers points et reposant sur une large base rouge, ordinairement d'une teinte bien cuivrée. Ces vésicules durent toujours plus longtemps que celles de l'eczéma non spécial; elles ne se flétrissent que très lentement; elles se terminent par résolution, quelquefois elles se déchirent et sont remplacées par de petites croûtes, noirâtres, adhérentes, qui tombent sans laisser le plus souvent de cicatrices. M. Cazenave en a signalé, toutefois, dans certains cas où la syphilide vésiculeuse avait affecté tous les caractères de l'*eczéma impétigineux*, et où elle était constituée par une éruption plus large, plus intense, par des croûtes plus épaisses, par des ulcérations.

3° L'*herpès syphilitique* se présente avec tous les caractères de l'herpès simple, sa forme ronde, sa superficialité; il ne s'en distingue que par la teinte manifestement spéciale des plaques où siégent les vésicules.

Il y a cependant une forme de l'*herpès*, très peu connue encore, que M. Cazenave a décrite le premier et qui mérite tout l'intérêt des praticiens : c'est l'*herpès squameux syphilitique.* Cette forme est caractérisée par des disques extrêmement petits, de la largeur d'un centime au plus, d'un rouge grisâtre, ordinairement très nombreux, répandus sur la poitrine et les membres supérieurs. Ces disques sont recouverts de vésicules si petites, si éphémères surtout, qu'à peine on peut apprécier leur existence, même à la loupe. Mais le caractère principal de cette petite maladie est une sorte d'inflammation qui soulèverait le centre des plaques, comme si elles contenaient alors un liquide qui a été résorbé très rapidement, donnant lieu, par ce phénomène, à une sorte de squame qui recouvre presque tout le petit disque, et qui, soulevée à sa circonférence, peut s'entourer elle-même d'un liseré blanchâtre très remarquable. Cette variété de l'herpès, très commune, bien que souvent méconnue encore, serait presque toujours consécutive.

§ 3. — Syphilide bulleuse.

La *syphilide bulleuse* peut se présenter sous les deux formes du *pemphigus* et du *rupia*.

1° Le *pemphigus syphilitique* a cela de particulier que, jusqu'à présent du moins, il constitue une éruption comme spéciale, même au milieu des syphilides. Ainsi, il attaque seulement les enfants nouveau-nés (*pemphigus neonatorum* de Krauss) et se développe, soit au moment, soit peu après la naissance. Le pemphigus des nouveaux-nés a été décrit notamment, en 1834, par M. le docteur Krauss; mais c'est M. le professeur Paul Dubois qui lui a assigné son véritable caractère, c'est-à-dire la nature essentiellement syphilitique. Il consiste dans le développement d'une ou de plusieurs bulles siégeant à la paume des mains ou à la plante des pieds. Ces bulles, grosses comme une petite amande, mollasses, reposant sur une base d'un rouge obscur, livide, se déchirent assez facilement, laissent écouler un liquide séro-purulent, et mettent à découvert des ulcérations spéciales. C'est un symptôme de syphilis congéniale, presque fatalement mortel.

2° Le *rupia syphilitique* est caractérisé par des bulles larges, assez régulièrement arrondies, reposant sur une base d'un rouge livide, mais tout à fait spécial, siégeant surtout aux membres inférieurs. Ces bulles sont distendues par un liquide qui se trouble de bonne heure, devient comme noirâtre et tombe à la partie déclive des phlyctènes flétries et mollasses; celles-ci peuvent persister très longtemps; elles se dessèchent peu à peu et sont remplacées par des croûtes, noires, sèches, plus épaisses au centre qu'à la-

circonférence, entourées d'un cercle fauve, quelquefois violacée, et recouvrant des ulcérations caractéristiques, remplacées elles-mêmes par des cicatrices et des empreintes très persistantes. Cette syphilide est essentiellement consécutive, et trahit un état cachectique plus ou moins avancé.

§ 4. — Syphilide pustuleuse.

Cette syphilide est très commune ; elle se présente sous trois formes très intéressantes à étudier : la *syphilide pustuleuse lenticulaire*, l'*impétigo*, l'*ecthyma*.

1° La *syphilide pustuleuse lenticulaire* se présente sous la forme d'une éruption de pustules, très petites, disséminées irrégulièrement, répandues en très grand nombre au visage, par exemple, où elles figurent assez bien l'*acné*. Ces pustules ne suppurent que très incomplétement à leur partie centrale : la suppuration est quelquefois si rapide, la croûte à laquelle elle donne lieu, si petite, si passagère aussi, que le caractère pustuleux de cette syphilide a pu être souvent méconnu, et qu'elle a été prise pour une syphilide papuleuse. La syphilide lenticulaire peut être agglomérée, mais en groupes bien isolés entre eux.

Indépendamment de cette forme, M. Cazenave a signalé et décrit une variété qu'il appelle la *syphilide folliculeuse*. Cette syphilide a son siége dans le follicule pileux ; nous l'avons vue exclusivement bornée au cuir chevelu. Les pustules, petites, étaient situées à la base même des poils, qui les traversaient à leur partie centrale ; elles étaient entourées d'une petite auréole cuivrée ; elles donnaient lieu à la formation de petites croûtes, dures, inégales, assez semblables à celles des *galons* de certaines formes d'impétigo ; enfin, elles étaient suivies d'ulcération et d'alopécie. Dans ce cas, l'emploi des moyens épilatoires auxquels le malade recourut de lui-même, produisit un effet analogue à celui qu'on attend dans le traitement du *favus*, c'est-à-dire qu'il empêcha l'alopécie définitive sur les points épilés,

2° L'*impétigo syphilitique* peut être caractérisé par des pustules isolées, discrètes, suppurant incomplétement, reposant sur une base légèrement indurée, et ne donnant lieu qu'à des croûtes petites, noirâtres, assez adhérentes, pouvant tomber sans laisser de cicatrices. Le plus souvent il consiste dans une éruption de pustules, plus larges, plus confluentes, qui se réunissent, se confondent et sont remplacées par des croûtes plus larges, plus épaisses (*syphilide crustacée*), non plus molles, superficielles et d'un jaune ambré, comme dans l'impétigo ordinaire, mais dures, raboteuses, noirâtres, très adhérentes, entourées d'une auréole d'une teinte bien spéciale, reposant sur des surfaces ulcérées, et laissant après elles des cicatrices caractéristiques, si même elles ne produisent pas des désordres graves.

3° L'*ecthyma syphilitique* est caractérisé par des pustules bien isolées, larges, suppurant de bonne heure et plus complétement que dans les variétés précédentes, reposant sur une base plus ou moins indurée, d'un brun grisâtre. Ces pustules donnent lieu à des croûtes dures, inégales, noires, très adhérentes, qui ne tombent que très difficilement, laissant à découvert des ulcérations arrondies, taillées à pic, bien caractéristiques, et remplacées par des cicatrices rondes, déprimées, comme faites à l'emporte-pièce. L'ecthyma syphilitique est le plus souvent un symptôme secondaire, et même l'expression d'un état cachectique. Mais il peut se présenter à l'état aigu, quand, par exemple, il résulte de l'inoculation; alors c'est un symptôme primitif.

En général, la syphilide pustuleuse est un symptôme consécutif.

§ 5. — Syphilide tuberculeuse.

La *syphilide tuberculeuse* doit être étudiée à deux points de vue principaux : selon qu'elle n'a pas de tendance à l'ulcération, ou qu'elle possède ce caractère à un degré plus ou moins élevé.

1° Dans le premier cas, elle consiste dans une éruption de tubercules assez exactement arrondis, plus ou moins largement répandus, au visage, par exemple, assez semblables à de petites tumeurs luisantes, d'une teinte syphilitique bien manifeste, n'offrant ni squames, ni ulcérations, se terminant enfin par résolution, et laissant à leur place de petites cicatrices, linéaires, superficielles. Quand ces tubercules sont irrégulièrement jetés çà et là, ils constituent la *syphilide tuberculeuse disséminée* : quand ils sont disposés en groupes plus ou moins bien limités, quelquefois arrondis en disques parfaits (*corona Veneris*), ils appartiennent à la *syphilide tuberculeuse en groupes.*

2° La *syphilide tuberculeuse ulcérante* peut se présenter sous deux aspects bien distincts qui ont fait admettre deux espèces très importantes, et par leurs phénomènes et par leur gravité : la *syphilide perforante* et la *syphilide serpigineuse.*

A. La *syphilide perforante* est caractérisée par le développement de tubercules rares, volumineux, olivaires, saillants, comme enchâssés profondément dans la peau, ayant une tendance presque nécessaire à l'inflammation ulcéreuse. Ces tubercules, siégeant soit aux bords des lèvres, soit sur les ailes du nez, par groupes de trois à quatre, peuvent rester longtemps stationnaires ; ils ne s'ulcèrent que très lentement, par degrés, après des alternatives d'affaissement et d'augmentation ; ou même ils ne s'ulcèrent que très superficiellement. Dans d'autres cas, les tubercules sont tendus, douloureux, entourés d'une auréole inflammatoire d'un rouge cuivré ; l'ulcération s'établit et marche rapidement : elle se recouvre de croûtes sèches, noires, épaisses, qui tombent et se reforment sans cesse, en laissant chaque fois après elles une destruction de plus en plus profonde et des cicatrices indélébiles ; le nez peut être ainsi détruit tout entier, et quelquefois avec une rapidité vraiment effrayante. C'est la forme la plus grave peut-être des syphilides.

B. La *syphilide serpigineuse* tend à détruire en surface. Elle consiste dans une éruption de gros tubercules, disséminés irrégulièrement sur certains points, notamment à la nuque, au dos, dans les points recouverts de poils, aux tempes, par exemple. Ces tubercules lisses, luisants, d'une teinte souvent bien cuivrée, ne s'ulcèrent en général que lentement. Quand l'inflammation ulcéreuse s'établit, elle donne lieu à la formation de croûtes épaisses, dures, très adhérentes, qui laissent en tombant des cicatrices gaufrées, bridées, analogues à celles qui succèdent à certaines brûlures. Puis il se forme de nouveaux tubercules, soit sur les points déjà occupés, soit plutôt aux limites de l'éruption précédente : ils se comportent de la même manière, et ainsi la syphilide serpigineuse peut envahir successivement et labourer une grande partie de l'enveloppe tégumentaire, tout le dos par exemple.

La syphilide tuberculeuse est un symptôme éminemment consécutif. Cependant elle se présente, et même assez fréquemment, sous une forme essentiellement contagieuse et primitive : c'est la syphilide à *tubercules plats*, connue sous les noms de *pustules plates*, de *tubercules muqueux*, de *plaques muqueuses*.

Cette forme est caractérisée par des tubercules aplatis, dont le diamètre varie depuis celui d'une lentille jusqu'à celui d'un franc. Ces tubercules siégent le plus ordinairement aux organes génitaux, à l'anus, aux cuisses, au front, au nez, à la bouche; ils restent quelquefois isolés; dans d'autres cas, ils se confondent et forment des plaques plus ou moins étendues. Dans ce dernier cas surtout, les tubercules laissent suinter une sécrétion sanieuse, quelquefois assez abondante; leur surface s'amollit et devient le siége d'ulcérations superficielles, linéaires, très suintantes. La syphilide à tubercules plats siége assez fréquemment à la commissure des lèvres, et alors elle a une grande tendance à l'ulcération. Comme elle est, sur ce point, un moyen facile de contagion, il importe d'être bien prévenu de cette circonstance de siége, qui a une véritable valeur au point de vue du diagnostic. Dans certains cas, les tubercules disparaissent par un travail de résorption, et ils sont remplacés par des cicatrices assez semblables à celles de l'acné.

§ 6. — Syphilide papuleuse.

Cette forme peut se présenter à deux états bien différents:

1° Ou bien les papules sont petites, saillantes, nombreuses, d'un rouge franchement cuivré, lisses, comme brillantes ; l'éruption se fait spontanément sur tous les points à la fois ; elle peut affecter une marche semi-aiguë, être précédée même de symptômes généraux, d'un peu de céphalalgie, de lassitude, d'anorexie : c'est le *lichen syphilitique*. Cette syphilide apparaît souvent pendant la période aiguë de la syphilis ; elle coïncide alors avec un autre symptôme primitif. Enfin elle semble siéger de préférence au visage et au cou.

2° Ou bien les papules sont larges, peu saillantes, présentant la teinte syphilitique, mais moins franchement cuivrée que dans l'espèce précédente ; elles sont, dans certains points, grises, comme affaissées et flétries : elles se développent successivement, mais toujours isolées et discrètes ; elles siégent de préférence au cuir chevelu, aux épaules, aux membres : c'est la *syphilide à larges papules* (*prurigo*).

La syphilide papuleuse ne s'ulcère jamais ; cependant elle peut donner lieu à une sorte de dégénérescence par résorption et laisser après elle des cicatrices ordinairement petites et superficielles. Il y a sur les points affectés comme un amincissement remarquable de la peau. En général, cette syphilide n'est accompagnée que d'un prurit très léger.

§ 7. — Syphilide squameuse.

Cette syphilide peut se présenter sous la forme de *lèpre* et sous celle de *psoriasis*.

1° La *lèpre syphilitique* est une maladie très rare; elle débute par un point papuleux, qui s'élargit en s'évidant et en se déprimant au centre, de manière à former un anneau dont la partie centrale est saine, et dont la circonférence peut acquérir le diamètre d'une pièce de cinq francs, quelquefois plus. Ces anneaux présentent, surtout au début, une teinte spéciale très prononcée. Plus tard, ils revêtent une couleur violacée, noirâtre même (*lepra nigricans*); les bords légèrement saillants, aplatis, sont recouverts de squames grises, sèches, très dures. La lèpre syphilitique est le plus souvent limitée à certains siéges, aux membres, par exemple; cependant elle peut, par une extension continue, envahir toute la surface du corps. Les squames tombent et se reproduisent avec lenteur, mais d'une façon régulière, si l'on peut dire ainsi; les plaques peuvent rester longtemps stationnaires, et quand elles se modifient sous l'influence d'un traitement rationnel, elles passent en laissant des empreintes ordinairement très persistantes.

2° Le *psoriasis syphilitique* siége surtout au visage. Il s'y présente sous la forme de plaques irrégulières, peu étendues, comme formées de points papuleux, confluents, d'une teinte syphilitique bien caractéristique, que recouvrent des squames d'un blanc mat, ou grisâtres, sèches, dures, cassantes, se renouvelant avec bien moins de facilité que dans le psoriasis ordinaire. Dans d'autres cas, les points papuleux sont distincts, ovalaires, aplatis, de la largeur environ d'une pièce de un à deux francs, d'un rouge ordinairement bien cuivré, recouverts de squames adhérentes, grisâtres, sèches, dures, plus épaisses que celles des affections squameuses non spéciales. A leur chute, ces squames sont remplacées sur les points affectés par un phénomène que MM. Biett et Cazenave ont regardé comme un signe pathognomonique, par un liseré blanchâtre qui, situé à la base et à la circonférence des plaques, les entoure d'un anneau bien remarquable.

La syphilide squameuse siége fréquemment d'ailleurs à

la plante des pieds et à la paume des mains. Là, elle se présente avec un cachet particulier des plus curieux. En général, elle est constituée par des plaques saillantes, d'un rouge cendré plus ou moins intense, que recouvrent des squames grisâtres, ternes, très dures, très saillantes, qui ne tombent qu'avec peine pour se reformer très lentement. Ces plaques peuvent se comporter de deux manières : ou elles se réunissent, se confondent, formant une large surface, très résistante, comme cornée, qui rend difficiles, souvent impossibles, les mouvements de la main. Cette surface grise, quelquefois violacée, est entourée d'une auréole assez large, d'une teinte syphilitique manifeste ; elle peut à la longue se gercer, se fendre, devenir le siége de rhagades douloureuses, se séparer enfin en îlots cornés que l'on peut enlever successivement et qui se reproduisent lentement à la manière des squames.

Ou bien les plaques restent bien isolées, bien distinctes ; elles consistent dans des points gris qui ne dépassent guère le diamètre d'un centime, un peu saillants, arrondis, entourés d'une zone d'un rouge cendré ou grisâtre. Ces points offrent à leur centre, non plus seulement une squame, mais un corps dur, corné, pénétrant dans la peau comme un corps cylindrique et qu'on ne peut arracher qu'avec peine. C'est la *syphilide squameuse cornée.*

La syphilide squameuse est presque toujours consécutive.

Symptômes concomitants. — Les *symptômes concomitants* des syphilides peuvent être tous les accidents de la maladie vénérienne depuis le chancre et la blennorrhagie jusqu'à la carie et la nécrose. La description de ces symptômes nous entraînerait au delà des limites de notre sujet et, si leur appréciation est souvent très importante au point de vue du diagnostic complet des syphilides, comme ils sont généralement connus, il suffit d'énoncer ici ceux de ces symptômes qui accompagnent le plus souvent les éruptions vénériennes. Ce sont, à la peau, les *taches*, les *ulcères*, les *tumeurs gommeuses*, l'*onyxis*, l'*alopécie*, les *rhagades*; sur les muqueuses, la *stomatite*, l'*angine syphilitique*, l'*angine ulcéreuse*, les *ulcérations de la pituitaire*; dans les organes profonds, l'*entérite*; dans les os, les *douleurs ostéocopes*, les *exostoses*, la *carie* et la *nécrose*. Il faut citer enfin, parmi les symptômes concomitants, l'*iritis* à laquelle Carmichaël avait assigné une valeur qu'elle ne semble pas avoir, à laquelle enfin l'école allemande a voulu, dans ces derniers temps, faire jouer, parallèlement à l'existence des syphilides, si l'on peut dire ainsi, un rôle que l'observation n'a pas suffisamment sanctionné.

Causes. — Il est certainement inutile aujourd'hui de réfuter l'opinion qui prétendait nier l'existence des syphilides. L'observation a fait complétement justice de cette hérésie. Il en faut dire autant de la prétention qu'ont eue certains auteurs d'attribuer les éruptions vénériennes à l'usage ou à l'abus du mercure; cette hypothèse est tombée sans retour devant ce fait constant, irrécusable, que les syphilides se développent chez des individus qui n'ont pas pris un atome de mercure.

Les syphilides ont pour cause nécessaire, indispensable, unique, la syphilis elle-même. Ce point principal posé, il est évident que l'infection syphilitique peut agir, quant à la production des syphilides, de différentes manières et constituer des influences accessoires qui sont loin d'être sans importance.

Ainsi, les syphilides peuvent se manifester pendant la période aiguë de la syphilis; alors elles sont *primitives*; et elles accompagnent ou continuent un autre symptôme primitif, le chancre ou la blennorrhagie, par exemple; et elles peuvent même apparaître seules et constituer l'expression unique de l'empoisonnement vénérien primitif. Ou bien elles se développent pendant la période chronique de la syphilis, c'est-à-dire alors que tout symptôme de syphilis aiguë a depuis plus ou moins longtemps disparu; alors elles sont *consécutives*; et, ou bien elles existent souvent seules, où elles compliquent d'autres symptômes dits secondaires.

Les syphilides primitives sont sous l'influence immédiate de l'empoisonnement aigu, seule cause de leur apparition. Les syphilides consécutives, tout en révélant l'infection constitutionnelle qui les spécialise, se développent généralement sous l'influence de causes occasionnelles qui, bien qu'encore incomplétement appréciées, jouent un grand rôle dans l'étiologie de ces affections. Les causes occasionnelles qui ont pu être le mieux signalées sont : le froid, les émotions morales vives, les excès de boissons, les blessures, les bains, surtout les bains de vapeur, certaines maladies, comme la fièvre intermittente, etc.

Les syphilides se manifestent après tous les symptômes primitifs, après des intervalles qui varient depuis quelques jours jusqu'à trente et même quarante ans. La syphilide exanthématique est celle qui apparaît, en général, le plus tôt ; la syphilide tuberculeuse est, au contraire, celle qui se manifeste le plus tard. La forme ou la gravité des symptômes primitifs semble sans influence sur l'intensité ou la forme des syphilides.

L'âge moyen de la vie est celui où l'on rencontre le plus de syphilides ; mais cela tient, sans nul doute, à ce que l'infection vénérienne étant surtout fréquente dans la jeunesse, les syphilides doivent apparaître surtout de vingt à quarante ans. L'âge n'a donc aucune influence par lui-même, pas plus que quand les syphilides congéniales ou héréditaires se manifestent dans les premiers temps de la vie.

Le sexe et les saisons ne paraissent pas avoir d'influence marquée sur le développement des syphilides, bien que celles-ci semblent surtout fréquentes dans l'hiver. Le tempérament ne constitue pas de prédisposition réelle aux éruptions spéciales : il faut en dire autant des professions, des maladies antérieures.

Les syphilides peuvent être *congéniales* ou *héréditaires.*

Dans le premier cas, elles constituent un symptôme de syphilis aiguë ; elles apparaissent très peu de temps après la naissance, elles sont *primitives;* et dans ce cas, l'enfant malade procède d'auteurs infectés de syphilis primitive, au moment de la conception.

Dans le second cas, elles appartiennent à la syphilis chronique ; elles se manifestent plus ou moins longtemps après la naissance, six, huit, dix mois et plus, après toutes les apparences d'une bonne santé chez l'enfant; elles sont *consécutives*, et l'enfant qui en est affecté procède d'auteurs atteints de syphilis chronique à l'époque de la fécondation.

Les syphilides sont contagieuses, surtout à l'état primitif. Ainsi, M. Cazenave a signalé, comme pouvant être cause de l'infection syphilitique, les tubercules qui, situés à la commissure des lèvres, s'excorient facilement, sont souvent divisés par une petite ulcération linéaire : ainsi la syphilide à tubercules plats est éminemment contagieuse. Les syphilides consécutives ne sont contagieuses que lorsque, sous une influence occasionnelle, elles repassent à l'état aigu. C'est cette dernière circonstance qui, pour M. Cazenave, explique comment des symptômes secondaires, l'ecthyma, par exemple, ont pu être inoculés avec succès.

Les syphilides peuvent donc être contagieuses par voie d'inoculation, mais seulement dans certaines conditions d'acuité.

Diagnostic. — Le diagnostic des syphilides a une double importance, au point de vue et des inconvénients qu'il peut y avoir à regarder comme spéciale une éruption qui ne le serait pas, et des véritables dangers qu'il y aurait à méconnaître une syphilide qui peut laisser des traces indélébiles. Ce diagnostic a pour éléments principaux, la connaissance des antécédents, l'appréciation des symptômes communs et des signes particuliers, la recherche des lésions concomitantes.

La connaissance des antécédents n'a qu'une valeur tout

à fait secondaire, puisqu'ils peuvent manquer quand, par exemple, l'infection a eu lieu sans aucun des symptômes que l'on est accoutumé à regarder comme primitifs ; puisque, dans certains cas, par fausse honte ou par convenance, les malades se retranchent dans des dénégations absolues. La recherche des antécédents peut être un utile moyen de contrôle, une garantie de plus de la spécificité de l'éruption; mais, en général, il faut s'accoutumer à reconnaître une syphilide par l'étude de ses symptômes spéciaux.

Les symptômes communs sont bien certainement un des meilleurs éléments de diagnostic. Nous avons eu occasion de les décrire, nous n'y reviendrons pas : nous dirons seulement que la couleur surtout donne aux éruptions vénériennes un cachet qui suffit, dans la plupart des cas, pour les faire reconnaître à première vue : et si nous ajoutons que cette couleur se retrouve plus ou moins dans toutes les syphilides, que, pour quelques unes, elle peut être le seul moyen de diagnostic, nous aurons assez insisté sur la valeur de ce symptôme et sur le parti qu'on en peut tirer.

Indépendamment de l'aspect général qu'elles empruntent à leurs symptômes communs, les syphilides offrent, dans leurs caractères particuliers, des signes qui viennent puissamment en aide au diagnostic.

Ainsi la *roséole syphilitique* se distingue par des taches qui, rouges d'abord, deviennent de plus en plus obscures, ternes, grisâtres, parcourant toutes leurs phases avec lenteur, durant des mois entiers, ne disparaissant qu'incomplétement sous la pression du doigt, et laissant après elles des empreintes longtemps persistantes : ces taches la séparent complétement et des exanthèmes aigus fébriles, et de la roséole simple, de cette éruption légère, à plaques roses, pâlissant sans se décolorer, disparaissant complétement sous la pression du doigt, durant quelques jours à peine, ne laissant après elles qu'une desquamation très légère.

Dans la *syphilide vésiculeuse*, les vésicules ont une durée individuelle toujours longue; elles sont, en général, molles, déprimées, flétries. Sous forme d'*eczéma impétigineux*, cette syphilide se révèle par ses croûtes noires, par ses ulcérations, ses cicatrices : ces caractères, joints à la coloration des plaques, doivent la séparer assez facilement et de la *varicelle*, éruption fébrile, à marche régulière, et de l'*eczéma* et de l'*herpes phlyctenoïdes*.

Il peut être plus difficile de différencier l'*herpès syphilitique* de l'*herpès circiné* non spécial. Dans tous les deux, en effet, les vésicules sont très passagères, la disposition annulaire des plaques est constante. Ici le principal, sinon le seul moyen de diagnostic, est la teinte de l'herpès syphilitique, caractère qui ne manque jamais, et qui est fortifié encore par la présence, au centre des disques, d'une squame grise, comme cornée, qui les recouvre presque complétement.

La *syphilide bulleuse*, à forme de pemphigus, n'existe que chez les nouveaux-nés, et elle emprunterait à cette circonstance un caractère qui suffirait à la faire distinguer, si elle n'était remarquable par son siége, ses ulcérations, sa gravité.

Le *rupia syphilitique* se présente avec les mêmes signes graphiques que le *rupia non spécial*: l'un a peut-être les croûtes plus noires, plus dures que celles de l'autre; mais le premier se sépare surtout du second, par l'auréole cuivrée qui entoure ses croûtes, par ses ulcérations caractéristiques et, dans certains cas, par l'aspect général du malade.

La *syphilide pustuleuse*, à forme d'*acné*, offre avec l'*acné* simple quelques points d'analogie, d'aspect : ainsi, l'une et l'autre siégent surtout au visage, au front; elles se présentent sous forme d'éruption disséminée. Mais l'*acné syphilitique* est bien remarquable par l'aspect grisâtre, flétri de la peau ambiante, par l'aréole cuivrée de ses points tuberculeux, par ses cicatrices rondes, déprimées; et ces caractères doivent la séparer de l'acné ordinaire, disséminée sur une peau grasse et huileuse, et qui est d'ailleurs remarquable par la base érythémateuse de ses *boutons*, par ses cicatrices oblongues, molles, saillantes, faciles à malaxer.

La *syphilide pustuleuse lenticulaire* a été souvent prise pour une syphilide papuleuse, quelquefois pour un *lichen* ou un *prurigo* simple. Mais le caractère évidemment pustuleux de l'éruption, caractère qui ressort surtout de l'examen du point central de chaque pustule ; mais la couleur syphilitique et l'absence de prurit, doivent suffire à empêcher cette double erreur.

La syphilide pustuleuse à forme d'*impetigo* non confluent, est assez remarquable par ses pustules bien isolées, persistantes, se desséchant sur place, par ses croûtes peu épaisses, sèches, par ses empreintes sombres, quelquefois par ses cicatrices, pour ne pas être confondue avec l'*impetigo* simple. L'erreur pourrait être plus facile, s'il s'agissait d'un impetigo syphilitique confluent (*syphilide pustulo-crustacée*). Cependant même alors, on peut reconnaître la syphilide à ses croûtes verdâtres, plus sèches, moins étagées, moins superficielles que dans l'impétigo simple, à leur auréole d'une teinte franchement syphilitique, à la nature des ulcérations qu'elles recouvrent, enfin à la tendance de l'éruption à détruire les points affectés.

La syphilide pustuleuse à forme d'*ecthyma* a pour caractères principaux d'être surtout fréquente dans l'âge adulte, d'être constituée par des pustules pouvant siéger sur tous les points du corps, reposant sur une aréole cuivrée, suivies d'ulcérations rondes, taillées à pic, de cicatrices bien déprimées ; et ces caractères la séparent de l'*ecthyma chronique*, qui siége surtout aux membres inférieurs, dont les pustules se développent par séries successives et donnent lieu à des exulcérations et à des cicatrices superficielles.

On a confondu certains ecthymas syphilitiques à pustules très nombreuses, petites, disséminées, avec la variole ; mais une telle erreur, si elle est possible, ne saurait être de longue durée, si l'on se rappelle la marche régulière, fatale, le caractère fébrile de la variole.

On a enfin voulu faire de la pustule de l'ecthyma une variété du chancre; c'est une erreur de doctrine qui ne touche en rien au diagnostic de la syphilide pustuleuse.

La *syphilide papuleuse* se sépare des affections papuleuses non spéciales, par la teinte cuivrée bien caractéristique de ses papules, par leur éclat luisant qui leur donne un cachet tout particulier, par le manque ou complet ou presque complet de prurit, et par ce caractère, qui découle presque de l'absence d'hyperesthésie, que les papules syphilitiques ne s'ulcèrent jamais.

La *syphilide tuberculeuse* est celle dont le diagnostic peut le plus fréquemment donner lieu, sinon à l'erreur, du moins à l'incertitude. Dans certains cas de syphilide tuberculeuse, quand les tubercules sont peu étendus, aplatis, non ulcérés, s'ils offrent une disposition en cercles assez fréquente dans cette forme de syphilide, s'ils sont recouverts de squames, il pourrait être facile de les prendre pour des disques de *lepra vulgaris*. On devra, dans la possibilité d'une telle erreur, se rappeler que, dans la lèpre, le cercle papuleux est rouge, continu, comme rubané; que les squames, quand elles existent, sont d'un blanc argenté et recouvrent complétement l'anneau qui leur sert de base; qu'au contraire, dans la syphilide tuberculeuse, le disque est composé d'une suite de tubercules isolés, lisses, saillants, d'une teinte cuivrée, que recouvrent très incomplétement des squames grisâtres, très dures, très adhérentes.

Si l'on a pu prendre pour un *psoriasis guttata* une éruption de tubercules syphilitiques dans la région du scrotum, on pourra toujours éviter cette erreur en songeant que, si ces tubercules sont quelquefois recouverts de squames, s'ils sont isolés, aplatis comme les points papuleux du *psoriasis guttata*, ils s'en séparent complétement par les exulcérations, par la sécrétion sanieuse, infecte, dont ils deviennent le siége.

L'*acne indurata*, surtout quand elle est ancienne, c'est-à-dire quand ses indurations volumineuses, violacées, sont entremêlées de cicatrices, pourrait en imposer pour une *philide tuberculeuse disséminée.* Mais les tubercules de celle-i sont plus durs, plus arrondis, d'une teinte franchement uivrée; ils ne succèdent jamais à des pustules comme les durations de l'acné; ils s'ulcèrent souvent, ce qui suffirait les faire reconnaître; enfin, ils sont remplacés par des cicatrices brisées, irrégulières, déprimées, qui ne ressemblent oint aux cicatrices oblongues, saillantes, molles de l'acné.

Les tubercules du *lupus* mous, rougeâtres, comme flétris, yant une base œdématiée, livide, ne sauraient être pris pour s tubercules cuivrés, tendus, lisses, luisants de la syphilide.

La *syphilide squameuse* ne pourrait être confondue qu'avec s éruptions squameuses non spéciales. Mais, si la dispo-ition est exactement la même, il faut se rappeler, pour endre le diagnostic facile, que les syphilides squameuses e distinguent de la *lèpre* et du *psoriasis* ordinaires, par leur einte cuivrée, par leurs squames plus petites, plus ternes, ar le petit liseré blanc qu'elles présentent à la base de leurs laques, et qui est un signe pathognomonique.

Certaines syphilides, et notamment la syphilide *pustulo-rustacée* et la syphilide *tuberculeuse*, ont une tendance à l'ul-ération, et se présentent avec des caractères qui peuvent evenir des causes d'erreur pour le diagnostic.

Les croûtes qui recouvrent les ulcérations syphilitiques ont toujours noirâtres, dures, très adhérentes, quelquefois illonnées circulairement; elles pénètrent toujours dans 'épaisseur de la peau; elles sont entourées d'une auréole 'une teinte syphilitique plus ou moins prononcée; enfin lles peuvent reposer sur une base indurée. Ces caractères uffisent pour les séparer des formes non spéciales à l'état de roûtes; ainsi, de l'*impétigo*, de l'*ecthyma* et même du *rupia*.

Les ulcérations qui succèdent, dans certains cas, aux syphilides et surtout à la syphilide tuberculeuse, sont tou-'ours remarquables par leurs bords durs, calleux, renversés, taillés à pic, par leur auréole spéciale, par leur profondeur, etc. Cependant, on les a confondues souvent avec celles du *lupus*, surtout quand la syphilide est bornée à un point limité, au visage, au nez par exemple (syphilides *pustulo-crustacée, tuberculeuse*). Pour éviter une telle erreur et les dangers qu'elle présente, il faut se rappeler que, dans le *lupus*, les ulcérations sont superficielles, ayant leurs bords hypertrophiés, mous, violacés, entourés d'une zone rougeâtre, violacée, siége d'un engorgement chronique; à ces signes graphiques, il faudra ajouter cette circonstance importante, que le *lupus* se manifeste toujours vers la seconde enfance, tandis que les syphilides ulcéreuses ne se montrent guère qu'à l'âge adulte, notamment de vingt-cinq à quarante ans et au delà.

PRONOSTIC. — Le pronostic des syphilides est, en général, celui de la syphilis elle-même, dont elles sont l'expression. Relativement, les syphilides sont d'autant plus graves qu'elles ont une tendance plus prononcée à la forme ulcéreuse, qu'elles se développent accompagnées d'un état cachectique plus avancé.

TRAITEMENT. — Le traitement est celui qui convient à la maladie syphilitique en général, c'est-à-dire qu'il est basé surtout sur l'emploi des préparations mercurielles. Cependant il en est, parmi celles-ci, dont l'expérience a surtout sanctionné les avantages : ainsi, le *mercure soluble* d'Hahnemann dans les syphilides légères et chez les sujets irritables; le *protochlorure de mercure*, qu'on emploie par insufflation dans les affections de la pituitaire; mais surtout le *proto-iodure de mercure*, que Biett a introduit dans la thérapeutique des maladies vénériennes, qui a rendu de très grands services, à ce point de vue surtout qu'il est très bien supporté par les malades. On l'administre à la dose de 5, 10, 15 et 20 centigrammes par jour. M. Cazenave le donne sous forme pilulaire, d'après la formule suivante :

Pr. Proto-iodure de mercure. . 1 gramme.
Thridace. . . . . 3 —

Pour 40 pilules.

Dose : une, puis deux, jusqu'à quatre dans les vingt-quatre heures.

Dans les cas où il faut agir énergiquement, la dose du proto-iodure est portée à 2 grammes au lieu de 1.

Les *sudorifiques*, et notamment le *gaïac* et la *salsepareille*, sont très utiles comme succédanés du traitement mercuriel.

Les *acides* constituent, pour les syphilides, un traitement insuffisant et infidèle.

Les préparations d'*or* et d'*argent* n'ont donné que des résultats très incomplets ou très douteux.

La *tisane de Feltz* et le *sous-carbonate d'ammoniaque* ont quelquefois très bien réussi dans les cas, par exemple, où le mercure était resté inefficace. Biett et M. Cazenave, qui ont essayé le sous-carbonate d'ammoniaque à titre de sudorifique surtout, le conseillent à la dose de 4 à 10 grammes dans un véhicule mucilagineux.

L'*iodure de fer*, vanté par M. Ricord, est un moyen peu efficace; on l'emploie à la dose de 10 à 50 centigrammes par jour, sous forme de pilules.

L'*iodure de potassium* ne semble avoir qu'une action très peu marquée contre les syphilides : il est surtout utile et conseillé dans les cas où il faut combattre la cachexie syphilitique. M. Cazenave l'emploie associé au sirop de squine, dans la proportion de 8 grammes d'iodure de potassium pour 20 à 60 grammes de sirop de squine, selon l'effet que l'on veut produire.

Quelle que soit la syphilide qu'il faut combattre, le choix du médicament est subordonné surtout à l'appréciation de l'état du malade, à la connaissance des traitements antérieurs; il sera toujours utile d'en accompagner l'emploi d'un régime sévère, de précautions hygiéniques bien entendues.

L'emploi des topiques joue un rôle très important dans le traitement des syphilides.

Les *pommades résolutives* ne doivent être employées que dans les syphilides squameuses, et dans quelques éruptions tuberculeuses, à forme de *lupus*. Dans les syphilides ulcéreuses, M. Cazenave conseille, pour modifier les tissus, l'application d'une pommade au proto-iodure de mercure, dans la proportion de 1 à 2 grammes pour 30 grammes d'axonge; ou même au deuto-iodure de mercure, dans la proportion de 60 centigrammes pour 30 grammes d'axonge. Mais, de toutes les pommades, celle qui a paru donner les meilleurs résultats est la pommade à l'*iodure de soufre*, que M. Cazenave conseille dans la proportion de 2 à 4 grammes pour 20 à 30 grammes d'axonge. Elle est surtout efficace dans les formes serpigineuses.

Les lotions sont, en général, inutiles, sinon dangereuses.

Les bains sont, au contraire, utiles. Les bains alcalins conviennent contre les syphilides pustuleuses; les bains tièdes, rendus émollients par l'addition d'une quantité d'amidon et de gélatine, peuvent être conseillés dans les formes semi-aiguës, dans les syphilides exanthématiques, contre certains lichens. Les douches de vapeur, dirigées pendant dix minutes sur les points affectés, agissent comme de puissants résolutifs, dans les éruptions tuberculeuses; les bains de vapeur sont surtout très utiles dans les syphilides à forme sèche, squameuse, à marche très chronique.

Les fumigations cinabrées, expérimentées surtout par Biett, semblent convenir pour favoriser la résolution des plaques muqueuses localisées. Quant aux *bains de sublimé*, dont on a tant préconisé l'emploi, il faut les rejeter absolument de la thérapeutique des syphilides.

Quand tous les moyens ordinaires ont échoué, on est souvent obligé de recourir aux moyens empiriques. C'est ainsi que l'on emploie souvent, avec des résultats curieux, les arsenicaux, la tisane sudorifique d'Arnoud, les décoctions de Zittmann, de Pollini; enfin l'opium qui agit utilement comme succédané du mercure, et qui, employé seul, a quelquefois procuré des guérisons remarquables, surtout dans les cas de cachexie presque désespérée.

Quand les syphilides attaquent les enfants non sevrés, il faut soumettre la nourrice à un traitement spécifique, ou, si elle est trop faible, substituer au lait de la nourrice celui d'une chèvre soumise à l'absorption du mercure, par l'usage des frictions avec l'onguent napolitain.

DEUXIÈME GROUPE.

LÉSIONS DE SÉCRÉTION.

Ce groupe renferme les maladies qui ont pour caractère anatomico-pathologique une lésion d'un des appareils qui constituent les organes de sécrétion de la peau.

Cette lésion est idiopathique. Elle a pour symptôme principal, nécessaire, une modification plus ou moins profonde de la matière sécrétée; la sécrétion est ou exagérée, ou irrégulière, ou anormale.

Les phénomènes d'inflammation, quand ils existent, ne jouent qu'un rôle secondaire. Quand la lésion de sécrétion n'existe plus, la maladie qui l'exprime n'a plus de raison d'être : elle cesse.

Le deuxième groupe renferme donc les affections cutanées qui sont constituées par les diverses lésions de sécrétion : 1° de la matière folliculeuse; 2° de la matière épidermique; 3° de la matière colorante.

Toutes les maladies qui appartiennent à ce groupe ont un caractère commun : c'est une marche habituellement chronique.

PREMIER GENRE.

LÉSIONS DE LA SÉCRÉTION DE LA MATIÈRE FOLLICULEUSE.

Les maladies qui constituent ce genre se recommandent à l'intérêt des praticiens par leur fréquence, par les difficultés même qui entourent encore leur histoire. Elles sont bien certainement les plus importantes de tout le groupe des lésions de sécrétion.

Ces maladies appartiennent à la grande famille des affections folliculeuses de la peau. Leur étude doit les progrès qu'elle a faits aux recherches et aux travaux d'observateurs modernes qui ont contribué à détruire des erreurs graves, à constater des découvertes importantes au point de vue de la nature même de ces maladies.

Les unes siégent dans les follicules sébacés, les autres dans les petits cryptes folliculeux qui, situés à la base des cheveux, sécrètent le liquide chargé de les lubrifier. Elles sont caractérisées par une lésion de la sécrétion qui est ou exagérée ou anormale. Quand elles présentent des phénomènes d'inflammation, ceux-ci sont ou une complication ou un résultat consécutif à la lésion anatomico-pathologique.

Les maladies qui composent ce genre sont : l'*acné* et le *favus*.

ARTICLE Ier.

ACNÉ.

SYNONYMIE. — *Dartre pustuleuse; couperose; gutta rosea; varus; plique; molluscum.*

HISTORIQUE. — Le terme d'ακνή paraît avoir été employé par les Grecs pour désigner une éruption de tubercules petits, siégeant surtout à la face et ayant pour caractère pathognomonique l'absence de prurit. Il dériverait ainsi de α privatif et de κνέω, *gratter*. C'est dans ce sens qu'on le trouve employé par Aétius (1), qui semble l'avoir considéré comme synonyme de ἴονθος, dénomination plus générale cependant, et correspondant au genre *varus* des latins. Sauvages a reproduit dans sa *Nosologie* la dénomination d'*acné;* Willan et Bateman l'ont adoptée pour spécifier une maladie de leur groupe des tubercules; Biett l'a conservée

(1) Tetr., II, sermo IV, cap. 13 et 14.

en en précisant mieux la valeur; et enfin M. Cazenave et Schedel l'ont appliquée à une éruption du genre des pustules.

On a beaucoup discuté pour savoir si l'acné était une maladie de la peau ou tuberculeuse ou pustuleuse. Cette controverse avait une importance réelle à l'époque où il s'agissait de déterminer la meilleure classification pour l'étude des affections cutanées; où il fallait asseoir sur des bases certaines le diagnostic de ces maladies, jusqu'alors obscures et peu connues. Mais cette discussion ne saurait plus offrir aujourd'hui qu'un intérêt secondaire. En effet, l'étude des maladies de la peau ne s'arrête plus aux éléments de leur appréciation graphique; elle va jusqu'à la recherche de leur nature, de leur siége anatomique. A ce point de vue, il ne suffit plus de définir l'acné : Une éruption pustuleuse, à marche chronique, caractérisée par des pustules isolées, petites, à base indurée, d'un rouge foncé; et par de petites tumeurs, dures, rouges, circonscrites, presque indolentes, disparaissant par une résolution lente, insensible.

Définition. — Sous le nom d'*acné*, nous désignons, avec M. Cazenave, une maladie des follicules de la peau, caractérisée par une lésion de sécrétion de la matière sébacée, par une hypersécrétion plus ou moins abondante de cette matière, par des phénomènes d'inflammation et de congestion.

Division. — La lésion de sécrétion qui constitue l'acné peut exister à des états ou des degrés différents, et former ainsi un certain nombre de variétés distinctes.

Ou bien la lésion est très légère, elle ne donne lieu qu'à une inflammation peu intense du follicule, qu'à un simple gonflement : c'est l'*acne simplex*. Ou l'inflammation est plus profonde, le gonflement plus marqué : c'est l'*acne indurata*. Ou bien la lésion de sécrétion est compliquée d'une inflammation érythémateuse, de phénomènes de congestion locale : c'est l'*acne rosacea*. Ou bien, enfin, la lésion folliculeuse est caractérisée surtout par une hypersécrétion considérable de la matière sébacée, et alors c'est l'*acne sebacea*, qui se comporte de deux manières différentes, selon que la matière sécrétée se répand en dehors ou qu'elle est contenue dans le follicule qu'elle distend plus ou moins considérablement.

L'acné se manifeste surtout pendant le jeune âge et l'âge adulte; elle est rare chez les vieillards; elle est au contraire fréquente chez les jeunes filles, à l'époque de la puberté. Elle attaque les deux sexes; mais l'*acne rosacea* est plus commune chez les femmes.

L'acné peut se présenter sur toutes les régions du corps; mais elle siége surtout au visage, au nez, au front, aux joues, à la partie antérieure de la poitrine, au dos, à la partie postérieure du tronc.

§ 1er. — Acne simplex.

L'*acne simplex* affecte de préférence les jeunes filles; elle se manifeste surtout au front, aux épaules, sur le nez, sans être précédée ou accompagnée d'aucuns symptômes généraux. Localement, il n'y a ni douleur ni chaleur. La maladie consiste dans une éruption de pustules isolées qui se manifestent successivement. Ce sont de petites saillies, éparses sur le front, par exemple, reposant sur une base indurée, rouges, suppurant très rarement et très incomplétement. L'éruption est, à son état le plus simple, accompagnée d'un phénomène plus ou moins marqué, consistant dans un état gras, comme huileux, des points affectés.

Dans quelques cas, l'*acne simplex* se fait simultanément: les pustules sont plus largement répandues; elles donnent lieu à une suppuration lente, à la formation d'une petite croûte; l'aspect gras de la peau est plus prononcé.

L'*acne simplex* dure de quelques semaines à quelques mois; c'est souvent une maladie opiniâtre, bien qu'elle se lie le plus ordinairement à une santé générale parfaite.

§ 2. — Acne indurata.

Dans cette forme, l'inflammation a gagné toute l'étendue du follicule ; elle se manifeste d'ailleurs, sans troubles généraux ou locaux appréciables, par des pustules coniques, reposant sur une base rouge, indurée, ayant une marche individuelle chronique, suppurant lentement. L'inflammation gagne peu à peu le tissu cellulaire ambiant et elle donne lieu à la formation de véritables petites tumeurs, circonscrites, comme enchâssées dans l'épaisseur de la peau. Il peut arriver que quatre ou cinq pustules se réunissent, se confondent et forment alors une nodosité tuberculeuse souvent considérable, inégale, irrégulièrement oblongue ou circulaire.

L'*acne indurata* peut se manifester ou successivement, ou simultanément. Dans le premier cas, les pustules sont peu nombreuses, isolées ; elles tendent moins à se confondre. Dans le second, l'éruption est plus intense ; elle peut occuper toute la face, bien qu'elle affecte de préférence les parties latérales. Il n'est pas rare alors de pouvoir observer l'acné à divers états. Ainsi, on remarque, ici, des pustules suppurant incomplétement ; là, des tubercules plus ou moins volumineux, d'un rouge variable, quelquefois violacé ; plus loin, des taches brunes ou bleuâtres ; enfin des cicatrices oblongues, mollasses, fauves ou blanchâtres.

L'*acne indurata* est accompagnée de l'état gras de la peau qui accuse la lésion de sécrétion de la matière sébacée ; elle est compliquée aussi de petits points noirs, espèce de *tannes*, qui ne sont autre chose que les follicules béants et distendus par la matière sébacée épaissie et noircie au contact de l'air. Si l'on presse le follicule, on fait sortir cette matière sous forme d'un petit corps dense, oblong, conique, que l'on a pu comparer à un ver. Ces points noirs, que l'on rencontre aussi dans l'*acne simplex*, avaient servi à caractériser une espèce particulière de l'acné, que l'on avait appelée *acne punctata*. Mais il ne faut les considérer aujourd'hui que comme un épiphénomène du genre *acné*, en général.

L'*acne indurata* a une durée ordinairement très longue. Elle coïncide le plus souvent avec une très bonne santé.

§ 3. — **Acne rosacea** (*couperose*).

Cette variété de l'acné est caractérisée par des plaques rouges, irrégulièrement répandues sur le visage, mais surtout sur le nez et les joues, par des pustules, par des tubercules, quelquefois par un gonflement plus ou moins considérable des follicules sébacés.

L'*acne rosacea* débute ordinairement au nez, à l'extrémité de cet organe. Elle est annoncée par des rougeurs érythémateuses qui passent d'abord, reviennent pour persister plus longtemps, et finissent par être permanentes. Ces plaques plus ou moins étendues, irrégulières, se recouvrent de pustules disséminées, petites, suppurant incomplétement.

L'*acne rosacea* peut être bornée à un point limité, au nez par exemple, soit à l'extrémité, soit à la partie moyenne sur laquelle la rougeur s'étend comme à cheval. Elle peut, au contraire, s'étendre incessamment, envahir les pommettes, le front, gagner les deux côtés de la bouche, le menton. La rougeur peut augmenter aussi d'intensité ; sur certains points, et notamment au nez, elle est cramoisie, violacée même.

Quand elle reste bornée au nez, l'*acne rosacea* finit souvent à la longue par être compliquée d'hypertrophie, soit de l'organe tout entier, soit plutôt de follicules isolés que l'on voit devenir énormes, et qui, joints aux veinules variqueuses qui sillonnent la peau de teintes bleuâtres, impriment à la face un cachet tout particulier, quelquefois repoussant.

La rougeur érythémateuse de l'*acne rosacea* augmente

sous l'influence de la digestion, de l'action des rayons solaires, de l'air trop vif; elle n'est pas la même sur tous les points affectés : ainsi, elle est d'autant plus apparente, qu'elle sert de base à un plus grand nombre de pustules.

Quand il existe dans l'*acne rosacea* des tubercules petits, rouges, c'est qu'elle est compliquée d'*acne indurata*.

M. Cazenave a insisté dans ses leçons cliniques, à l'hôpital Saint-Louis, sur une circonstance très importante de l'histoire de l'*acne rosacea :* c'est que cette curieuse maladie peut affecter une marche différente, selon qu'elle existe chez la femme ou qu'elle se présente chez l'homme. Dans le premier cas, il semble que c'est l'élément érythémateux qui domine; aussi l'éruption est-elle, à toutes ses périodes, remarquable surtout par les phénomènes de congestion. Liée le plus souvent à des troubles utérins ou menstruels, l'acné semble procéder par voie de poussées congestives, passagères ou permanentes. Quand la rougeur est encore à l'état périodique, elle coïncide souvent avec les époques menstruelles; à toutes ses phases d'ailleurs, l'*acne rosacea* chez la femme est caractérisée par de la chaleur, du gonflement, et même, sous la forme permanente, elle s'accompagne de poussées congestives avec pesanteur de tête, somnolence même.

Chez l'homme, au contraire, le caractère principal est l'élément *boutonneux*, si l'on peut dire ainsi; la rougeur érythémateuse, et surtout les phénomènes de congestion, ne jouent plus qu'un rôle tout à fait secondaire. Les pustules sont plus nombreuses, plus persistantes; elles laissent plus facilement et plus sûrement après elles des élévations tuberculeuses, plus ou moins saillantes et étendues. C'est chez l'homme que l'on remarque les phénomènes d'hypertrophie des follicules, qui peuvent imprimer à la face un cachet bizarre, quelquefois même monstrueux. Ces hypertrophies, partielles d'abord, s'étendent, se confondent et acquièrent quelquefois des proportions considérables. M. Cazenave a souvent cité, dans ses leçons cliniques, l'exemple d'un homme auquel son nez hypertrophié et énorme avait acquis une sorte de célébrité, et qui fut heureusement opéré par Sanson.

§ 4. — Acne sebacea.

Décrite pour la première fois par Biett, cette variété de l'acné a été étudiée avec beaucoup de soin par M. Cazenave. Bien que peu connue encore, elle mérite, à cause de son importance pratique, toute l'attention des médecins.

L'*acne sebacea* a pour caractère distinctif une hypersécrétion plus ou moins considérable de la matière sébacée. Mais cette hypersécrétion peut se comporter de deux manières bien différentes : ou le liquide hypersécrété se répand au dehors et constitue alors l'*acne sebacea* proprement dite avec toutes ses variétés; ou bien la matière sébacée reste contenue dans le follicule, qu'elle peut distendre alors dans des proportions plus ou moins considérables, et il en résulte une affection des plus curieuses que M. Cazenave appelle l'*acne molluscum*.

A. L'*acne sebacea* se manifeste sans troubles généraux ou locaux appréciables : elle n'est accompagnée d'aucun phénomène d'inflammation, d'aucune sensation de chaleur, de tension, de douleur. Elle consiste tout d'abord dans une hypersécrétion de la matière sébacée. La peau devient huileuse, grasse, mais sans changement de couleur. Le liquide épanché au dehors séjourne sur les points affectés; il s'y accumule et finit par former une sorte de couche squameuse; d'abord molle, peu adhérente, cette plaque acquiert de plus en plus de la consistance en même temps qu'elle noircit à l'air et prend une couleur de plus en plus foncée. Elle peut ainsi persister indéfiniment, surtout au nez, sans jamais être accompagnée d'ailleurs d'aucun phénomène d'inflammation. Elle est remarquable par son adhérence, qui permet à peine d'apprécier avec le doigt une élévation au-dessus de la peau ; elle a un aspect grisâtre; elle est très sèche; elle peut enfin être très largement répandue. Ces caractères réunis ont suffi pour induire en erreur un célèbre pathologiste anglais, Bateman (1), qui en a fait une variété de l'*ichthyose*, et en a donné un dessin très curieux.

Si l'on arrache la croûte, on trouve au-dessous la peau légèrement rouge, grasse, suintante. On peut voir, même à l'œil nu, les orifices des follicules dilatés et béants. Cette croûte peut, ce qui est plus rare, tomber spontanément sous l'influence de sueurs abondantes, par exemple. Dans les deux cas, la squame sébacée ne tarde pas à se reformer sur les mêmes points. Quelquefois l'hypersécrétion de la matière sébacée est accompagnée et même précédée d'une légère rougeur érythémateuse, avec gonflement de l'orifice extérieur des follicules.

L'*acne sebacea* a une durée très variable : elle peut être terminée en quelques semaines, mais elle peut aussi persister pendant des années.

Fréquente surtout à l'âge adulte, elle a été observée cependant chez de tout jeunes sujets. M. Cazenave l'a signalée plusieurs fois chez des enfants. Biett a recueilli un fait d'*acne sebacea* générale, c'est au moins une exception très rare; le plus souvent elle est limitée à un siége plus ou moins restreint, au visage, aux paupières, où elle fait tomber les cils, au nez, etc.

Sous cette forme restreinte, l'*acne sebacea* présente une physionomie si particulière, que M. Cazenave en a fait une description à part sous le nom d'*acne sebacea partielle.*

1° Acne sebacea partielle.

Cette variété de l'acné se développe ordinairement au visage, le plus souvent sur la joue, près du nez, principalement sur une des ailes. Elle n'est annoncée ou accompagnée par aucun phénomène d'inflammation locale. Elle débute

(1) *Delineations of cutaneous diseases*, etc., pl. XVIII (*Ichthyosis faciei*).

par ce que les malades appellent un *petit bouton*, dont ils ne s'aperçoivent d'ailleurs que quand il est constitué par une petite croûte jaunâtre d'abord, légèrement saillante au-dessus du niveau de la peau. Cette croûte se dessèche de plus en plus ; elle devient grisâtre, très adhérente ; elle ressemble assez bien à une verrue aplatie ; elle ne repose sur aucune aréole enflammée ; elle n'est accompagnée d'aucun phénomène de chaleur, de prurit, de douleur.

Elle persiste plus ou moins longtemps sans changement extérieur. Si elle tombe spontanément, ou si, ce qui est plus commun, on l'arrache, elle laisse après elle une petite surface d'un rouge pâle, quelquefois un peu tuméfiée, grasse et luisante. La croûte se reforme peu à peu en suivant la même marche, en présentant les mêmes caractères, sans qu'il en résulte jamais d'autres inconvénients que l'ennui causé par cette petite difformité et l'inquiétude que finit par inspirer la reproduction incessante de ce *bouton*, dont on peut méconnaître la véritable valeur.

C'est même sous le rapport de cette dernière circonstance que, dans la pratique, l'étude de l'*acne sebacea partielle* présente une grande importance. En effet, la persistance de cette croûte sur le même point finit par faire croire à une affection d'autant plus fâcheuse que l'ignorance des caractères vrais de l'éruption prête à toutes les suppositions, et cette idée conduit presque nécessairement à l'emploi des caustiques qui présentent un certain nombre d'inconvénients plus ou moins sérieux. D'abord, ils sont sans efficacité contre l'éruption, à moins qu'ils ne soient appliqués assez profondément pour détruire toute la partie affectée, et alors ils ont le triste avantage de remplacer une croûte insignifiante par une cicatrice indélébile. Le plus souvent même, ils ont pour effet d'aggraver la maladie, d'en provoquer l'extension avec un surcroît d'intensité. Et alors même que la cautérisation a paru détruire le mal sur place, celui-ci ne tarde pas à reparaître avec tous ses caractères à la limite des points cicatrisés. M. Cazenave a cité (1) l'exemple d'une femme dont la joue était stigmatisée dans presque toute son étendue par une cicatrice profonde, blanche, irrégulièrement rubanée, qui résultait des cautérisations successives dirigées contre une *acne sebacea* partielle, dont cette malade était atteinte.

La cautérisation employée contre l'*acne sebacea* partielle peut même ne pas produire cette terminaison par cicatrice. M. Cazenave a vu la croûte que l'on voulait détruire remplacée par une exulcération qui repose sur une surface plus ou moins enflammée, sur laquelle on distingue de petits pertuis béants accusant la destruction de l'extrémité des conduits folliculaires. La matière sébacée est alors sécrétée en plus grande abondance, mais elle se mêle à une certaine quantité de sérosité purulente, ou même de véritable pus. La croûte qui se reforme sur cette surface n'a plus les caractères de la squame grisâtre de l'*acne sebacea;* elle est plus épaisse, bombée au centre, molle surtout à sa circonférence, qui se détache facilement pour laisser écouler un liquide séro-purulent; elle persiste moins longtemps et tombe ordinairement vers le huitième ou le dixième jour. Chaque fois elle laisse à découvert une surface inégale, grasse, parsemée de points déprimés, et de moins en moins exactement limitée. A la circonférence, on remarque çà et là de petites croûtes d'une matière sébacée desséchée.

Quand l'*acne sebacea* partielle a revêtu ce dernier caractère, elle peut se perpétuer avec une ténacité désespérante, qui semble se jouer de toutes les ressources de la thérapeutique.

Il importe donc d'être bien prévenu de l'existence possible de cette forme de l'*acne sebacea*, puisque, méconnue et traitée par des moyens irrationnels, elle peut constituer une maladie véritablement sérieuse.

(1) *Annales des maladies de la peau et de la syphilis*, t. III, p. 174.

2° Acne sebacea du cuir chevelu.

Au cuir chevelu, l'*acne sebacea* est caractérisée par l'hypersécrétion au dehors de la matière sébacée ; mais ce phénomène se présente sous deux aspects bien différents qui ont fait admettre par M. Cazenave deux variétés distinctes : une *acne sebacea sèche ;* une *acne sebacea fluente.*

a. *Acne sebacea du cuir chevelu à forme sèche.* Cette variété se manifeste sans symptômes généraux ou locaux : elle n'est accompagnée d'aucun phénomène d'inflammation, de chaleur, de tension, de prurit ou de douleur. L'hypersécrétion existe ordinairement depuis quelque temps déjà, avant que l'on s'en aperçoive. Elle est, en général, très peu abondante; elle se développe très lentement et forme peu à peu des croûtes d'un jaune verdâtre, comme sale, qui sont excessivement minces et si adhérentes, qu'elles sont souvent inappréciables au toucher le plus attentif. Quand elles sont anciennes, quand elles affectent certains siéges, par exemple, les raies de la chevelure, chez les femmes, il n'est pas rare qu'elles déterminent la chute des poils et une alopécie plus ou moins étendue. Cet accident n'est ordinairement que passager; mais on comprend que la persistance souvent indéfinie de ces plaques puisse devenir un obstacle à la sécrétion du cheveu et produire l'atrophie du bulbe.

Quoi qu'il en soit, cette alopécie a une certaine valeur au point de vue du diagnostic, puisque, comme elle n'existe que sur les points malades, elle peut faire éviter une erreur dans laquelle on tombe, et qui consiste à prendre, par opposition aux plaques de cette acné méconnue, les surfaces restées saines, pour des décolorations morbides que l'on est conduit à combattre par des topiques au moins inutiles.

Les plaques de l'*acne sebacea* sèche peuvent être si adhérentes, qu'il devient impossible de les détacher ni avec le peigne, ni avec les ongles. Si elles tombent ou si elles sont arrachées, soit totalement, soit en partie, elles laissent à nu des surfaces à peine rouges, mais luisantes et grasses.

Cette forme de l'*acne sebacea* est quelquefois accompagnée de plaques de la même nature siégeant aux confins du cuir chevelu, à la nuque, derrière les oreilles, au front, aux tempes surtout, où, sans en apprécier la valeur, les femmes cherchent à les cacher sous leurs bandeaux. Elle peut enfin être compliquée de croûtes d'*acne sebacea* fixées aux sourcils et même aux cils, où elles provoquent facilement la chute des poils.

L'*acne sebacea* sèche est une affection ordinairement assez rebelle. Entretenue par la malpropreté, quelquefois par l'excès même des soins apportés à la chevelure, et surtout par l'emploi de certains cosmétiques, elle peut durer indéfiniment.

b. *Acne sebacea du cuir chevelu à forme fluente.* Cette variété a pour caractère particulier une hypersécrétion liquide qui consiste dans une sorte de flux d'une matière sébacée, visqueuse, quelquefois assez abondante pour agglutiner les cheveux.

L'*acne sebacea fluente*, décrite pour la première fois par M. Cazenave (1), est une affection rare, surtout à un degré d'intensité marqué. Elle débute sans aucun trouble général appréciable ; elle se manifeste au milieu de toutes les conditions d'une santé parfaite. Localement, elle n'est accompagnée d'aucun phénomène inflammatoire; sous sa forme la plus complète, M. Cazenave n'a pu signaler ni rougeur, ni chaleur, ni démangeaisons. A un moment donné, le malade s'aperçoit que sa chevelure devient grasse, comme imprégnée d'une matière huileuse, épaisse, exhalant une odeur qui se rapproche assez de celle de la cire, mais qui, chose remarquable, ne se convertit ni en croûtes ni en squames.

(1) *Traité des maladies du cuir chevelu*, etc. Paris, 1850, p. 332.

Quand l'hypersécrétion sébacée est peu abondante, les cheveux sont gras, comme si on les avait baignés d'un cosmétique huileux; ils se séparent par masses onctueuses, mais il est toujours possible de les séparer complétement.

Si la matière sébacée est sécrétée en plus grande abondance, elle acquiert une sorte de consistance en même temps qu'elle baigne la chevelure dans toute son étendue; elle forme une espèce d'empois qui agglutine les poils par masses plus ou moins compactes, et qui, se concrétant à moitié, devient un obstacle à toute séparation un peu considérable de la chevelure. Il faut faire de véritables efforts pour diviser les cheveux dans une notable partie de leur longueur, et si ce phénomène se produit chez une femme, on conçoit qu'il détermine la formation d'une *queue*, d'un *trichoma*. Les cheveux sont d'autant plus secs et roides, qu'on approche de leur extrémité; ils sont d'autant plus gras, qu'on les examine plus près de leur racine. Dans tous les cas, ils exhalent cette odeur particulière que nous avons signalée.

L'*acne sebacea* fluente semble procéder surtout par poussées qui affecteraient même une sorte de régularité. Elle ne paraît d'ailleurs intéresser ni le cuir chevelu, ni le poil lui-même. Ainsi l'action de couper les cheveux n'a déterminé chez les malades aucun sentiment de malaise : seulement on aurait, après la rasure, remarqué qu'il s'échappait autour de la racine du poil comme une gouttelette de matière sébacée.

Entretenue souvent par le défaut de soins, mais surtout par l'abus des cosmétiques, l'*acne sebacea* fluente peut durer indéfiniment.

Dans les faits recueillis par M. Cazenave, l'hypersécrétion liquide de l'acné fluente n'a jamais atteint une intensité excessive : mais en l'exagérant par la pensée, en faisant la part de certaines influences climatériques, de l'absence de toute hygiène, d'habitudes funestes, M. Cazenave a été conduit à penser qu'il ne faudrait peut-être voir qu'une forme de l'*acne sebacea* dans la maladie étrange, mystérieuse, que l'on a décrite sous le nom de *plique polonaise*. Nous n'avons pas à faire ici l'histoire de cette endémie que nous ne connaissons que par les récits plus ou moins exagérés que certains auteurs nous ont laissés. Mais, de l'étude de faits authentiques, il semble résulter que la plique présenterait, à un degré plus complet sans doute, tous les caractères de l'*acne sebacea* fluente : la transpiration anormale du cuir chevelu ; le caractère de plus en plus onctueux des poils; la sécrétion glutineuse de plus en plus abondante; l'odeur particulière; enfin et surtout la marche de la maladie par poussées. On comprend d'ailleurs qu'une hypersécrétion très considérable de liquide sébacé sur le même point puisse déterminer des troubles généraux, même graves; et, si l'on ne doit point croire à tous les accidents attribués à la répercussion ou aux métastases du *virus pliqueux*, on peut très bien admettre que la plique soit annoncée par un sentiment de pesanteur locale, par des picotements, de la douleur, une sorte d'exaltation de la sensibilité.

Quoi qu'il en soit, nous avons dû mentionner ici une opinion qui nous semble sérieusement déduite des faits observés, et qui est destinée à présenter, sous un jour tout nouveau, une des maladies les plus complexes, les plus obscures que la science ait enregistrées.

L'*acne sebacea* fluente n'est pas particulière au cuir chevelu. M. Cazenave a montré, dans ses leçons cliniques, plusieurs malades chez lesquels elle était fixée au visage, où elle se présentait d'ailleurs avec les mêmes caractères, c'est-à-dire, abondance et fluidité de la matière sécrétée.

B. *Acne molluscum*. L'hypersécrétion qui constitue l'*acne sebacea* peut avoir lieu sans que la matière soit épanchée au dehors, et alors celle-ci reste enfermée dans le follicule qu'elle distend, et qui peut prendre ainsi des proportions plus ou moins considérables.

Cette forme de l'acné a été pressentie par un certain nombre d'observateurs et indiquée sous des noms et à des titres différents. Ainsi Tilesius a décrit (1), comme une monstruosité de la peau, une maladie qui n'était bien évidemment qu'une affection des follicules sébacés ; ainsi Bateman a désigné (2) sous le nom de *molluscum*, et surtout de la variété de *molluscum contagiosum*, une maladie caractérisée par une hypersécrétion sébacée ; c'est la même que l'on trouve signalée dans le *molluscum athéromateux* de M. le docteur Jacobovics (3) ; dans le fait rapporté par Alibert (4), sous le nom de *maladie de Bontius;* dans les *tumeurs folliculaires* (5) de Robert Willis ; dans le *molluscum contagieux* de MM. Cazenave et Schedel (6). Plus récemment cette affection a été décrite, comme maladie nouvelle, par M. Bazin (7), sous le nom d'*acné varioliforme;* enfin, M. Caillault (8), qui l'a observée sur un grand nombre de malades, à l'hôpital des Enfants, a proposé de l'appeler *acné molluscoïde*.

Il résulte bien évidemment de ces circonstances que l'on a décrit surtout sous le nom de *molluscum* une maladie caractérisée par une hypersécrétion de matière sébacée, et qui doit être rapportée au genre acné. Nous lui donnons, avec M. Cazenave, le nom d'*acne molluscum*, qui a le double avantage de rétablir le véritable caractère de l'éruption, en conservant une dénomination qui était acceptée dans la pathologie cutanée.

Quoi qu'il en soit, l'*acne molluscum* débute par un point à peine perceptible accusant la dilatation commençante du follicule. Ce point grossit très lentement et forme peu à peu de véritables tumeurs dont la grosseur varie depuis celle

(1) *Hist. path. cutis turpitudinis sing.* Leipsick, 1793.

(2) *A practical synopsis of cutaneous diseases.* London, 1813.

(3) *Du molluscum, recherches critiques*, etc., par Jacobovics. Paris, 1810.

(4) *Monographie des dermatoses.* Paris, 1835, t. II, p. 413.

(5) *Illustrations of cutaneous diseases.* London, 1841.

(6) *Abrégé pratique des maladies de la peau*, art. MOLLUSCUM.

(7) *Journal des connaissances médicales*, 1851.

(8) *Archives générales de médecine*, 1851.

d'un petit pois jusqu'au volume d'une aveline. Ces tumeurs peuvent devenir exceptionnellement beaucoup plus considérables. Elles sont ordinairement sessiles, semi-transparentes, vasculaires à leur base, d'une teinte grisâtre, d'un jaune sale ou presque de la couleur de la peau. Quelquefois acuminées, le plus souvent renflées et comme aplaties au sommet, elles ressemblent assez bien à certaines verrues. Ce qui caractérise particulièrement ces tumeurs folliculeuses, c'est qu'elles offrent à leur sommet un orifice central, signalé déjà par Tilésius, comme ombiliqué. Ce point, observé par M. Cazenave, correspond à l'ouverture du follicule; il est d'autant plus apparent qu'on comprime la tumeur. Si on la presse fortement, on en fait sortir ou une substance d'un blanc sale, consistante, vermiforme : c'est la matière sébacée concrétée dans le follicule; ou plutôt un fluide blanchâtre, laiteux : c'est la matière sébacée liquide, plus ou moins altérée.

L'*acne molluscum*, même très étendue, n'est accompagnée d'aucun trouble général; elle coïncide avec une santé parfaite. Elle a une durée ordinairement très longue. MM. Cazenave et Schedel ont admis, après Bateman, la contagion du molluscum athéromateux. Faut-il conclure que l'*acne molluscum* jouisse de cette propriété? Des observations d'une valeur réelle sembleraient apporter à cette opinion un certain caractère de probabilité : cependant les faits de molluscum athéromateux présentés par les auteurs sont trop peu nombreux, d'une part; et, de l'autre, l'expérience n'a pas encore donné une connaissance assez exacte de l'*acne molluscum* pour que l'on puisse trancher la question du caractère contagieux possible de cette maladie.

L'*acne molluscum* est très fréquente à la face, sur les joues, sur les paupières; on la rencontre aussi sur le front, sur le cou, à la partie supérieure de la poitrine

Les tumeurs, au lieu d'être sessiles, sont quelquefois rétrécies, pédiculées, de manière à représenter un cône dont le sommet est adhérent à la peau. Il en résulte alors pour la maladie une disposition particulière, que Bateman a désignée sous le nom de *molluscum pendulum*, et dont le fait cité par Tilésius (*loc. cit.*) est un exemple très remarquable.

Causes. — Un certain nombre de causes générales paraissent avoir une influence réelle sur le développement de l'acné. Il faut citer en première ligne certains troubles des fonctions abdominales, des désordres du côté du foie ou de l'utérus : il faut y ajouter l'hérédité; l'influence des climats froids et humides, qui serait surtout manifeste en Angleterre, dans le nord de l'Allemagne; les excès de régime, l'abus des travaux de cabinet, les affections morales vives.

Le sexe ne semble avoir d'influence notable que pour le développement de certaines formes de l'acné; de l'*acne rosacea*, par exemple, plus fréquente chez la femme que chez l'homme. Quant à l'âge, l'acné est une maladie commune surtout pendant la jeunesse, à l'époque de la puberté et dans l'âge adulte. Elle est, au contraire, rare chez les enfants et les vieillards.

Les causes directes, accidentelles ou déterminantes, jouent aussi un certain rôle dans la production de l'acné : il faut citer, à ce titre, l'insolation, le froid, mais surtout l'abus des cosmétiques, du fard, des lotions styptiques.

L'acné n'est pas contagieuse. Si la contagion pouvait être admise exceptionnellement et sous réserve, ce serait pour l'*acne molluscum*.

Quelques causes semblent plus particulières aux différentes variétés de l'acné. Ainsi l'*acne simplex* se manifeste chez les jeunes gens, à l'époque de la puberté; chez les jeunes filles, au moment de la menstruation; mais au milieu de toutes les conditions d'une très bonne santé et sans lien appréciable entre l'éruption et l'âge du malade.

L'*acne punctata* affectionne aussi la jeunesse; elle se développe au milieu de la meilleure santé générale : mais elle semble être influencée par certaines professions qui obligent à tenir la tête baissée.

L'*acne rosacea* n'apparaît que dans l'âge mûr : chez les femmes, elle est liée à des désordres du côté des fonctions utérines ; elle coïncide avec l'aménorrhée, les troubles menstruels, surtout avec l'âge critique. Chez les hommes, elle est influencée par les excès de régime, par les travaux intellectuels, par les veilles, etc. On la rencontre fréquemment chez les individus pléthoriques, affectés d'hémorrhoïdes. Elle est souvent héréditaire, et, alors, elle peut se développer accidentellement sous l'influence de l'insolation, du vent froid, d'exercices violents, d'excès, de tout ce qui tend à gêner la circulation sanguine, à provoquer des congestions au visage.

L'*acne sebacea*, très rare chez les enfants et les vieillards, affecte surtout la jeunesse et l'âge adulte. Elle paraît influencée par un tempérament sanguin ou lymphatique; elle peut se développer chez les femmes à la suite des couches. Son développement peut être déterminé par le contact d'un vent froid; mais elle est surtout produite et entretenue par l'usage de certains cosmétiques.

Diagnostic. — Le diagnostic de l'acné est en général assez facile.

A l'état pustuleux elle pourrait être confondue : — avec l'*impetigo;* mais dans celui-ci les pustules superficielles, agglomérées, suppurant complétement, diffèrent essentiellement de celles de l'acné, isolées, enchâssées, suppurant très incomplétement ; — avec l'*ecthyma;* mais cette dernière affection est caractérisée par des pustules très larges, très suppurantes, reposant sur une aréole très enflammée, qui ne sauraient être prises pour des *boutons* d'acné ; — avec le *sycosis;* mais si, dans cette éruption, les pustules sont petites, enchâssées, isolées, et suppurent incomplétement, elles se séparent cependant de celles de l'acné en ce qu'elles sont plus enflammées, douloureuses, qu'elles ont un siége spécial qui est pour elles un signe pathognomonique ; — avec la *syphilide pustuleuse;* mais celle-ci se présente avec une teinte cuivrée bien remarquable ; elle est presque toujours compliquée d'autres symptômes spéciaux; elle a une tendance à l'ulcération, et ces caractères permettent de la séparer sûrement de l'acné.

A l'état tuberculeux, l'acné, et surtout *l'acne indurata*, pourrait en imposer pour une *syphilide tuberculeuse*. Mais les tubercules de la syphilis, plus enchâssés, d'une teinte cuivrée manifeste, ayant une disposition à se grouper en cercles, se terminant par ulcération, doivent être facilement distingués des tubercules rouges ou violacés, irréguliers, largement disséminés, souvent parsemés de points pustuleux, qui constituent l'acné. On pourrait encore moins confondre ces derniers avec les tubercules du *lupus*, qui sont larges, aplatis, ne sont jamais pustuleux, qui donnent lieu à une desquamation remarquable et sont compliqués souvent d'un boursouflement de la partie sous-jacente.

Les cicatrices oblongues, saillantes, mollasses, faciles à malaxer, bleuâtres, qui succèdent à l'acné, ne seront pas confondues avec les cicatrices arrondies, déprimées, tendues, blanchâtres, taillées comme à l'emporte-pièce, de la syphilis.

L'*acne rosacea* ne saurait être confondue avec aucune autre maladie, si ce n'est peut-être avec la variété du *lupus* que Biett a décrite sous le nom d'*érythème centrifuge;* mais, nous établirons, en décrivant cette dernière forme, les caractères qui la séparent de l'acné.

Dans tous les cas, l'acné est caractérisée par un état gras, comme huileux, de la peau, qui n'appartient qu'à elle et qui doit aider très efficacement au diagnostic.

Le diagnostic de l'*acne sebacea* a une grande importance et peut, dans certains cas, présenter des difficultés réelles. Si elle est largement répandue, au visage, par exemple, elle a pu être prise pour une *ichthyose*, et cette erreur a été commise par Bateman. Cependant ses plaques minces, d'un gris verdâtre, très adhérentes, recouvrant des surfaces grasses, huileuses, peuvent être facilement séparées des lamelles épidermiques de l'ichthyose.

L'*acne sebacea partielle* a pu devenir l'occasion de graves erreurs de diagnostic. Fixée à un siége très limité, elle a été prise pour une maladie sérieuse, pour un *noli me tangere.* Mais, si l'on est prévenu de la possibilité de l'*acne partielle*, on pourra toujours séparer ses croûtes sébacées, minces, grasses, sans douleur ni inflammation, des tubercules durs, plus ou moins saillants, très douloureux, du *noli me tangere.*

Si le diagnostic de l'*acne sebacea partielle* est à la rigueur facile, il peut n'en être plus de même quand l'affection folliculeuse a été dénaturée par des cautérisations répétées. Alors il devient plus difficile de la séparer des ulcérations syphilitiques et cancéreuses. Mais, si l'on se rappelle que les ulcères de *l'acne partielle* sont inégalement circonscrits, superficiels, baignés d'une matière grasse, plutôt sébacée que purulente, couverts de petits points déprimés, séparés par des points plus ou moins larges, on pourra toujours les séparer des ulcères arrondis, profonds, à fond grisâtre, à bords taillés à pic de la syphilis ; des ulcérations déchiquetées, détruisant en profondeur, du cancer.

A l'état sec, l'*acne sebacea du cuir chevelu* a pu donner lieu à des erreurs de diagnostic, sinon graves, au moins très curieuses. Ainsi quand les plaques de l'acné étaient assez largement répandues, on a pu prendre les places restées saines pour des décolorations que l'on a combattues par des topiques au moins inutiles. Mais l'état gras des plaques de l'acné, leur adhérence à des surfaces humides, onctueuses; mais l'alopécie qui se manifeste sur les points malades, et là seulement; mais enfin l'existence possible de croûtes d'*acne sebacea* aux environs du cuir chevelu, tous ces caractères doivent suffire pour empêcher l'erreur.

Sous la forme fluente, *l'acne sebacea du cuir chevelu* et du visage ne peut être confondue avec aucune autre maladie.

PRONOSTIC. — L'acné n'est jamais une maladie grave, si ce n'est peut-être, lorsque, méconnue, comme pour l'acné partielle, elle a été modifiée d'une manière fâcheuse par des cautérisations multipliées. Elle peut devenir alors très difficile à guérir. Le pronostic varie d'ailleurs selon la forme même de l'acné, selon l'ancienneté de la maladie, selon les causes qui l'ont produite ou qui l'entretiennent. Ainsi l'*acne simplex* et *l'acne indurata* sont toujours des maladies légères. L'*acne rosacea* peut, au contraire, être une affection des plus opiniâtres : elle a aussi l'inconvénient d'être, pour une femme, par exemple, une sorte de difformité qui devient pour elle une cause d'affliction et même de désespoir. L'*acne sebacea*, quelquefois très tenace, cède facilement, en général, à un traitement approprié.

Siége et nature. — L'acné peut se présenter sur tous les points de la surface du corps ; mais elle est surtout fréquente à la face, à la partie antérieure de la poitrine, au dos, sur les épaules.

Le siége anatomique de l'acné est dans les follicules sébacés : quant à la nature même de la maladie, nous savons déjà qu'elle consiste dans une lésion de sécrétion de la matière sébacée ; que les phénomènes d'inflammation, de congestion, quand ils existent, ne jouent qu'un rôle secondaire.

Traitement. — Le traitement de l'acné varie nécessairement selon la forme, la nature, l'ancienneté de l'éruption. Il faut, en tout cas, tenir compte de l'état du malade, de la constitution, rechercher la cause de laquelle dépend l'éruption.

A sa plus simple expression, l'*acne simplex* ne demande pas de traitement, à proprement parler ; les seuls moyens à conseiller sont un régime doux, quelques boissons amères, des lotions légèrement stimulantes.

Si l'acné est plus étendue, on ordonnera, pour boisson, du petit lait, une infusion de chicorée ; on fera faire des lotions adoucissantes avec l'eau de son, ou stimulantes avec la lavande, la sauge, ou légèrement alcoolisées ; ou enfin avec la liqueur de Gowland modifiée, dont nous avons déjà donné la formule (page 83).

Si l'acné affecte des sujets jeunes, vigoureux, on aura

recours à des saignées générales; si elle coïncide avec la première époque de la menstruation, chez les jeunes filles, on favorisera cette fonction par l'usage des bains de siége, par l'application de sangsues aux cuisses, par la vapeur dirigée vers les parties génitales. Dans ces cas, les purgatifs sont utiles.

Dans l'*acne indurata*, on conseillera les boissons sudorifiques, le gaïac, la salsepareille ; les purgatifs et surtout les laxatifs répétés. On obtient aussi de bons effets de l'administration des eaux sulfureuses de Barèges, d'Enghien, de Cauterets, d'Aix en Savoie, données en boissons et en lotions plutôt qu'en bains.

Pour favoriser la résolution des tubercules, on a recours aux bains alcalins, aux frictions avec une pommade au protochlorure de mercure, dans la proportion de 1 à 4 grammes pour 30 grammes d'axonge; à l'iodure de soufre, à la dose de 1 à 2 grammes pour 30 grammes d'axonge. On emploie aussi les lotions stimulantes, avec la sauge, la lavande, une infusion de roses rouges ; ou excitantes, selon la formule suivante :

Pr. Eau de son............. 250 grammes.
Sublimé corrosif......... 30 centigrammes.
Alcool.................. 30 grammes.

F. s. a.

Mais le topique le plus efficace consiste dans l'emploi des bains de vapeur, et mieux encore des douches de vapeur aqueuse, dirigées contre les points malades. Ces douches doivent être à 30 ou 32 degrés Réaumur, et durer au plus de dix à douze minutes. Biett conseillait à la fin de l'éruption les douches sulfureuses froides.

Dans l'*acne rosacea*, il faut avant tout surveiller l'état du malade, prescrire tous les moyens hygiéniques qui peuvent empêcher l'état congestif qui domine cette forme de l'acné. On conseillera un régime sévère, l'abstention de tout excès de table, de travail, d'exercice; de tout contact trop vif du vent, du soleil, d'un foyer rayonnant. On surveillera avec soin la constitution du malade, les fonctions utérines, l'état de constipation habituelle. Si l'*acne rosacea* coïncide avec l'âge critique, on aura recours à des saignées locales ; si elle est liée à des troubles menstruels, on combattra ceux-ci par des moyens appropriés. M. Cazenave a conseillé avec succès l'emploi de bandes de toile mouillées et froides, roulées autour des cuisses, depuis le genou jusqu'à l'aine, et recouvertes de bandes de flanelle sèche, roulées de même ; on fait cette application tous les jours, pendant la semaine qui précède les règles.

On a conseillé, dans le même but, l'immersion des jambes dans l'eau chaude, aiguisée avec 60 grammes d'acide chlorhydrique pour 8 à 10 litres d'eau.

A l'intérieur, on fera prendre des boissons amères ; on conseillera l'usage du mélange suivant :

Pr. Bi-carbonate de soude......... 2 grammes.
Sirop de gentiane............. 125 —

dont on fera prendre une cuillerée à soupe, matin et soir, un peu avant chaque repas.

Il faut apporter une grande prudence dans l'emploi des topiques. Pendant les poussées congestives, on se bornera à l'usage de lotions avec l'eau de son ; on peut se contenter même de saupoudrer les points malades avec de l'amidon sec, que l'on essuie légèrement. Selon qu'il y a moins d'inflammation, on se servira de la liqueur de Gowland, ou de lotions avec une infusion légère de thé, ou enfin de lotions ammoniacales (10 à 15 gouttes d'ammoniaque liquide pour un verre d'eau de son tiède).

S'il n'y a plus qu'un reste de l'état congestif, s'il faut achever la résolution de quelques tubercules, on peut recourir aux bains et douches de vapeur.

Toute pommade est inutile contre l'*acne rosacea.*

Le traitement général de l'*acne sebacea* consiste dans l'emploi de quelques amers, de quelques laxatifs ; dans un régime doux.

Les moyens locaux sont les lotions ammoniacales (1 gr. d'ammoniaque pour 250 gr. d'eau de son tiède); les bains et douches de vapeur; les lotions avec une infusion aromatique dans laquelle on peut ajouter le sulfate d'alumine; quelques acides végétaux.

Dans l'*acne sebacea du cuir chevelu*, on conseille les lotions ammoniacales, les bains alcalins, en recommandant aux malades de se laver la tête avec l'eau du bain.

L'*acne sebacea partielle* sera combattue par les moyens ci-dessus indiqués. Si elle est à l'état d'ulcération, on conseillera les lotions avec l'eau végéto-minérale, avec une solution de sulfate de zinc ou de tannin (2 à 4 grammes dans 125 grammes d'un infusé de roses rouges). M. Cazenave s'est servi avec avantage du bi-iodure de mercure en solution dans l'éther, selon la formule suivante :

℞.	Bi-iodure de mercure.......	75 centigrammes.
	Ether sulfurique...........	60 grammes.

Faites dissoudre.

On touche tous les jours les points malades avec un pinceau imbibé de ce liquide : il en résulte une croûte dure, épaisse, adhérente, qui persiste de un à deux septénaires et favorise activement le travail de cicatrisation.

On doit s'abstenir de toute cautérisation contre l'*acne sebacea*.

ARTICLE II.

FAVUS.

SYNONYMIE. — *Porrigo*; *tinea lupinosa*; *tinea ficosa* (de Guy de Chauliac et Ambroise Paré); *tinea vera* (de Lorry); *porrigo lupinosa* (de Bateman); *porrigo favosa* (de Biett); *teigne faveuse* (d'Alibert et de M. Mahon); *favus* (de M. Cazenave).

HISTORIQUE. — Il n'est pas douteux que la maladie décrite sous le nom de *favus* n'ait été connue des anciens; mais il ne semble pas qu'ils en aient apprécié d'une manière tant soit peu précise et la physionomie spéciale, et surtout le caractère contagieux. Les traits qui semblent se rapporter à cette maladie si intéressante sont si mal définis, au moins jusqu'au XVe siècle, que c'est par voie d'analogie hypothétique seulement, qu'il est permis de les rapporter au véritable type favique.

Celse (1) a bien probablement signalé le favus dans la variété de *sycosis* qu'il représente comme siégeant exclusivement au cuir chevelu, comme étant d'une ténacité remarquable, et caractérisée par peu d'humidité. Les Grecs, Galien, Archigènes, Asclépiade, Apollonius, etc., ont bien évidemment confondu le favus dans le groupe très complexe d'ailleurs des *alopécies ulcéreuses*. Ce que leurs descriptions, à cet égard, offrent de plus remarquable est l'emploi de moyens emplastiques où la poix et la chaux jouaient le principal rôle, et qui se rapportent parfaitement au remède barbare de la calotte.

On retrouve dans les médecins arabes la même difficulté pour reconnaître le favus, probablement confondu aussi dans les formes alopéciques. Cependant c'est à Haly-Abbas (2) que l'on devrait d'avoir introduit dans la science le terme d'*alvathim*, dont on a fait *thim*, puis *tinea*, puis *teigne*, dénomination obscure et trop générale, qui s'est transmise jusqu'à nous et qui est encore usitée aujourd'hui.

On trouve dans les arabistes le terme de *tinea* employé déjà pour spécifier toutes les affections du cuir chevelu. Guy de Chauliac (3) en admit cinq espèces qui se rapportaient à des maladies tout à fait différentes; plus tard, Ambroise Paré (4) en réduisit le nombre à trois, sans qu'il soit possible de préciser d'une manière exacte laquelle de ces espèces correspondait au favus moderne. Il est bien probable que c'était aux variétés décrites sous les noms de *lupinosa* et de

(1) *De arte medica*, lib. VI, p. 461.

(2) *Practica*, lib. IV, cap. 13.

(3) Guidonis de Cauliaco, *Chirurgia*, tract. VI.

(4) *Œuvres complètes*, nouvelle édition de M. Malgaigne. Paris, 1840, t. II, p. 406.

ficosa; mais le favus était surtout, à cette époque, spécifié par son caractère de ténacité souvent invincible, par son incurabilité même qui avait fait admettre par Roland (1), deux espèces de *tinea*, l'une curable et l'autre incurable.

Parmi les modernes, Lorry est un de ceux qui semblent avoir le mieux compris le danger de la classification des teignes et qui ont le plus insisté sur la nécessité d'admettre une *teigne vraie* (*tinea vera*). Bateman, dans son genre *porrigo*, Alibert et M. Mahon, dans leur famille des *teignes*, reproduisirent la classification complète des arabistes, avec cette différence pourtant que l'on voit le type de la *teigne vraie* se préciser et se définir de mieux en mieux. Biett, et avec lui MM. Cazenave et Schedel, comprenant toute l'importance pratique de l'individualisation spéciale de la vraie teigne, l'enfermèrent dans les limites du *porrigo* (2). Mais ce terme avait encore l'inconvénient de rappeler le type vague et complexe dont s'était servi Bateman, et M. Cazenave (3), pour en finir avec toute confusion possible, a rejeté enfin définitivement toutes les dénominations de *teigne*, de *porrigo*, et pour spécifier la teigne vraie, il a adopté le terme de *favus* qui a une signification pratique bien définie et que nous conservons ici.

DÉFINITION. — Le *favus* est une maladie spéciale, contagieuse, constituée par une hypersécrétion du liquide contenu dans les cryptes situés à l'extrémité du conduit pilifère. Cette lésion de sécrétion se traduit par un épanchement, sous l'épiderme et autour du cheveu, d'une matière particulière, jaune, grasse et liquide d'abord, mais se concrétant de bonne heure en un godet arrondi, déprimé au centre, et qui devient pathognomonique de la maladie; enfin, le favus a une tendance fatale à produire une alopécie permanente.

SYMPTÔMES. — Le favus occupe plus spécialement le cuir

(1) Rolandi, *De chirurgia liber.*

(2) *Abrégé pratique des maladies de la peau.* Paris, 1847, p. 318.

(3) *Traité des maladies du cuir chevelu.* 1850, p. 219.

chevelu; toutefois il peut se développer, même primitivement, sur d'autres points de la surface du corps, mais toujours à la condition d'un poil. La physionomie de cette éruption présente un cachet distinct et particulier qui la sépare de toutes les autres affections cutanées ; elle constitue un type remarquable qui comprend deux variétés dont les caractères n'ont pas toujours été nettement reconnus par les pathologistes. Aussi l'histoire du favus est-elle longtemps restée incomplète et obscure. Ces deux variétés, nous les désignons, à l'exemple de M. Cazenave (1), sous les noms de *favus disséminé* et de *favus en cercles.*

§ 1er. — Favus disséminé.

L'éruption faveuse débute par un plus ou moins grand nombre de petits points jaunes, situés sous l'épiderme, à la base des cheveux qui en traversent le centre. Ces petits points, qui n'affectent aucune disposition régulière et dont le volume égale tout au plus le diamètre d'une tête d'épingle, ne sont pas constitués, comme on l'a cru pendant longtemps, par une collection purulente; en un mot, ce ne sont pas des pustules. Il suffit, pour s'en convaincre, de détruire l'épiderme sitôt que l'on voit poindre à la base d'un cheveu cette coloration jaunâtre. On trouve alors un épanchement toujours bien circonscrit, formé par une matière grasse, *liquide*, mais sans aucune analogie physique avec le véritable pus. Cet état liquide ne se prolonge guère au delà d'un jour; le plus ordinairement, au bout de quelques heures, la matière fluide est devenue épaisse, concrète; elle est transformée en une petite croûte présentant déjà une dépression centrale qui augmente de plus en plus, et qui prend, à mesure que la croûte se développe, l'aspect d'un godet, d'une cupule. En même temps, on constate autour de chaque point jaune une aréole rouge, plus ou moins vive,

(1) *Traité des maladies du cuir chevelu.* Paris, 1850, p. 210.

et qui, vers le troisième ou le quatrième jour de l'éruption, s'efface graduellement.

Cette disposition en godet est une conséquence naturelle du siége même de la maladie, à l'extrémité du conduit pilifère. La matière faveuse, incessamment sécrétée, tend à soulever l'épiderme pour s'épancher au dehors ; mais celui-ci, fixé à la base du cheveu dans sa partie centrale qui résiste, ne cède qu'à sa circonférence, où il se détache, se distend, et détermine ainsi la formation de cette cupule sur laquelle il reste appliqué, du moins au début de l'affection, comme une véritable membrane. Si, à cette époque, on veut énucléer un disque faveux, on est obligé, pour y parvenir, d'arracher le cheveu et d'inciser à la circonférence l'enveloppe protectrice formée par l'épiderme; le disque enlevé paraît comme un petit caillot, dont la face adhérente convexe est humide, grasse et pourvue d'un prolongement qui pénètre dans l'extrémité du conduit pilifère. La place occupée par ce godet est déprimée, rouge et plus ou moins humide. Cette dépression de la peau, mécaniquement déterminée par la distension de l'extrémité du conduit pilifère, ne tarde pas à disparaître.

Parvenu à cet état complet, le favus se comporte de deux manières, suivant que les produits de la maladie, les *favi*, restent isolés ou qu'ils deviennent confluents. Dans le premier cas, les croûtes, se développant séparément sans jamais se confondre avec les voisines, conservent intacts les caractères primitifs de l'affection. Ainsi, elles augmentent de volume, mais dépassent rarement un centimètre en étendue; elles gardent la forme arrondie, prennent une couleur jaune safranée de plus en plus marquée, et l'on voit toujours un cheveu traverser leur partie centrale fortement déprimée en godet. Du reste, cette augmentation en volume est lente ; pendant cette période où elles acquièrent de plus grandes dimensions, les croûtes commencent à se relever par leurs bords; plus tard, la masse elle-même des *favi* dépasse de quelques millimètres le niveau de la peau; en même temps et à mesure que la croûte devient plus ancienne, la coloration jaune safranée du début prend une teinte plus blanchâtre, et qui est toujours plus prononcée sur les bords qu'à la partie centrale.

La durée de cette première phase de la maladie, pendant laquelle les godets ont conservé leur forme primitive, est plus ou moins longue. Quoi qu'il en soit, il arrive un moment où le disque, dont l'accroissement a toujours continué, finit par rompre l'épiderme trop distendu; la matière faveuse sèche, divisée comme une poudre grossière, se répand sur le cuir chevelu. Puis, la sécrétion continuant toujours, de nouvelles croûtes se forment encore sur les mêmes points ou sur des points voisins pour suivre les mêmes phases, jusqu'à ce qu'il en résulte finalement des altérations plus graves.

Lorsque, au contraire, les croûtes sont confluentes dès le début, elles parviennent en peu de temps à se toucher, à se confondre par quelques points de leur circonférence; alors l'éruption faveuse ne représente plus qu'une masse croûteuse desséchée, adhérente, parsemée d'une foule de dépressions alvéolaires, irrégulières, qui s'éloignent beaucoup pour leur forme de la disposition primitive en godets, de sorte qu'il est bien difficile de reconnaître le favus au premier abord. Pour en retrouver les caractères essentiels, il faut aller les chercher aux limites de l'éruption. Plus tard encore, la maladie, faisant de nouveaux progrès, le cuir chevelu est recouvert d'une calotte informe qui se brise çà et là, et tombe par fragments épais au milieu des cheveux qui se trouvent déjà plus ou moins profondément altérés. La tête du malade exhale une odeur nauséabonde que l'on a comparée à celle de l'urine de chat, et qui trahit l'existence de cette grave infirmité. Il n'est pas rare non plus de voir des poux pulluler au milieu de ces croûtes.

A cette période, si l'on vient à provoquer la chute des croûtes ou si elles tombent d'elles-mêmes, on trouve la peau rouge, humide, excoriée, parsemée de ces dépressions dont nous avons parlé, et sur lesquelles de nouvelles croûtes se forment jusqu'à ce que les cheveux soient détruits. En effet, la ténacité et l'ancienneté de la maladie privent les cheveux de leurs moyens de conservation. Pendant les premiers temps, ils sont secs, sans souplesse, puis ils cèdent aux plus légères tractions; s'ils repoussent, ils sont plus grêles; plus tard encore, ils deviennent lanugineux, racornis; enfin ils tombent pour toujours : l'alopécie est complète. Cette fatale terminaison du favus est le résultat d'un travail phlegmasique qui suscite, à l'extrémité du conduit pilifère, une inflammation adhésive dont la conséquence est l'oblitération du conduit. Ce qui prouve, en effet, que la perte des cheveux ne dérive ni d'une atrophie, ni d'une destruction du bulbe, c'est qu'après la guérison, et pendant un certain temps, on peut voir, au travers de la cicatrice placée à l'extrémité du conduit pilifère, le cheveu qui, toujours sécrété par le bulbe, se replie sur lui-même, à cause de l'obstacle qu'il rencontre pour sa sortie. Mais, plus tard, cette impossibilité qu'éprouve le cheveu pour franchir l'obstacle, rend la sécrétion du bulbe inutile, et celui-ci disparaît par atrophie.

La durée du favus est très longue, infinie, pourrait-on dire ; car, abandonné à lui-même, il ne guérit jamais, tant que sur la surface attaquée existent encore des cheveux. Cette destruction n'est, du reste, bien complète qu'après une durée de plusieurs mois et même de plusieurs années. Elle ne procède pas non plus, dans sa marche envahissante, avec régularité. Aussi arrive-t-il un moment où l'on trouve, au milieu d'une tête presque dégarnie, des godets faviques à la base de quelques rares cheveux qui jusque-là avaient été épargnés.

Lorsque la maladie est parvenue à cet état invétéré, la peau, surtout aux endroits où il n'existe plus de poils, devient le siége d'inflammations de diverse nature, qui donnent lieu à la formation de vésicules d'eczéma, de pustules d'impétigo. Enfin le favus peut être encore compliqué d'abcès sous-cutanés, d'engorgements ganglionnaires du cou.

Le *favus* est rarement accompagné de symptômes généraux, du moins au point de vue des troubles organiques. Mais ce qu'il faut noter, c'est une détérioration de l'économie, un arrêt souvent bien marqué dans le développement intellectuel et physique de l'individu affecté, surtout quand il frappe les enfants en bas âge, placés dans de mauvaises conditions hygiéniques. On rencontre encore assez souvent les accidents qui sont l'apanage du tempérament scrofuleux, des engorgements lymphatiques, des otites, des ophthalmies chroniques.

Les symptômes locaux sont moins prononcés; ils consistent dans un prurit souvent incommode, de la chaleur, une douleur quelquefois très vive; mais ces inconvénients sont, dans la plupart des cas, le résultat de la malpropreté et de l'incurie des malades.

Le *favus disséminé* dont le siége, sinon spécial au moins particulier, est le cuir chevelu, peut gagner de proche en proche d'autres régions; on l'a même vu envahir toute l'enveloppe tégumentaire. Dans quelques cas, il s'est développé primitivement sur des points autres que le cuir chevelu, au scrotum, par exemple. L'éruption se présente toujours avec les mêmes caractères symptomatologiques; mais au point de vue du pronostic, elle offre une gravité moins grande, une durée moins longue, parce que, dans tous ces siéges exceptionnels, le système pileux est peu abondant et doué sans doute de propriétés vitales peu actives.

§ 2. — Favus en cercles.

Cette variété, évidemment confondue par les pathologistes anglais, sous le nom de *ring-worm*, avec l'*herpès tonsurant*, et que Biett avait appelée *porrigo scutulata*, se développe toujours au cuir chevelu. Elle ne débute pas, comme le *favus disséminé*, par des points jaunes, isolés ou confluents; elle se manifeste sous forme de plaques plus ou moins nombreuses, assez régulièrement arrondies et dont l'apparition est précédée de démangeaisons assez vives. Ces surfaces, qui varient en étendue de 2 à 6 centimètres, présentent tout d'abord un état grenu, chagriné, constitué par le gonflement de l'extrémité de chaque conduit pilifère que surmonte bientôt une petite squame blanche, sèche, adhérente. Cette première période du *favus en cercles* durant laquelle les surfaces malades n'offrent à la vue que des plaques saillantes, garnies de lamelles épidermiques, se prolonge plus ou moins longtemps; elle peut durer quelques semaines, sans qu'il se manifeste aucun autre changement. On conçoit très bien que ce début si insidieux ait pu induire en erreur et faire croire aux pathologistes que c'était une affection essentiellement différente du *favus disséminé*. Cependant quand on continue à observer la maladie, on voit enfin apparaître au-dessous des lamelles pityriasiques ces petits points jaunes qui caractérisent le genre favus. A la vérité, ils sont déjà saillants au-dessus du niveau de la peau, mais ils s'affaissent et prennent la forme en godet, comme dans la variété précédente.

A ces différences du début qui existent entre le *favus en cercles* et le *favus disséminé*, il faut en ajouter d'autres que révèle l'étude comparative des diverses phases de chaque éruption. Ainsi, les croûtes du premier sont plus petites, moins enchâssées dans la peau, moins jaunes peut-être que celles du second; elles sont en outre plus nombreuses à la circonférence des plaques qu'au centre. D'un autre côté, les cheveux semblent être moins profondément et surtout moins promptement altérés; ils conservent plus longtemps leurs qualités normales; ils peuvent tomber et repousser plusieurs fois avant que leur destruction devienne définitive. En sorte qu'on serait presque autorisé à dire que, dans le favus en cercles, l'alopécie n est pas inévitable. Du reste, si elle est, quand elle survient, tout aussi irrémédiable que celle qui est produite par le favus disséminé, il faut dire qu'elle est toujours plus restreinte, moins générale.

La durée de cette variété est aussi très longue; il peut arriver que les plaques isolées se réunissent et se confondent. Il en résulte alors de larges surfaces irrégulières qui, sur une partie de leur étendue, offrent cet état squameux dont nous avons parlé, et sur l'autre, à la circonférence principalement, des croûtes faveuses très distinctes, et cette disposition en demi, en quart de cercle qui rappelle la forme primitive des plaques.

Lorsque l'on provoque la chute des croûtes ou lorsqu'elles tombent d'elles-mêmes, les *favi* ne se reproduisent pas immédiatement, comme on le voit dans le favus disséminé; la maladie recommence de nouveau par la période pityriasique. Enfin cette variété présente plus souvent que la précédente, surtout quand elle est ancienne, la complication de pustules impétigineuses autour des godets faveux, pustules qui alternent quelquefois avec la sécrétion favique à l'extrémité du conduit pilifère. Il faut être prévenu de cette complication qui, comme le dit M. Cazenave (*loc. cit.*), a pu dénaturer l'aspect de la maladie au point de faire croire à la forme pustuleuse du favus.

Causes. — Le favus est une affection qu'on rencontre dans toutes les saisons, dans tous les climats et qui se développe principalement pendant la première enfance et pendant la puberté. Les conditions qui semblent en favoriser le développement sont toutes celles qui altèrent profondément l'économie : la misère, une mauvaise alimentation, la disette, le séjour dans des lieux malsains et humides, l'agglomération des individus jointe à la malpropreté. On a cité aussi les émotions morales vives, la constitution molle, lymphatique, éminemment scrofuleuse. L'influence de toutes ces causes a paru si puissante, que certains pathologistes, Alibert entre autres, ont nié la nature contagieuse du favus, et qu'ils ont expliqué la propagation de cette maladie par l'existence seule des conditions dont nous venons de parler et qui mettaient en jeu la prédisposition héréditaire que les enfants portaient en venant au monde. Quelle que soit l'influence de l'hérédité dans cette question, il est aujourd'hui incontestable que le favus se développe surtout par contagion. Sans parler de l'inoculation qui a été tentée avec succès, nous avons vu à l'hôpital Saint-Louis, dans le service de M. Cazenave, des malades récemment admis dans les salles communiquer le favus à leurs voisins.

D'un autre côté, il existe des faits irrécusables établissant que le favus peut se développer spontanément. L'exemple le plus curieux et le plus remarquable dont nous ayons été témoin est celui d'un homme, âgé de cinquante ans, dont M. Cazenave a publié l'observation (1) et qui fut affecté d'un favus spontané du scrotum pendant son séjour à l'hôpital où il avait été admis pour une ulcération syphilitique de la joue.

DIAGNOSTIC. — Le diagnostic n'offre aucune difficulté quand le favus se présente avec ses caractères complets, c'est-à-dire avec ses disques bien arrondis, d'un jaune safrané, relevés sur les bords, déprimés au centre que traverse toujours un cheveu, et enchâssés dans l'épaisseur de la peau. Il ne ressemble alors à aucune autre éruption. Mais à un état plus invétéré, quand les croûtes desséchées et brisées ne conservent plus leur forme primitive, on pourrait confondre le *favus disséminé* avec d'autres affections différentes par leur nature et par leur gravité : les *achores* et l'*impetigo granulata*. Cependant le favus ne présente jamais les lamelles molles, jaunâtres, le suintement, les surfaces rouges, sanguinolentes, excoriées par l'action des ongles, qui appartiennent aux *achores;* d'un autre côté, cette dernière éruption, particulière à la première enfance, n'altère jamais les cheveux et n'est point contagieuse.

Quant à l'*impetigo granulata*, sa ressemblance avec le favus n'est qu'apparente, et un examen attentif dissipe bientôt toute incertitude. En effet, les croûtes de l'impétigo

(1) *Annales des maladies de la peau et de la syphilis*, t. III, p. 64, Paris, 1851.

peuvent bien former une espèce de calotte épaisse recouvrant tout le cuir chevelu, mais elles sont ambrées ou verdâtres et comme déposées à la surface de la peau, caractères qui les séparent des croûtes sèches, dures, très adhérentes, safranées, du favus. En outre, dans ce dernier, il est possible de trouver, aux limites de l'éruption, quelques disques intacts, de même que dans l'*impetigo* on finit par trouver des croûtes de moins en moins sèches et des surfaces suintantes. Enfin l'alopécie, qui est constante dans le favus, servira encore de trait de distinction entre cette maladie et l'impétigo.

Le *favus en cercles*, dans sa première période, où il est constitué par des plaques squameuses, pourrait être confondu avec l'*herpès tonsurant* et le *pityriasis*. Nous avons déjà indiqué, en parlant de l'*herpès tonsurant*, les caractères qui le séparent du favus en cercles.

Quant au *pityriasis*, ses lamelles farineuses, peu adhérentes, se reproduisant avec facilité sans gonflement ni turgescence de la peau, ne pourront être prises pour les surfaces raboteuses, chagrinées de l'éruption favique dont les squames, fortement adhérentes, sont en général plus larges et plus épaisses. Plus tard, cet état squameux ne disparaît pas comme cela a lieu dans le *pityriasis*, sous forme de flux farineux qui se renouvelle sans cesse, mais il est remplacé par des croûtes faveuses caractéristiques. On ne peut comparer l'alopécie passagère du pityriasis qui dégarnit en masse la chevelure sans altération de la peau, à l'alopécie permanente du favus, résultat d'une cicatrice. Enfin le premier est contagieux, le second ne l'est pas.

Lorsque le favus est guéri, on ne confondra pas l'alopécie plus ou moins étendue qu'il a entraînée avec des plaques de *vitiligo*, car dans cette maladie, les surfaces dénudées ne sont pas, comme nous le verrons plus loin, constituées par des cicatrices, mais seulement par des plaques lisses, unies, d'une couleur blanc de lait très remarquable.

Pronostic. — Le *favus* est une maladie grave par sa ténacité, par l'influence générale qu'il exerce sur l'économie et par l'alopécie qui en est la terminaison fatale. Il est moins rebelle quand il occupe toute autre région que le cuir chevelu; il est aussi d'autant moins tenace et d'autant moins dangereux qu'il se développe à un âge plus avancé de la vie.

Le favus en cercles est sous tous les rapports, moins grave que le favus disséminé.

SIÉGE ET NATURE. — Le favus est une maladie contagieuse se développant sur tous les points de la surface du corps où existent des poils. Si nous rappelons qu'il est caractérisé par l'accumulation sous l'épiderme et autour des cheveux d'une matière grasse, liquide au début; qu'il a une tendance fatale à produire l'alopécie; qu'il ne se développe plus là où le poil a été détruit, là où le poil n'existe pas; qu'il est d'autant moins grave et moins rebelle que le système pileux est moins développé lui-même; que toutes ses phases enfin ne s'accomplissent pas sans une série de phénomènes tout vitaux, sans inflammation, nous aurons indiqué toutes les raisons qui nous portent à considérer le favus comme une lésion de sécrétion des cryptes placés à l'extrémité du conduit pilifère, et non comme un champignon, un parasite végétal.

Cette théorie de la nature végétale du favus, défendue, en France, par MM. Grüby, Lebert (1), et Ch. Robin (2), est uniquement fondée sur les résultats que donne l'examen microscopique des croûtes faveuses, mais elle est en opposition directe avec ce que nous apprennent et les recherches anatomiques et l'observation clinique. En effet, on a invoqué en sa faveur la négation de la *pustule faveuse*, le siége de la maladie dans des points autres que le cuir chevelu : la face, les épaules, le conduit auditif, le prépuce, le gland, par exemple. Mais s'il est aujourd'hui bien démontré que les *favi* ne sont pas des pustules, qu'ils sont, au contraire, le résultat d'une hypersécrétion d'une matière particulière, épaisse, liquide au début, cette erreur reconnue ne peut

(1) *Physiologie pathologique*, Paris, 1845, t. II, p. 477.

(2) *Histoire naturelle d s végétaux parasites qui croissent sur l'homme et sur les animaux*, Paris, 1853, p. 441.

servir d'argument pour appuyer l'hypothèse d'un végétal. Nous en dirons autant des arguments tirés du siége exceptionnel du favus, puisque, dans toutes ces régions, l'anatomie démontre la présence du poil, à l'état rudimentaire, il est vrai; mais ces données fournies par l'anatomie s'accordent à merveille avec ce que nous enseigne l'expérience sur le peu de durée et le peu de gravité du favus, là où les fonctions normales du système pileux sont languissantes ou obscures.

D'un autre côté, la chimie ne s'est pas encore prononcée sur la nature végétale de ce champignon. Quant au cryptogame lui-même, son existence peut devenir une cause d'embarras, puisque M. Arndtsen (de Norwége) a découvert un nouveau végétal dans le favus (1).

Traitement. — L'expérience a prouvé que, dans le traitement du favus, la médication intérieure est insuffisante, mais qu'il peut être utile d'administrer quelques agents thérapeutiques jouissant de la propriété de modifier avantageusement le tempérament lymphatique, puisque la plupart des individus affectés sont des sujets faibles, d'une constitution délabrée, et placés dans de mauvaises conditions hygiéniques. A ce titre, un traitement général, dont la durée est subordonnée aux conditions individuelles d'âge, de constitution, peut rendre de bons services. Ces agents seront choisis parmi les amers, les toniques; le sirop de Portal, le sirop antiscorbutique, surtout pour les enfants. On emploiera aussi l'iodure de potassium, l'huile de foie de morue, le chlorure de calcium cristallisé, les tisanes amères, les sudorifiques actifs.

Mais, quelle que soit l'énergie de ces moyens généraux, un traitement local est indispensable; il joue même le principal rôle. La théorie de cette médication locale consiste à rendre inutile la sécrétion morbide qui constitue les godets

(1) Le travail de M. Arndtsen a été publié dans les *Annales des maladies de la peau et de la syphilis*, 1851, t. III, p. 287.

faveux. Cette théorie, dont l'usage empirique et si ancien de la *calotte* renfermait déjà tout le secret, est pour nous, aujourd'hui, la conséquence naturelle du siége anatomique du favus. Il faut donc, comme le dit M. Cazenave (1), détruire cette sécrétion en déterminant l'alopécie, ou la suspendre pendant assez longtemps pour qu'elle puisse être ramenée plus tard à son état normal.

La première indication, dont le résultat inévitable est une alopécie permanente, ne peut être remplie que par la cautérisation. On la réservera donc pour les cas où le favus est peu étendu, ou bien quand il s'est développé accidentellement sur un point limité de la surface du corps.

La seconde indication, c'est-à-dire celle qui a pour but de suspendre la sécrétion morbide pendant assez longtemps pour qu'elle puisse revenir à l'état normal, sans crainte de produire l'alopécie, constitue la partie du traitement la plus importante, mais aussi la plus difficile à remplir. On a proposé, pour atteindre ce résultat, différents moyens : l'emploi de pommades de toute espèce, soit avec le sous-borate de soude, soit avec le calomel, soit avec le turbith minéral, dans la proportion de 2 à 4 grammes pour 30 grammes d'axonge. On a aussi essayé des lotions. A l'aide de ces moyens continués avec persévérance, on provoque la chute des croûtes, on s'oppose à leur reproduction; mais ce n'est qu'une amélioration momentanée, apparente même, car il suffit d'en interrompre l'usage pour que la maladie reparaisse, parce que la présence du poil sollicite toujours la sécrétion de la matière grasse destinée à le lubrifier. L'essentiel serait donc de trouver un moyen à l'aide duquel on puisse empêcher, aussi longtemps que cela est utile, la sécrétion du poil lui-même; on enlèverait ainsi à la maladie son aliment principal. Ce résultat, on ne peut le demander qu'aux agents *dépilatoires*. Ceux qu'on a jusqu'ici employés avec le plus de succès sont le sulfhy-

(1) *Traité des maladies du cuir chevelu*, p. 266.

drate de chaux; la calotte préparée avec la gomme ammoniaque, d'après les conseils de M. Evens (du Hanovre); la pommade épilatoire de M. Mahon, dont la composition est restée un secret.

Le sulfhydrate de chaux, proposé par MM. Bœttger et Martens, se prépare en faisant absorber de l'hydrogène sulfuré jusqu'à saturation sur une bouillie composée de deux parties de chaux éteinte ou hydratée sèche et de trois parties d'eau; il en résulte une espèce de gelée d'un bleu verdâtre, semi liquide, que l'on applique sur la partie malade. Le sulfhydrate se concrète très rapidement à l'air, en formant une croûte peu adhérente que l'on peut enlever à l'aide d'une spatule, au bout de dix à quinze minutes, et qui laisse souvent la peau au-dessous d'elle entièrement dénudée.

Si l'on emploie la calotte telle qu'elle a été modifiée par M. Evens, on applique sur la tête bien nettoyée et rasée des bandelettes de gomme ammoniaque, de manière à recouvrir et au delà les surfaces malades. Au bout de six semaines, on les enlève facilement, soit à l'aide d'un peu d'huile, ou, mieux encore, en entourant la tête de cataplasmes par-dessus les bandelettes elles-mêmes. Alors on fait usage pendant quelques jours, jusqu'à ce que la rougeur de la surface malade ait complétement disparu, des pommades et des lotions que nous avons déjà indiquées; puis on recommence une nouvelle application de bandelettes, qu'on est souvent obligé de réitérer plusieurs fois.

On peut employer, au même titre, d'autres dépilatoires, qui ont pour base l'orpiment et la chaux vive: tels sont les dépilatoires de Delcroix, de Plenck, le rusma des Turcs.

Quel que soit l'agent que l'on préfère, il ne faut point oublier que le succès ne dépend pas seulement de l'épilation, mais encore des soins minutieux, persévérants, dont on entoure les malades.

En résumé, le traitement du favus, abstraction faite des agents thérapeutiques que l'on administre à l'intérieur, selon l'âge, la constitution des sujets, doit être exclusivement local. On commence par faire couper les cheveux, on fait tomber les croûtes à l'aide de cataplasmes, d'applications émollientes; puis on prescrit, pour le soir, des onctions avec une des pommades indiquées et des lotions, pour le matin. Plus tard, on s'adresse aux dépilatoires, que l'on remplace de temps en temps par les pommades. Enfin, on seconde l'action de ces moyens par l'emploi de bains, et, mieux, de douches en arrosoir émollientes, sulfureuses ou alcalines.

Ces indications sont surtout applicables au traitement du favus disséminé. Le favus en cercles, moins grave, moins tenace que le premier, cède assez souvent à l'usage des pommades, surtout à celles qui sont composées avec l'iodure de soufre ou avec le turbith minéral, dans la proportion de 2 à 4 grammes du sel médicamenteux pour 30 grammes d'axonge.

DEUXIÈME GENRE.

LÉSIONS DE LA SÉCRÉTION DE LA MATIÈRE ÉPIDERMIQUE.

Les maladies contenues dans ce genre offrent une grande analogie d'aspect avec les affections squameuses dont nous avons déjà parlé. Comme ces dernières, elles consistent dans une altération de la matière épidermique; mais cette altération est primitive, essentielle, et ne reconnaît jamais pour cause l'influence d'une inflammation préalable ou concomitante.

Les maladies qui constituent ce deuxième genre ont une marche toujours chronique; elles sont quelquefois congénitales et peuvent même être transmises par hérédité.

Ce genre comprend l'*ichthyose* et les *productions cornées*. Nous y comprendrons aussi la *pellagre*, jusqu'à ce qu'une étude plus complète permette d'assigner à cette mystérieuse maladie sa véritable place dans le cadre des affections cutanées.

ARTICLE Ier.

ICHTHYOSE.

SYNONYMIE. — *Ichthyosis.*

DÉFINITION. — L'*ichthyose* est constituée essentiellement par une altération innée de la sécrétion de la matière épidermique, altération qui se manifeste sous forme de squames plus ou moins larges, dures, desséchées, d'un blanc grisâtre, comme imbriquées, ne reposant jamais sur un tissu enflammé, et que n'accompagne ni douleur, ni chaleur, ni démangeaisons.

SYMPTÔMES. — L'*ichthyose* peut n'occuper que des surfaces limitées ; le plus souvent elle est générale, à l'exception de la paume des mains, de la plante des pieds et de quelques autres régions où la peau est plus fine, comme par exemple au visage, aux aines, aux aisselles, à la face interne des membres. Toute la physionomie de cette affection qui n'est escortée par aucun des phénomènes ordinaires de l'inflammation, est exprimée, à proprement parler, par l'aspect, la disposition, la couleur des écailles. Aussi indiquer ces divers caractères qui résultent uniquement du degré d'épaississement de l'épiderme, c'est faire en même temps l'histoire des différents états sous lesquels l'*ichthyose* peut se présenter et dont les auteurs ont fait autant de variétés, sous les noms d'*ichthyose nacrée*, d'*ichthyose cornée*, d'*ichthyose cyprine*.

Ainsi, chez quelques sujets, la peau n'a pas perdu toute sa souplesse ; elle est assez molle, et l'on ne trouve à sa surface que des lamelles épidermiques grisâtres, peu résistantes, inégales, mais toujours brisées. Ces écailles se renouvellent sans cesse. Chez d'autres individus la peau est très épaissie ; l'épiderme irrégulièrement sillonné forme des écailles sèches, plus résistantes, plus ou moins larges, libres dans une partie de leur circonférence, adhérentes par l'autre où elles sont réellement imbriquées. Tantôt ces écailles sont grisâtres, tantôt elles revêtent une couleur blanche, nacrée, luisante, et elles sont entourées de plusieurs cercles noirâtres. Dans d'autres cas, plus rares à la vérité, les écailles de l'ichthyose sont verdâtres, plus saillantes, et la peau des personnes qui en sont affectées ressemble assez bien à l'enveloppe tégumentaire de certains poissons, à la peau vert-brunâtre de l'éléphant.

On peut enlever les écailles ichthyosiques sans déterminer aucune douleur; si l'on arrache les plus larges qui sont adhérentes dans une assez grande étendue, on provoque seulement une sensation désagréable. Au-dessous la peau n'est même pas rouge. En promenant la main sur les surfaces malades, on éprouve la sensation qui résulterait du contact d'un corps dur, raboteux, de la peau de chagrin, par exemple, ou de celle de certains poissons. Dans tous les cas, il n'existe ni chaleur, ni douleur, ni démangeaison. Les squames sont surtout épaisses et apparentes sur les membres, aux coudes, à la face externe des bras et des jambes.

Telle est la physionomie que présente l'ichthyose, affection presque toujours *congénitale*, mais qui est quelquefois *accidentelle*. Dans le premier cas, elle est peu prononcée à l'époque de la naissance. On peut déjà voir cependant, lorsque l'attention est éveillée sur ce point, que la peau ne présente pas ce poli, cette finesse, que l'on observe chez l'enfant qui vient de naître; elle est grisâtre, sèche; puis, au bout de quelques jours, la maladie se prononce et se caractérise davantage, et graduellement les écailles revêtent une de ces formes bizarres et curieuses dont nous avons parlé, à moins que l'affection ne reste à ce premier état où la peau sèche, épaissie, chagrinée et grisâtre, est le siége d'une exfoliation continuelle.

L'*ichthyose accidentelle* se développe à un âge plus avancé; elle est, en général, bornée à quelques régions, à la face externe des bras, des jambes; rarement elle présente le degré d'intensité de l'ichthyose congénitale. Plus fréquemment et plus facilement encore que cette dernière, elle disparaît sous l'influence de certaines saisons, ou d'une maladie fébrile, mais pour revenir au retour d'une autre saison, après la disparition de l'affection accidentelle.

L'ichthyose, même générale, ne détermine aucune altération notable de l'économie; seulement la peau est constamment sèche; la transpiration habituelle, nulle à la surface du corps, ne s'effectue plus qu'aux endroits privés des squames ichthyosiques, à la paume des mains, à la plante des pieds.

Les enfants affectés d'ichthyose congénitale ne sont point pour cela à l'abri des fièvres exanthématiques qui attaquent le premier âge de la vie; seulement les phénomènes d'inflammation, la rougeur surtout, sont moins marqués. Nous les avons vus atteints aussi, à un âge plus avancé, d'éruptions pustuleuses ou papuleuses.

Causes. — L'*ichthyose congénitale* est presque toujours héréditaire, et elle semble attaquer de préférence les individus mâles. On a dit aussi qu'elle pouvait être déterminée par une impression morale vive ressentie par la mère pendant la grossesse.

L'*ichthyose accidentelle*, qui peut aussi être héréditaire, semble reconnaître pour cause, dans quelques circonstances, l'influence de certains agents extérieurs; elle est endémique dans certaines localités. En France, par exemple, elle est plus commune dans les contrées du centre, et notamment dans le Berry.

Diagnostic.—Lorsque l'ichthyose est générale, et lorsque surtout elle se présente avec des écailles sèches, dures, imbriquées, elle ne peut être confondue avec aucune autre éruption. Lorsqu'elle est partielle, que l'épiderme est partagé en lamelles très minces, elle offre une certaine analogie avec la desquamation qui succède à quelques inflammations de la peau, l'*eczéma*, le *lichen*, par exemple. Cependant la sécheresse, la dureté des lamelles, l'épaississement, la teinte grise de la peau, l'absence de toute espèce de suintement ou des lésions élémentaires des affections papuleuses, empêcheront de commettre une erreur.

Le *psoriasis* et la *lèpre vulgaire* se distingueront de l'ichthyose non seulement par les caractères de leurs squames, mais surtout par les plaques rouges, saillantes, qui les supportent. On ne confondra pas non plus avec elle la desquamation farineuse du *pityriasis*, chez lequel la peau est toujours souple, sans altération marquée.

Enfin, chez les vieillards, la peau flétrie, comme fendillée, peut présenter quelque ressemblance avec l'ichthyose, mais elle est dépourvue de squames, caractère important qui ne manque jamais dans cette dernière.

PRONOSTIC. — L'*ichthyose congénitale* est un état morbide qui dure toute la vie et dont on peut seulement pallier les inconvénients qui résultent de la sécheresse trop grande de la peau. L'*ichthyose accidentelle* présente des chances plus favorables, mais qui sont rarement suivies d'un succès complet.

SIÉGE ET NATURE. — L'état morbide qui constitue l'*ichthyose* est évidemment une lésion de sécrétion de la matière épidermique, mais c'est une lésion innée qui fait partie intégrante de l'organisation elle-même de la peau, et qu'on peut, à ce titre, rapprocher des *anomalies*, des *monstruosités*. A ce point de vue, l'ichthyose ne serait pas une maladie.

TRAITEMENT. — Le traitement de l'ichthyose congénitale est nul ; on ne peut que modifier momentanément la sécheresse de la peau à l'aide de lotions mucilagineuses, de bains répétés et surtout de bains de vapeur. On a proposé pour combattre l'ichthyose accidentelle une foule de moyens qui sont restés, dans la plupart des cas, sans efficacité. Biett a obtenu la guérison d'une ichthyose accidentelle et partielle à l'aide de vésicatoires, avec lesquels il a couvert successivement les deux bras qui étaient le siége de la maladie.

On a rattaché à l'ichthyose l'histoire de ces *productions accidentelles* que l'on rencontre à la surface de la peau, et qui sont aussi désignées sous le nom de *productions cornées*. Tous ces appendices qui sont constitués, comme l'ichthyose, par une altération de l'épiderme, présentent des formes et des dimensions très variables que nous devons nous borner à signaler sans en donner une description complète. Leur étude n'est curieuse qu'au point de vue de l'anatomie pathologique et des formes souvent bizarres qu'elles revêtent. Quant au traitement qui peut leur être applicable, il est toujours chirurgical.

ARTICLE II.

PELLAGRE.

SYNONYMIE. — *Pellagra ; mal de misère ; érythème endémique ou pellagreux ; mal rosso.*

La *pellagre* est une maladie très commune en Lombardie, observée en Espagne et dans le midi de la France (1), et qui, par sa nature, appartient à la classe des *cachexies* ou *diathèses*, plutôt qu'à celle des maladies de la peau proprement dites. Pour cette raison, nous ne pourrions, sans dépasser les limites que nous nous sommes imposées, en tracer l'histoire détaillée, et si même nous ne la passons pas sous silence, c'est que les pathologistes ont de tout temps attaché une grande importance à l'affection cutanée qui la précède ou l'accompagne. Nous nous bornerons donc à indiquer les caractères spéciaux de cet *érythème* dit *pellagreux* et les différences qui existent entre l'endémie lombarde et l'ensemble des phénomènes dont on a fait la pellagre *nostras*.

SYMPTÔMES. — De tous les récits qui nous sont parvenus sur la pellagre italienne, il résulte que c'est une cachexie particulière que traduisent des symptômes divers se montrant avec une intensité toujours croissante, et du côté des voies digestives et dans l'appareil cérébro-spinal. Ces phénomènes présentent cela de remarquable qu'ils sont compliqués ou accompagnés d'un érythème spécial, siégeant aux points exposés à la lumière, et notamment à la face dorsale des mains. D'après M. le docteur Schedel, qui a observé la pellagre à Milan même et qui en a publié une

(1) *Bulletin de l'Académie de médecine*, t. II, p. 7 ; t. X, p. 788 ; t. XII, p. 929.

monographie très complète (1), ce symptôme cutané serait pathognomonique de l'affection pellagreuse ; mais ce serait plus qu'un érythème, puisqu'il consisterait dans une double lésion, et de la sécrétion épidermique, et de la matière colorante ; il aurait pour caractères essentiels une coloration brun-chocolat, une desquamation noirâtre et une disposition habituelle en demi-cercles ellipsoïdes.

Cette desquamation cutanée, qui reconnaît pour cause occasionnelle déterminante la nécessité de l'insolation chez les individus prédisposés, n'est nullement en rapport de force et d'intensité avec les symptômes intérieurs. Elle n'apparaît point d'ailleurs chez les malades qui parviennent à se soustraire à l'action des rayons solaires ; enfin elle peut n'être que peu appréciable et ne se montrer qu'après les autres phénomènes. Toutes ces circonstances prouvent bien que l'érythème pellagreux est seulement symptomatique.

Marche. — La pellagre présente trois ordres de symptômes : 1° une affection cutanée ; 2° des troubles des voies digestives ; 3° des troubles cérébro-spinaux.

La succession de ces phénomènes n'est ni régulière ni constante. Cependant, dans un grand nombre de cas, c'est l'érythème qui se développe d'abord au printemps ; puis se déclarent le dérangement des voies digestives et plus tard les troubles du centre cérébro-spinal.

Les désordres gastro-intestinaux présentent tous les caractères d'une entérite plus ou moins chronique.

Les troubles des centres nerveux consistent en des symptômes vertigineux d'une intensité violente, qui aboutissent souvent à l'aliénation mentale.

Durée. — La durée de la pellagre est longue. En général la maladie décroît sensiblement à l'approche de l'hiver, cesse même tout à fait, pour reparaître le printemps suivant, mais en revêtant une intensité plus grande.

Diagnostic. — Les caractères particuliers que présente l'érythème pellagreux et que nous avons précédemment

(1) *Abrégé pratique des maladies de la peau*, 4e édit., Paris, 1847.

indiqués, ne permettront pas de le confondre avec les exfoliations épidermiques qui succèdent à des inflammations simples, à l'*érythème*, à l'*eczéma chronique*, soit même au *pityriasis versicolor*.

En France, on a aussi signalé l'existence d'un érythème coïncidant avec des troubles plus ou moins prononcés du côté de l'appareil gastro-intestinal, accompagnés ou non de quelques symptômes nerveux Cependant, entre ces phénomènes et ceux de l'endémie lombarde, il n'y a pas identité parfaite. Non seulement les symptômes intérieurs sont loin d'offrir l'intensité et la gravité qu'on constate pour la pellagre italienne, mais encore l'affection cutanée n'est souvent constituée, dans nos climats, que par un simple érythème, ou même par des éruptions qui n'ont rien de l'érythème. Sous ce rapport, la pellagre *nostras* que MM. Hameau, Roussel, Léon Marchand ont décrite avec soin et qui existerait dans les Landes, etc., diffère beaucoup de la pellagre d'Italie.

PRONOSTIC. — La pellagre est une maladie grave par elle-même; parvenue à un certain degré, elle résiste à toutes les ressources de la thérapeutique. En France, elle n'inspire ni les mêmes craintes ni les mêmes dangers.

SIÉGE ET NATURE. — La pellagre est une maladie inconnue dans sa nature. Quant à l'affection cutanée qu'elle présente, il est évident que cette espèce d'érythème consiste dans une double lésion de sécrétion de la matière épidermique et de la matière colorante.

TRAITEMENT. — Si la thérapeutique est ordinairement impuissante pour combattre l'endémie lombarde, nous voyons, en France, la médecine du symptôme produire toujours d'heureux résultats. Les troubles nerveux, les désordres des voies digestives cèdent facilement à l'usage des moyens usités en pareil cas.

M. le docteur Verdoux a employé avec succès les eaux thermales sulfureuses de Labassère, dans le traitement de la pellagre.

TROISIÈME GENRE.

LÉSIONS DE LA SÉCRÉTION DE LA MATIÈRE COLORANTE.

Les diverses maladies dont la peau est le siége peuvent être accompagnées ou suivies d'une altération de la matière colorante. Nous avons eu soin jusqu'ici d'indiquer, et nous indiquerons par la suite la valeur et les caractères distinctifs de ces *colorations* dont la teinte varie suivant la nature des affections qu'elles accompagnent ou qu'elles suivent.

Les maladies contenues dans ce genre sont constituées par une lésion idiopathique de la sécrétion du pigment, lésion qui n'est produite ni sous l'influence des troubles du système vasculaire, ni par la présence de matières étrangères dans le torrent circulatoire.

Cette altération peut être congénitale ou accidentelle, partielle ou générale. Elle consiste tantôt dans une absence complète du pigment : ce sont les DÉCOLORATIONS qui comprennent l'*albinisme* et le *vitiligo*; tantôt, dans une sécrétion plus abondante du pigment : ce sont les COLORATIONS qui comprennent la *teinte bronzée*, les *éphélides*, les *nævi pigmentaires*.

DÉCOLORATIONS.

Les *décolorations* primitives et idiopathiques de la peau se présentent sous deux formes qui, analogues par un caractère commun, l'absence du *pigmentum*, offrent cependant une gravité relative différente. Ainsi, tantôt la décoloration est congénitale, générale et incurable, c'est l'*albinisme*; tantôt elle est accidentelle, partielle et curable, c'est le *vitiligo*.

ARTICLE Ier.

ALBINISME.

L'*albinisme* est une *décoloration générale et congénitale* résultant de la non-sécrétion du *pigmentum nigrum* de la peau, de l'iris et de la choroïde. On a donné le nom d'*albinos* aux individus qui en sont affectés. Les albinos ne forment pas une espèce à part; on en trouve dans toutes les races humaines.

L'albinisme se reconnaît aux caractères suivants : La peau est d'une blancheur fade que l'on a comparée à celle du lait; les cheveux présentent aussi une blancheur remarquable comme celle du coton ou de la soie ; ils sont fins, ordinairement droits, flottants, quelquefois crépus. Les sourcils, la barbe, les poils du pubis offrent la même nuance. Un duvet d'un blanc de neige et d'une mollesse particulière recouvre tout le reste du corps. L'iris offre une couleur rose pâle, et la pupille une rougeur prononcée, ce qui tient à l'absence du pigment de la choroïde et de l'uvée. Pour les albinos, l'impression de la lumière est douloureuse, c'est peut-être à cause de cela qu'ils clignotent continuellement et que les pupilles sont le siége des mêmes oscillations. A l'approche de la nuit, ou lorsque le temps est nuageux, ils distinguent au contraire avec netteté. Les albinos ont l'organisation plus délicate que celle des autres hommes; ils sont plus petits, plus grêles ; en un mot, ils sont moins développés au physique et au moral.

L'albinisme, comme nous l'avons dit, n'est particulier ni à certaines races ni à certains climats. Sa cause première est entièrement inconnue. C'est un état morbide représentant une *déviation organique*, et qui est par conséquent au-dessus des ressources de l'art.

ARTICLE II.

VITILIGO.

Synonymie. — *Vitiligo* des anciens ; *alopécie*; *leucopathie* (Blumenbach); *achrome* (Alibert); *porrigo decalvans* (Bateman); *vitiligo* (Biett, MM. Cazenave et Schedel).

Historique. — Le terme de *vitiligo* a été employé par les Latins pour désigner toute espèce d'alopécie ou de décoloration, quelle qu'en fût la nature. Depuis on s'en est souvent servi, mais on l'a toujours appliqué à certaines formes morbides bien différentes, et par leur origine, et par leur gravité; en sorte que ce mot est parvenu jusqu'à nos temps modernes sans qu'il ait reçu une signification plus précise. C'est ainsi qu'on le trouve employé par quelques auteurs, conjointement avec le terme de *porrigo decalvans*, pour désigner cette alopécie particulière du cuir chevelu, si bien connue sous le nom d'*herpès tonsurant*. Il est donc important, aujourd'hui, de faire cesser une telle confusion en donnant au terme de *vitiligo* une acception rigoureuse et bien définie. Nous réserverons exclusivement cette dénomination, à l'exemple de Biett, de MM. Cazenave et Schedel, pour décrire une décoloration particulière de la peau.

DÉFINITION. — Le *vitiligo* est une décoloration partielle de la peau et des poils, quand le point affecté en est ou en reste couvert; cette décoloration est congénitale ou accidentelle.

SYMPTÔMES. — Le vitiligo congénital ne se rencontre que chez des nègres auxquels on a donné, à cause de cette particularité, le nom de *nègres-pies*.

Le vitiligo accidentel, le seul que l'on rencontre chez les blancs, peut se développer sur toutes les régions du corps. Son apparition n'est annoncée par aucune sensation de chaleur, de douleur, ni de démangeaison. Il se manifeste par des plaques assez ordinairement arrondies, où la peau offre un aspect lisse, poli, quelquefois luisant, une couleur opale d'un blanc de lait fort remarquable, sans la moindre trace de desquamation, sans aucune altération de la sensibilité. Le nombre et la disposition de ces plaques sont très variables. Tantôt limitées à une seule région, tantôt, au contraire, largement répandues sous forme de bandes, elles sillonnent irrégulièrement, et d'une façon bizarre, presque toute l'enveloppe tégumentaire. L'affection se présente alors avec un caractère de généralité, fort rare d'ailleurs, mais qui devient souvent, au point de vue du diagnostic, une cause d'embarras et d'erreur, parce que la décoloration vitiligineuse, semée par îlots séparés, forme contraste avec la teinte sombre de la peau environnante que l'on peut bien prendre pour la partie malade.

Le vitiligo peut occuper en même temps ou exclusivement les régions pourvues d'un système pileux abondant, le scrotum, le pubis, la barbe, et surtout le cuir chevelu. Là, comme ailleurs, il offre la même physionomie, seulement son début est obscur, il reste inaperçu pendant un temps plus ou moins long, et lorsque l'existence de l'affection est révélée aux malades, on trouve déjà une surface dégarnie, décolorée, blanchâtre, mal délimitée, dont la teinte se confond avec celle des surfaces voisines. Peu à peu la plaque s'élargit, prend une forme plus circulaire; l'alopécie fait aussi des progrès, et il arrive un moment où la maladie est constituée par une plaque chauve, arrondie, bien lisse, unie, glabre, d'un blanc mat et dont la circonférence est garnie par des cheveux aussi touffus, aussi fournis que dans toutes les autres parties du cuir chevelu. Pas plus qu'au début, il n'existe ni chaleur, ni démangeaison.

Le vitiligo ne consiste quelquefois que dans une seule plaque; mais il est plus ordinaire d'en rencontrer plusieurs. Lorsqu'elles sont assez rapprochées, il peut arriver qu'elles finissent par se confondre et par constituer ainsi une large surface irrégulière, entièrement dégarnie. On a vu chez quelques sujets les cheveux blanchir avant de tomber.

Le vitiligo du cuir chevelu se développe de préférence à la partie postérieure de la tête et aux tempes; rarement il envahit la partie antérieure. Sa durée est en général très longue. Quand il doit guérir, rarement d'une manière spontanée, mais sous l'influence d'un traitement rationnel, on voit la teinte blanche perdre de son éclat; peu à peu la peau s'anime, revient à sa couleur normale, les cheveux repoussent grêles et blanchâtres d'abord, plus consistants ensuite, et ils acquièrent enfin la même épaisseur, la même teinte que les autres. On les voit quelquefois rester grêles et décolorés, surtout chez les personnes déjà âgées et d'une constitution affaiblie.

Dans les régions habituellement recouvertes de poils, la maladie procède à la fois, et par décoloration de la peau, et par alopécie; le poil tombe, laissant à découvert ces plaques que nous avons signalées, et dont le caractère explique suffisamment le nom de *porrigo decalvans* qui lui a été donné. Dans quelques cas exceptionnels, à la vérité, le vitiligo n'est pas compliqué d'alopécie, mais les poils participent à la décoloration; ils sont blancs et peuvent, par leur disposition en mèches isolées, imprimer à la région malade un aspect singulier. Cette disposition, qu'on rencontre peut-être plus souvent à la barbe, au scrotum qu'au cuir chevelu, semblerait tout d'abord peu digne de fixer l'attention des praticiens; elle offre pourtant une valeur réelle dont il faut tenir compte au point de vue du pronostic, car l'expérience apprend qu'il est alors très difficile d'obtenir une guérison complète; les cheveux ou les poils ne reviennent presque jamais à leur couleur première.

Causes. — Les causes du vitiligo sont très obscures. S'il existe à tous les âges, il est plus ordinaire de le rencontrer de vingt à trente ans; on le trouve encore assez souvent chez les enfants; il semble aussi moins commun chez les hommes que chez les femmes. Il n'est jamais contagieux.

Diagnostic. — On ne confondra pas le vitiligo avec l'*herpès tonsurant*, qui, outre sa propriété contagieuse, présente d'autres caractères distinctifs. Ainsi la peau, dans ce dernier, est rugueuse, comme soulevée, d'un gris bleuâtre; de plus, les cheveux existent, et sont seulement coupés ras à 2 ou 3 millimètres de leur sortie.

L alopécie qui succède au *favus* pourrait être plus facilement confondue avec une plaque de *vitiligo;* mais, dans la première, la peau, animée, transparente, plus ou moins rouge au début, est constituée par une cicatrice superficielle. Dans le vitiligo, au contraire, la peau a conservé son épaisseur normale ; elle offre une couleur blanc de lait très remarquable.

Pronostic. — Le vitiligo n'est pas une affection grave. Si sa durée est souvent très longue, il est vrai de dire qu'il guérit presque toujours, que les cheveux finissent par repousser, surtout quand il siége au cuir chevelu et chez des sujets encore jeunes. Le succès est moins certain, quand il attaque des personnes déjà avancées en âge, quand il n'est pas compliqué d'alopécie.

Siége et nature. — Le vitiligo est une affection qui a pour siége pathologique l'appareil chromatogène de la peau, dont la fonction physiologique, c'est-à-dire la sécrétion de la matière colorante, est ou insuffisante ou complétement suspendue.

Traitement. — Le vitiligo doit être combattu par les moyens qui peuvent animer les surfaces malades, exciter leurs fonctions languissantes ou suspendues. On peut se servir avantageusement des pommades au rhum, au quinquina, par exemple. Nous avons vu M. Cazenave employer avec succès la pommade au tannin dans la proportion de 4 grammes pour 30 grammes d'axonge, des frictions sèches, et mieux des frictions avec une teinture alcoolique saturée de sulfate de quinine.

Lorsque le vitiligo existe chez des sujets d'un tempérament lymphatique, il est utile de conseiller à l'intérieur les amers, le chlorure de calcium, l'huile de foie de morue.

On seconde l'action de ce traitement par l'usage de quelques bains alcalins, à la condition de prescrire aux malades de se laver la tête avec l'eau du bain, ou par une saison aux eaux thermales sulfureuses.

COLORATIONS.

Les *colorations* primitives et idiopathiques de la peau présentent un grand intérêt pratique, au point de vue du diagnostic surtout. Elles sont souvent congénitales, quelquefois générales; elles peuvent persister toute la vie.

Ces colorations sont : la *teinte bronzée*, les *éphélides*, les *nævi pigmentaires*.

ARTICLE Ier.

TEINTE BRONZÉE.

Cette coloration morbide, qui peut se développer spontanément et sans cause connue appréciable, s'est montrée le plus souvent chez des individus auxquels le nitrate d'argent avait été administré à l'intérieur. La nuance de cette coloration est d'un gris ardoisé qui prend à la lumière une teinte verdâtre; elle ne commence, en général, à se manifester que longtemps après qu'on a fait usage de ce sel, employé il y a déjà plusieurs années et avec assez de succès pour combattre l'épilepsie. Elle apparaît en même temps sur toute la surface du corps, débutant par une teinte bleuâtre qui devient peu à peu d'une teinte légèrement bronzée, et qui est toujours plus sensible dans les régions exposées à la lumière, dans celles où la peau elle-même est plus fine. Les conjonctives et les points de la muqueuse des lèvres qui sont en contact avec la lumière offrent habituellement une teinte livide cuivrée. Toutes les causes qui ont pour résultat de faire affluer le sang à la périphérie des téguments, ou de l'en éloigner, masquent en partie ou rendent plus foncée, plus apparente, la couleur bronzée. Ce phénomène est surtout remarquable au visage.

La teinte bronzée persiste quelquefois toute la vie sans rien perdre de son intensité. Chez quelques individus, elle a pu s'effacer notablement, mais elle n'a jamais guéri d'une manière complète. Quoi qu'il en soit, elle n'a jamais déterminé de trouble dans la santé générale. A l'encontre de ce qui se passe dans les affections caractérisées par des *décolorations*, les cheveux et les poils restent intacts.

La cause de cette coloration morbide ne peut être aujourd'hui révoquée en doute, bien qu'il soit impossible d'expliquer cette influence du nitrate d'argent sur la sécrétion du pigment.

La teinte bronzée a résisté jusqu'ici à tous les moyens mis en usage pour la combattre.

ARTICLE II.

ÉPHÉLIDES.

SYNONYMIE. — *Taches hépatiques; pannus hepaticus* (Alibert).

DÉFINITION. — On donne le nom d'*éphélides* à des taches d'un jaune safrané, irrégulières, accompagnées le plus souvent de démangeaisons, et qui sont quelquefois le siége d'une exfoliation légère.

SYMPTÔMES. — Les *éphélides* peuvent se développer sur toutes les régions de la surface du corps; elles se montrent de préférence à la poitrine, au cou, au sein chez les femmes, à la face interne des cuisses, aux aines, sur l'abdomen. Sous l'influence de la grossesse, elles se développent fréquemment au visage.

Les *éphélides* se montrent sous la forme de petites taches d'une couleur grisâtre d'abord, qui passe bientôt au jaune, et dont le développement est toujours précédé d'un léger prurit. L'étendue et le nombre de ces taches sont très variables; si elles sont discrètes, répandues sur diverses régions, il peut arriver qu'elles restent stationnaires et conservent leurs dimensions primitives, de 2 à 4 ou 5 centimètres. D'autres fois elles s'élargissent, se confondent et finissent par constituer des plaques irrégulières, si généralement répandues, que l'on serait tenté de croire un instant que la partie de la peau restée intacte est au contraire la partie malade, à cause de la blancheur relative plus grande qu'elle présente.

Les éphélides ne font jamais de saillie à la surface des téguments. Elles ne déterminent pas de troubles dans l'économie. Localement, elles sont le siége d'un prurit, d'une démangeaison souvent incommode et qu'exaspèrent les impressions morales, les écarts de régime, la chaleur du lit.

Les éphélides peuvent disparaître au bout de quelques heures. Ordinairement elles durent plus longtemps, quelques jours et même quelques semaines.

CAUSES. — Les éphélides attaquent tous les individus; cependant on a plus souvent occasion de les rencontrer chez les femmes, chez celles dont la peau est délicate, fine, chez les blondes. Les écarts de régime, l'insolation, des troubles dans la menstruation ou dans tout autre flux habituel sont souvent la cause déterminante des éphélides. Chez certaines femmes, elles se développent peu de temps avant l'apparition des règles, et elles s'évanouissent aussitôt que ces dernières sont arrivées.

Elles ne sont pas liées à un état pathologique du foie, comme on l'a cru pendant longtemps. Dans l'immense majorité des cas, les personnes qui en sont affectées jouissent d'une santé parfaite. Les éphélides constituent cette coloration que les femmes enceintes portent quelquefois sur le visage et que l'on connaît sous le nom de *masque*.

DIAGNOSTIC. — Les éphélides pourraient être confondues avec le *pityriasis versicolor*, les *taches syphilitiques*, les *nævi pigmentaires*.

La desquamation incessante du *pityriasis versicolor*, qui est rarement accompagnée de démangeaisons, suffira pour le séparer des éphélides qui ne sont pas le siége d'une exfoliation, et qui sont, au contraire, accompagnées de démangeaisons très vives.

Les *taches syphilitiques* présentent pour caractères distinctifs une teinte particulière, spéciale, l'absence de toute exfoliation épidermique et de toute démangeaison, sans parler des symptômes concomitants qui peuvent les accompagner et dont l'existence contribue beaucoup à éclairer le diagnostic.

Les mêmes caractères, c'est-à-dire l'absence de toute démangeaison, de toute exfoliation, serviront pour distinguer des éphélides certaines espèces de *nævi pigmentaires.* On se rappellera, en outre, que ces derniers sont généralement peu nombreux, uniques quelquefois, qu'ils datent de la naissance, enfin qu'ils sont incurables.

PRONOSTIC. — Les éphélides ne constituent pas une maladie sérieuse, car on les voit disparaître lorsque la cause qui leur a donné naissance n'exerce plus son influence. Telles sont celles qui coïncident avec la grossesse, celles qui précèdent ou accompagnent la menstruation.

TRAITEMENT. — Il faut exclure du traitement des éphélides l'emploi de topiques trop actifs, trop irritants. L'administration à l'intérieur des eaux sulfureuses, de celles d'Enghien, de Cauterets, par exemple, aidée de quelques bains sulfureux, suffit presque toujours pour obtenir la guérison des éphélides. Dans quelques circonstances il peut être utile de donner de légers laxatifs. Si les démangeaisons sont trop incommodes, on se trouvera bien de remplacer les bains sulfureux par des bains alcalins, ou de faire des lotions alcalines lorsque les éphélides sont bornées à certaines régions, aux cuisses, aux aines, par exemple.

ARTICLE III.

NÆVI PIGMENTAIRES.

Les *nævi pigmentaires*, que l'on désigne aussi sous le nom de *spili*, sont des taches qui ne dépassent point le niveau de la peau et qui sont constituées par une altération de la matière colorante. Elles sont congénitales et durent toute la vie; elles se développent sur tous les points de la surface du corps, mais plus communément à la face. Leur forme, leur étendue, leur nuance sont très variables. Ainsi elles peuvent être bornées à de très petits espaces, ou occuper de plus larges surfaces, la moitié de la figure, d'un membre. Tantôt irrégulières, elles se présentent chez certains sujets sous des formes déterminées, d'objets usuels, ce qui a accrédité l'hypothèse qu'elles étaient déterminées par des impressions ressenties par la mère et transmises au fœtus. Leur couleur est généralement jaune ou noire.

Les *nævi pigmentaires* ne réclament aucune espèce de traitement, puisqu'ils consistent dans une altération congénitale de la matière colorante de la peau.

TROISIÈME GROUPE.

HYPERTROPHIES.

DÉVELOPPEMENT ANORMAL DES PARTIES AFFECTÉES.

Ce groupe renferme un certain nombre de maladies de la peau caractérisées par une hypertrophie plus ou moins étendue, plus ou moins considérable des points affectés. Cette hypertrophie n'est pas seulement un phénomène accidentel, passager, tenant à des circonstances qui peuvent manquer, telles que l'inflammation, la congestion; c'est un phénomène idiopathique, essentiel, un caractère constant, pathognomonique; c'est, si l'on peut dire ainsi, la maladie elle-même.

De toutes les affections cutanées par hypertrophie, la plus remarquable est sans contredit l'*éléphantiasis des Arabes*. Le *molluscum*, qui faisait partie de ce groupe, a été reporté, pour la plupart et les plus importants de ses symptômes, au genre *acné*. Ce qu'il en reste, et ce dont on avait fait le *molluscum non athéromateux*, nous a paru si peu précis, si peu significatif, que nous n'avons pas cru devoir le décrire comme une maladie à part, et que nous avons supprimé complétement le *molluscum* de la classification primitive de M. Cazenave.

Ce groupe renfermait aussi un certain nombre de formes,

le plus souvent congénitales, qui constituaient plutôt des vices que des affections de la peau, et dont l'histoire ne présente aucun intérêt réel, dans les limites que nous nous sommes imposées, au point de vue de l'étiologie, du diagnostic, du traitement, et qu'à ce titre nous n'avons pas cru devoir conserver. Ce sont les *verrues* et les *nævi vasculaires*.

En résumé, ce groupe se compose de deux maladies : l'*éléphantiasis des Arabes*, le *frambœsia*.

ARTICLE Ier.

ÉLÉPHANTIASIS DES ARABES.

Synonymie. — *Lèpre tuberculeuse éléphantine ; jambes des Barbades ; éléphantiasis tubéreux* (Alibert).

Historique. — L'*éléphantiasis des Arabes* semble avoir été une maladie, sinon très grave, au moins commune chez les peuples orientaux, qui l'ont signalée sous le nom de *dal-fil*, par lequel ils auraient indiqué sa ressemblance avec les jambes d'un éléphant. Ce qui paraît avéré, c'est que cette affection a été décrite pour la première fois par les Arabes, et notamment par Rhazès, qui aurait cherché à la séparer, dès cette époque, de la *lèpre tuberculeuse* ou *éléphantiasis des Grecs*. On la trouve signalée par Haly-Abbas et Avicenne, et toujours distincte ou à peu près, jusqu'à ce que les arabistes l'aient confondue dans le type si complexe, si obscur, dont ils ont fait la *lèpre*. Il résulte de cette confusion une grande difficulté pour l'étude des diverses maladies réunies sous ce nom, et, sans insister sur ce point, nous le résumerons en disant qu'on fit un instant trois variétés du genre lèpre, de trois affections si essentiellement différentes, de la *lèpre tuberculeuse*, de la *lèpre éléphantine* et de la *lèpre squameuse*.

En Europe, l'éléphantiasis des Arabes a été très bien décrit par les médecins qui l'avaient observé dans ses climats de prédilection, sous les noms de *maladie glandulaire des Barbades*, de *jambe des Barbades*.

En France, Biett fit justice de la confusion qui résultait de l'emploi commun du mot *lèpre*, appliqué à des formes distinctes. Il réserva ce nom pour l'affection qui le mérite, au point de vue de l'étymologie, pour l'affection squameuse annulaire; et il rendit à la maladie dont nous nous occupons la qualification qui lui est propre : celle d'*éléphantiasis des Arabes*.

DÉFINITION. — L'*éléphantiasis des Arabes* est une affection qui a pour caractère essentiel une intumescence plus ou moins considérable de la peau et du tissu cellulaire, intumescence qui est produite peu à peu par des inflammations partielles et réitérées du système lymphatique cutané, revenant par accès et accompagnées, soit primitivement soit consécutivement, d'érysipèles qui passent en laissant chaque fois un gonflement de plus en plus considérable. Il a son point de départ évident dans les vaisseaux lymphatiques cutanés.

Cette maladie peut se développer sur toutes les régions du corps, à la poitrine, aux parties génitales, à la face, au cou, aux oreilles, au cuir chevelu; mais son siége de prédilection est aux membres et surtout aux membres inférieurs, aux jambes principalement. Le plus souvent elle est fixée d'un seul côté. D'autres fois, elle attaque simultanément les deux jambes, ou du moins successivement. Enfin on l'a vue quitter une région pour se porter sur une autre. La durée de cette maladie est toujours très longue. C'est à l'éléphantiasis des Arabes qu'il faut rattacher la *hernie charnue* de Prosper Alpin, le *sarcocèle d'Égypte* de Larrey, le *senky* ou *colique du Japon*, l'*hydrocèle* et le *pedarthrocace* de Kempfer. Le docteur Alard, en France, a publié en 1806 une excellente monographie sur cette affection (1).

SYMPTÔMES. — Le début de l'*éléphantiasis des Arabes* a presque toujours un caractère insidieux, dont il importe

(1) *De l'inflammation des vaisseaux absorbants*, etc., *maladie désignée sous les noms d'éléphantiasis des Arabes*, etc., 2e édition, Paris, 1824, in-8, fig.

d'être bien prévenu. Ainsi il n'est pas rare que l'on ne reconnaisse les caractères de cette maladie que quand déjà elle a fait des progrès notables. Le développement de l'éléphantiasis des Arabes est précédé de symptômes généraux plus ou moins appréciables : de frissons, de malaise, d'envie de vomir, c'est-à-dire de phénomènes qui peuvent accuser tout autre trouble général de l'économie. Cependant des observateurs ont insisté sur l'envie de vomir, qui ne serait plus seulement un symptôme vague, mal défini, mais qui aurait une importance réelle dans l'espèce. Il se manifeste en même temps des phénomènes plus spéciaux. Le malade éprouve une douleur profonde, dans le trajet du membre qui doit être affecté, aboutissant aux ganglions de l'aine, si c'est la jambe qui doit être prise. Enfin ces symptômes augmentent : il y a un mouvement fébrile, et en même temps le membre attaqué peut présenter un des deux phénomènes suivants ; ou une corde noueuse, très tendue, douloureuse, partant de la région inférieure du membre, allant aboutir au pli de l'aine et accompagnée d'une rougeur rubanée qui en suit exactement le trajet ; ou seulement une rougeur très variable, érythémateuse, diffuse ou circonscrite, d'un érysipèle léger, mais sans douleur. M. Cazenave a eu plus souvent occasion de voir cette inflammation érysipélateuse que les phénomènes d'angioleucite.

La durée de ces premiers symptômes est ordinairement assez courte, que ce soit d'ailleurs l'un ou l'autre de ces phénomènes qui se produise. La corde se détend, s'affaisse, disparaît, et avec elle la rougeur rubanée. D'un autre côté, l'érysipèle semble avorter ; il cesse brusquement, laissant à sa place une exfoliation légère, et tout disparaît sans qu'il reste rien qui puisse accuser la présence de cet accès, ni douleur, ni embarras. Il est évident qu'il faut être bien prévenu de cette marche insidieuse de l'éléphantiasis des Arabes, pour voir dans ces phénomènes si passagers, si légers le plus souvent, un symptôme d'une maladie qui peut devenir si pénible, si grave.

Au bout d'un temps variable, mais toujours d'autant plus long que la maladie est plus près de son début, c'est-à-dire d'abord après cinq ou six mois et même plus, un nouvel accès a lieu ; il se comporte de la même manière, dure peut-être un peu plus longtemps, mais passe sans laisser de traces. Les choses peuvent se comporter ainsi pendant des années. Enfin, les symptômes locaux deviennent de plus en plus marqués, et chaque accès laisse après lui un empâtement de plus en plus persistant jusqu'à ce que le point affecté devienne le siége d'un gonflement permanent, qui est le plus souvent le premier symptôme révélateur de la maladie.

Ce gonflement peut se présenter sous des formes, sous des aspects différents. Quelquefois il consiste dans une hypertrophie égale, figurant une tumeur ordinairement assez bien arrondie, uniforme. La peau est lisse, unie, luisante, distendue, de manière à donner à première vue l'idée d'un œdème ordinaire. Mais il y a cependant des caractères qui ne sauraient permettre cette erreur, et entre autres la résistance beaucoup plus grande des tissus hypertrophiés. Dans d'autres circonstances, il semble que chaque crise se soit faite successivement, de proche en proche, de manière à laisser une suite d'hypertrophies disposées en étages dans la longueur du membre, quelquefois au nombre de sept à huit, et séparées entre elles par des plis profonds, surtout au niveau des articulations. Cette disposition se présente sur des points assez limités d'ailleurs, au pied par exemple, et là, à mesure que l'hypertrophie augmente, les masses hypertrophiées retombent les unes sur les autres et sont séparées par des plis où la main peut disparaître tout entière. Chose remarquable, dans ces cas, l'aspect étagé n'existe jamais à la plante des pieds, où la peau ne présente plus les conditions de laxité nécessaires.

L'éléphantiasis des Arabes, une fois déclaré et permanent, marche ordinairement avec lenteur ; ce n'est que peu à peu qu'il acquiert toute son intensité ; mais, quand l'affection est parvenue à son point le plus étendu, l'hypertrophie peut être vraiment considérable. L'état de la peau devient alors un caractère dont l'étude offre un véritable intérêt.

Quelquefois cet organe est resté intact : sa surface est lisse, unie, un peu glabre, mais elle ne présente aucun autre phénomène pathologique. Le plus souvent la peau est altérée par suite de l'hypertrophie qui a gagné le derme, le tissu cellulaire sous-cutané, le tissu adipeux, et qui détermine divers accidents.

M. Cazenave a observé dans ce cas un suintement particulier d'un liquide albumineux, comme laiteux, lorsque l'affection a son siége au scrotum. Là, les points affectés ont quelquefois une telle tendance à cette sécrétion, que, si le malade se gratte, il ne tarde pas à provoquer une sorte de flux de ce liquide albumineux. Si l'on applique la main sur le point malade, on a la sensation d'une matière légèrement grasse, poisseuse, ayant une odeur fade, comme caséeuse. Aussi, M. Cazenave a-t-il remarqué que ce liquide offrait quelque analogie avec l'hypersécrétion qui a lieu dans l'*acne sebacea;* analogie qui se continue jusque dans les petites squames qui sont, dans l'éléphantiasis, sèches, grisâtres, adhérentes, comme celles de l'acné.

Un des accidents qui accompagnent le plus fréquemment l'éléphantiasis des Arabes, est une altération plus ou moins profonde de l'épiderme. On comprend d'ailleurs que la sécrétion épidermique soit notablement lésée par suite de l'hypertrophie considérable de la peau et de la désorganisation locale qu'elle doit produire. Cette altération peut ne consister que dans une exfoliation de lamelles grisâtres qui se forment et tombent lentement. Elle peut amener un état général de l'épiderme qui est sec, rugueux, qui devient gris, sale, noir, et donne aux points affectés quelque chose de l'aspect d'une peau d'éléphant. Elle peut enfin être telle, qu'il se forme sur les surfaces malades de petites masses d'une véritable matière cornée.

On a observé enfin des végétations d'un rouge obscur

qui se développent en plus ou moins grand nombre, qui peuvent acquérir un volume considérable, et qui se compliquent à leur tour de fissures souvent douloureuses, donnant lieu à un suintement nauséabond, fétide, et même aux désordres plus graves encore, d'ulcération, de suppuration et de gangrène.

L'éléphantiasis des Arabes a pour son siége le plus fréquent les membres, et surtout les membres inférieurs. Cependant il affecte quelques siéges plus restreints, et alors il se présente souvent avec certains caractères qui ne manquent pas d'intérêt.

On le rencontre souvent au scrotum, où il est même très commun dans les régions équatoriales. Là, il se comporte en général comme celui des membres; cependant il a quelques traits qui lui sont particuliers. Ainsi, au début, il est principalement annoncé par des phénomènes d'angioleucite : ce n'est qu'exceptionnellement qu'il débute par une inflammation érysipélateuse. Il a une marche moins lente, moins chronique; il acquiert plus promptement son *maximum* d'intensité, et alors le scrotum peut acquérir des proportions énormes. Dans nos climats, il n'est pas rare de le voir avec le volume d'une tête d'enfant et même plus; mais des observateurs estimables ont recueilli, dans les pays intertropicaux, des faits d'éléphantiasis du scrotum, dans lesquels ce dernier pesait jusqu'à 72 kilog.

Cette variété est très remarquable aussi par le suintement albumineux dont elle est accompagnée, et qui quelquefois constitue une hypersécrétion très abondante d'un liquide laiteux, un peu gras, qui exhale une odeur fade, nauséabonde, qui est évidemment plus intense à des moments donnés; enfin l'éléphantiasis du scrotum a une grande tendance à se terminer par une induration squirrheuse.

L'éléphantiasis peut se présenter aussi au cuir chevelu; mais c'est là sans doute un siége exceptionnel, puisque M. Cazenave ne l'a observé qu'une fois dans sa longue pratique. Sans doute il n'est pas rare de rencontrer au cuir chevelu des hypertrophies anormales, permanentes ou non, pouvant résulter de causes différentes, quand on sait que des intumescences du tissu cellulaire peuvent être produites par certaines maladies, l'oblitération des veines, par exemple, comme l'ont observé MM. Andral et Bouillaud; mais alors l'hypertrophie, l'induration même du cuir chevelu n'appartiennent pas à l'éléphantiasis vrai. Celui-ci n'est symptomatique d'aucun trouble général ou local, il est caractérisé par une sorte d'épaississement et de laxité à la fois des plus remarquables du cuir chevelu qui, le plus souvent, est soulevé par étages que séparent des plis profonds. Les masses hypertrophiées sont quelquefois telles que, si elles avaient gagné le front, elles pourraient retomber sur les yeux et intercepter la vue; mais ce sont là des faits exceptionnels. En général, l'éléphantiasis du cuir chevelu a une marche très lente, très chronique. Il constitue une affection des plus rebelles.

L'éléphantiasis des Arabes affecte aussi la vulve, et on l'a observé si développé chez certaines femmes, que les grandes lèvres touchaient à terre.

Il est encore très remarquable aux mamelles, qui peuvent devenir énormes et présenter une induration comme squirrheuse. Il peut même probablement prendre sur ce point des caractères encore peu connus, mais qui tendraient à rendre difficile le diagnostic avec certaines formes du cancer cutané.

Enfin l'éléphantiasis a été observé aussi aux oreilles où il se présente avec tous les caractères que nous lui connaissons.

L'éléphantiasis des Arabes a nécessairement une durée très longue, souvent infinie. Quand il siége à un membre inférieur, on conçoit que celui-ci, qui peut acquérir un volume prodigieux, c'est-à-dire cinq ou six fois sa grosseur normale, doive rendre la marche impossible, et constituer un inconvénient des plus pénibles.

Causes. — *L'éléphantiasis des Arabes* attaque les hommes

et les femmes; plus fréquent chez l'adulte, on le rencontre cependant chez les jeunes gens et les enfants. Il n'est ni contagieux, ni héréditaire, ni particulier à certaines conditions sociales. On le rencontre moins souvent en Europe que dans les pays chauds, en Afrique, en Asie; il paraît être endémique à la zone torride, au voisinage de la ligne équatoriale.

L'observation a permis de constater que le froid jouait, au moins comme cause occasionnelle, un certain rôle dans l'étiologie de cette affection.

ALTÉRATIONS PATHOLOGIQUES. — Chez les individus qui succombent avec un éléphantiasis des Arabes, on trouve que l'épiderme est très adhérent, épais, fendillé. D'après les recherches de M. Andral et celles de M. Th. Chevalier, les papilles sont allongées, éloignées et proéminentes. Le derme hypertrophié présente quelquefois une épaisseur de plus de 2 centimètres. Il en est de même du tissu cellulaire qu'on a trouvé quelquefois contenant une matière semi-liquide, comme gélatineuse; mais le plus souvent, surtout dans les couches où il approche du derme, il présente l'aspect d'un tissu lardacé. Les muscles, par suite sans doute de la compression à laquelle ils ont été soumis pendant la vie, sont pâles, amincis, décolorés.

DIAGNOSTIC. — Il est rare qu'on ait occasion d'observer l'éléphantiasis tout à fait à son début. On comprend qu'il serait alors difficile de reconnaître si l'inflammation des vaisseaux lymphatiques cutanés en constitue le symptôme précurseur; mais si l'angioleucite revient par accès et qu'elle laisse chaque fois un engorgement plus considérable dans la partie malade, le diagnostic se trouve confirmé.

Lorsqu'il est à une période plus avancée, qu'il présente cette intumescence dure, rénitente, qui ne cède pas sous l'impression du doigt, on ne le confondra pas avec l'*œdème* ou l'*anasarque*, qui ont pour caractères la mollesse de la tumeur, la présence de quelques symptômes généraux qui n'existent pas dans l'éléphantiasis. Enfin la manière dont la maladie s'est développée servira encore à éclairer le diagnostic.

Quant aux intumescences du tissu cellulaire produites soit par l'oblitération de la veine cave et de la veine crurale, soit par certaines inflammations vésiculaires dans les régions surtout où ce tissu est plus lâche et plus étendu, comme au prépuce, aux grandes lèvres, aux oreilles, elles ne consistent que dans une augmentation de volume, toujours uniforme, et jamais elles ne présentent ces altérations de la peau qui appartiennent à l'éléphantiasis.

M. Cazenave a signalé, dans ses Leçons cliniques, certaines formes équivoques du cancer de la peau, desquelles il pourrait être important de séparer l'éléphantiasis des Arabes. Mais les rapports qui peuvent exister sur ce point entre des formes prétendues hétérogènes, ou les différences qui doivent servir à les distinguer, sont trop douteux encore pour qu'on puisse insister sur ce point.

Pronostic. — L'éléphantiasis des Arabes est une maladie fâcheuse, dont la durée est toujours fort longue; elle est grave non seulement à cause des altérations qu'elle détermine dans la peau, le tissu cellulaire, mais encore parce qu'elle est sujette à récidiver, comme on a eu occasion de le voir chez les individus auxquels on avait amputé le membre affecté.

Siége et nature. — Les symptômes, la marche de l'*éléphantiasis* établissent évidemment que cette affection a pour caractère essentiel une inflammation du système lymphatique cutané, mais une inflammation de nature particulière, puisqu'elle entraîne comme conséquence inévitable l'hypertrophie des parties attaquées.

Traitement. — Si l'on était appelé au début de l'éléphantiasis, il faudrait combattre l'inflammation des vaisseaux lymphatiques par les antiphlogistiques locaux et généraux, selon la force et l'âge des sujets. Plus tard, quand la maladie est déjà ancienne, ces moyens sont inefficaces; il devient nécessaire de recourir à un autre traitement. Plusieurs fois on a obtenu de bons résultats en agissant directement contre l'intumescence elle-même, soit par la compression graduée à l'aide d'un bandage roulé, soit par des frictions avec des pommades résolutives, composées soit avec l'onguent napolitain, soit avec l'iodure de potassium, et que l'on fait faire le matin, par exemple, avant d'appliquer le bandage. En même temps, il est utile de prescrire, tous les deux ou trois jours, des douches de vapeur, en recommandant au malade de pratiquer, pendant la durée de la douche, le massage sur les parties engorgées.

Nous avons été témoin de quelques guérisons complètes obtenues à l'aide de cette médication suivie avec persévérance. Mais il faut dire aussi que, dans beaucoup de cas, l'affection résiste. On a alors proposé l'amputation de la partie malade. C'est une ressource extrême, et sur le succès de laquelle il ne faudrait pas avoir une entière confiance, parce qu'on a vu l'éléphantiasis reparaître sur le membre opposé ou dans une autre région.

ARTICLE II.

FRAMBŒSIA.

SYNONYMIE. — *Pian; yaws; micosis* (Alibert).

Le *frambœsia* est une maladie presque inconnue en Europe, très répandue, au contraire, dans les Indes occidentales, en Amérique et en Afrique, où elle est connue sous les noms de *pian* ou *épian*, d'*yaws*. L'histoire de cette affection est loin d'être complète, puisque plusieurs auteurs qui l'ont étudiée avec soin, Rochoux, M. Levacher, entre autres, se sont demandé si elle n'était pas de nature syphilitique.

DÉFINITION. — Le *frambœsia* est caractérisé par des tubercules plus ou moins nombreux, dont la surface est hérissée d'une foule de petites végétations isolées à leur sommet, ce qui leur donne une ressemblance assez parfaite avec les *mûres* ou les *framboises*.

SYMPTÔMES. — Le *frambœsia* se développe sur toutes les parties du corps; mais les organes génitaux, les aisselles, la face, le cuir chevelu paraissent en être le siége de prédilection. La durée en est très variable; ordinairement très longue, elle peut se prolonger toute la vie.

A l'exception d'un peu de malaise, de légères douleurs lombaires, le frambœsia se développe sans phénomènes généraux précurseurs. On voit paraître d'abord un nombre plus ou moins considérable de petites taches d'un rouge obscur, placées les unes à côté des autres, et que surmontent bientôt des élévations papuleuses. Ces élévations grandissent insensiblement, font une saillie assez prononcée au-dessus du niveau de la peau, et à leur sommet l'épiderme est détruit par exfoliation. A une époque plus reculée de leur début, elles sont hérissées de végétations indolentes, d'un rouge blafard, isolées à leur sommet, réunies à leur base, de manière à représenter la forme d'une mûre ou d'une framboise. Cette masse tuberculeuse semble constituée par la peau elle-même, qui est devenue le siége de cette hypertrophie divisée en végétations. Tout autour, la peau est dure, endurcie, résistante. Dans la plupart des cas, les tubercules du frambœsia, résistants aussi, sont recouverts par des squames sèches et adhérentes. Chez certains sujets, une inflammation ulcérative s'établit à la surface des végétations qui fournissent alors en grande abondance un liquide sanieux, jaunâtre, répandant une odeur infecte et se desséchant sur les tubercules sous forme de croûtes épaisses.

Il peut arriver qu'un de ces tubercules acquière des dimensions plus grandes que les autres; qu'il devienne le siége d'une ulcération très large, de 2 à 3 centimètres, par exemple : c'est le *mamapian* ou *mère des pians*.

Cette maladie peut durer un temps infini sans altérer la santé et sans produire d'autres phénomènes locaux que des démangeaisons parfois assez vives. Quand elle guérit, les tubercules sont remplacés par des cicatrices.

Causes. — Le frambœsia est contagieux, mais seulement par le contact immédiat du liquide que fournissent les tubercules ulcérés. Selon certains auteurs, cette maladie serait souvent inoculée par les insectes, qui en déposeraient le germe sur les parties exposées au contact de la lumière. Néanmoins le frambœsia peut se développer spontanément, et il n'attaquerait, dit-on, qu'une seule fois le même individu. Il se développe à tous les âges, chez tous les sexes, et son apparition semble favorisée par de mauvaises conditions hygiéniques, par des influences atmosphériques, par une constitution molle, lymphatique, scrofuleuse; enfin il attaquerait de préférence les nègres, chez lesquels il est toujours plus tenace et plus grave.

Diagnostic. — Nous l'avons déjà dit, certains auteurs ont pensé que le frambœsia était une éruption de nature syphilitique. Mais s'il faut, à l'exemple de Bateman, le regarder comme une affection particulière et qui n'aurait d'analogie avec la syphilis que sa propriété contagieuse, on ne confondra jamais les tubercules rouges, fongueux, adhérents par leur base sur des surfaces plus ou moins étendues, que présente le frambœsia, avec les tubercules isolés, lisses, de la syphilis, qui, outre la teinte spéciale, sont souvent accompagnés de quelques autres symptômes de nature vénérienne.

Pronostic. — Le frambœsia est une affection grave, puisqu'il peut durer toute la vie. Il est moins grave chez les blancs que chez les nègres, chez les femmes que chez les hommes, chez les jeunes gens que chez les vieillards. Quelquefois le frambœsia guérit spontanément en laissant des cicatrices indélébiles. D'autres fois, au contraire, il a déterminé la mort après avoir produit des altérations plus profondes, la carie, la nécrose des os, des cartilages.

Traitement. — Le traitement du frambœsia consiste surtout dans l'emploi de topiques. Dans les pays où il est endémique, on a l'habitude de recourir aux sudorifiques pour *pousser*, dit-on, *la maladie à la peau*.

Plusieurs auteurs ont vanté et préconisé le mercure comme l'agent le plus efficace. Mais on a objecté que s'il a donné de bons résultats, c'est parce qu'il a été administré à des personnes affectées d'éruptions syphilitiques que l'on aurait considérées comme des frambœsia.

Dans tous les cas, s'il est utile de prescrire à l'intérieur et selon les conditions individuelles des sujets, des amers, des toniques, on devra recourir à des topiques énergiques pour obtenir la résolution des tubercules. Les caustiques qui ont le mieux réussi sont le nitrate acide de mercure, la pâte arsenicale du frère Côme et le cautère actuel, que Biett a employé avec succès dans un cas très grave et qui avait résisté à tous les autres moyens.

QUATRIÈME GROUPE.

DÉGÉNÉRESCENCES.

TENDANCE A DÉTRUIRE LES PARTIES AFFECTÉES.

Les maladies contenues dans ce groupe offrent pour caractère anatomo-pathologique une altération particulière des tissus, véritable dégénérescence qui entraîne fatalement la destruction des parties affectées, en laissant à leur place une cicatrice indélébile.

Quelques unes de ces maladies ne reconnaissent évidemment pour cause pathologique que des conditions locales de tissu, encore ignorées ; quelques autres, au contraire, particulières à certaines contrées du globe, exigent pour leur développement le concours de circonstances climatériques dont l'influence, quoique inexplicable, ne saurait être mise en doute.

Dans tous les cas, ces affections ont une marche essentiellement chronique, une durée toujours longue.

Ce groupe comprend : l'*éléphantiasis des Grecs*, le *bouton d'Alep*, la *kéloïde*, le *lupus*.

ARTICLE Ier.

ÉLÉPHANTIASIS DES GRECS.

SYNONYMIE. — *Tsarâth* des Hébreux ; *elephas ; leontiasis ; satyriasis ; lepra Arabum; lepra tuberculosa ; elephantiasis tuberculata et anaisthetos ; lèpre tuberculeuse ; lèpre léontine ; thyria ; mal rouge* de Cayenne ; *morphée* du Brésil ; *baras ; bôhak et assâb* des Arabes ; *juzam ; radesyge* de Norwége ; *sibbens* d'Écosse ; *skyrdjugur* d'Islande ; *spedalskhed* du Nord ; *carin, kustam et kusth'ka* de l'Indoustan ; *mafung* de Chine, etc.

HISTORIQUE. — La maladie éléphantiaque paraît avoir été signalée pour la première fois par Lucrèce (1), qui la représentait comme particulière à l'Égypte. Arétée (2) nous a laissé la première description complète de cette affection terrible, dont il a d'ailleurs peint les ravages avec une remarquable énergie. Le nom d'*éléphantiasis* ou d'*éléphas* lui était donné à cause des difformités énormes dont elle affectait les malades. Elle a été appelée aussi *leontiasis*, parce qu'elle imprimait à la face un aspect léonin ; *satyriasis*, pour désigner l'exagération d'appétits sexuels que déterminerait dans certains cas la maladie.

L'éléphantiasis des Grecs, ou lèpre tuberculeuse, est-il la même chose que la lèpre des Juifs, que le *tsarâth ?* Il est au moins très difficile de se prononcer sur ce point, surtout si l'on se rappelle que le *tsarâth* était une maladie essentiellement contagieuse, caractérisée par un certain nombre de phénomènes propres aux organes génitaux et résultats directs des rapports sexuels, circonstances que ne présente pas la lèpre tuberculeuse, telle que nous la connaissons.

Il faut en dire autant du *leucè* des Grecs ; car de la lecture

(1) *De rerum naturâ*, lib. V.

(2) *De causis et signis morborum*, p. 67.

des anciens, il résulte que, sous le terme de λεῦκαι, ils désignaient des formes très différentes entre elles et par leur nature et par leur gravité.

On a voulu établir enfin une identité plus ou moins complète entre l'éléphantiasis des Grecs et le *judam* ou *juzam* des Arabes. S'il existe de l'analogie entre ces deux affections, ce n'est guère qu'au point de vue de la gravité. La réserve semble la seule chose permise sur ce point, si l'on se rappelle que le *dal-fil*, qui est bien évidemment le *barbadoes-leg* ou jambe des Barbades, l'éléphantiasis des Arabes, a été confondu aussi avec l'éléphantiasis des Grecs et reproduit par les traducteurs sous le nom de *lèpre*, dénomination générique et diffuse, dans laquelle devaient se confondre plus tard toutes les formes de l'*éléphas* antique, les types lépreux décrits par les Arabes et d'autres affections sans doute.

Il est au moins très difficile de préciser la marche de l'éléphantiasis à travers les pays occidentaux; mais si la lèpre, telle qu'on la comprenait au moyen âge, était bien la maladie terrible décrite par Arétée, si les milliers de léproseries qui couvraient l'Europe jusqu'au XVIe siècle, étaient réellement peuplées d'éléphantiaques, il faudrait croire que la lèpre tuberculeuse avait fait un moment des progrès bien tristes, bien graves dans nos contrées. Mais il est hors de doute que rien n'était plus rare que le véritable éléphantiasis dans ces asiles hospitaliers où l'on enfermait les lépreux, et, même à la distance où nous sommes de ces temps presque effacés, on se sent pris d'une pitié profonde pour les milliers de malheureux qui étaient ensevelis là, victimes d'une séquestration vraiment barbare.

Depuis que la découverte de la syphilis a donné le secret et démontré l'inutilité des léproseries, la lèpre s'est réfugiée dans certaines contrées éloignées. On l'a vue dans la *radesyge* de Norwége, dans le *sibbens* d'Écosse, dans le *kreinskaia* d'Astracan, dans la *lèpre arctique*, etc.

Mais, si l'on a bien évidemment confondu sous le même terme et la même proscription des maladies tout à fait étrangères à l'éléphantiasis, il paraît hors de doute aussi que cette maladie existe dans certaines contrées de l'Europe. Ainsi, MM. Danielssen et Boeck ont décrit sous le nom de *spedalskhed* une affection qui est bien certainement celle dont nous nous occupons ici (1).

L'éléphantiasis existe aussi sur certains points du littoral méditerranéen, dans les pays tropicaux, aux Antilles, etc. Elle est inconnue en France, si ce n'est sur des malades qui transportent cette affection terrible des pays où elle est très répandue.

DÉFINITION. — L'*éléphantiasis des Grecs* ou *lèpre tuberculeuse* est une maladie caractérisée par l'apparition de taches d'un rouge cramoisi ou fauve, de grandeur variable, accompagnées quelquefois d'une sorte d'épaississement, ou même de tuméfaction de la peau, remarquables par l'anesthésie, quelquefois, mais plus rarement par l'hyperesthésie, dont elles sont le siége; par des tubercules saillants, irréguliers, d'une grosseur quelquefois énorme, de couleur fauve ou pourpre, lisses, mous, faciles à malaxer; enfin par des ulcérations plus ou moins étendues, profondes, et par des destructions incessantes, plus ou moins considérables.

DIVISION. — Les anciens avaient admis plusieurs espèces de lèpre : les lèpres *léontine*, *éléphantine*, *alopécique* et *thyria*. Mais il reste au moins douteux que ces différentes espèces se rapportassent exactement à l'éléphantiasis. Il faut en dire autant des lèpres *mélancolique* et *cholérique* décrites par les Arabes. Cependant Avicenne en avait admis deux formes distinctes par leur gravité, et Haly-Abbas, allant plus loin, spécifie deux variétés dont l'une détruisait les membres, et dont l'autre ne le faisait pas.

Plus tard, Hensler divisa la lèpre en *orientale* et en *occidentale* : Heiberg en décrivit trois espèces : *tuberculeuse*, *squameuse*, *glabre*. Biett proposa enfin d'étudier l'éléphantiasis des Grecs au point de vue de deux variétés princi-

(1) *Traité de la spédalskhed, ou éléphantiasis des Grecs.* Paris, 1848, in-8.

pales basées sur deux phénomènes pathognomoniques : l'*éléphantiasis tnberculeux ;* l'*éléphantiasis anaïsthète.*

Cette division a été admise presque généralement par les auteurs, et notamment par MM. Danielssen et Boeck, qui s'en sont servis pour décrire l'histoire de la spedalskhed de Norwége. MM. Cazenave et Schedel ont proposé de diviser l'éléphantiasis des Grecs d'après les caractères extérieurs qu'il peut revêtir en *tuberculeux* ou *phymatode*, et en *non tuberculeux* ou *aphymatode* (φυμα, tubercule; α privatif); et suivant l'état de la sensibilité, en *anesthète* ou avec insensibilité, et en *hyperesthète* ou avec excès de sensibilité.

C'est d'après cette division que nous allons présenter ici l'histoire de l'éléphantiasis des Grecs.

Symptômes. — Le début de cette affection a lieu, dans quelques cas, sans être annoncé par un dérangement appréciable de la santé ; chez certains sujets, son apparition est précédée de phénomènes généraux consistant principalement dans un abattement, un découragement même très prononcé, dans une somnolence souvent invincible, un état de langueur bien manifeste, de la fièvre.

§ 1er. — Éléphantiasis des Grecs tuberculeux.

Cette forme présente trois périodes caractérisées : la première, par le développement des taches ; la deuxième, par le développement des tubercules ; la troisième, par l'ulcération des tubercules.

Première période. Le début de l'éléphantiasis est annoncé par l'apparition à la surface du corps d'un nombre plus ou moins considérable de taches ordinairement de couleur fauve, mais qui peuvent présenter une couleur purpurine ou lie de vin. Ces deux nuances de couleur sont quelquefois réunies sur le même malade, ou bien il arrive que la seconde succède à la première. Une influence climatérique ne semble pas étrangère à la prédominance de l'une ou de l'autre de ces deux nuances, si l'on envisage la totalité des personnes affectées dans une même contrée. A Cayenne, par exemple, la couleur fauve est plus fréquente, tandis qu'en Égypte, c'est la couleur purpurine.

Quoi qu'il en soit, les taches ont pour siége de prédilection le visage, les avant-bras et la face externe des jambes. Elles offrent des dimensions variables de 2 à 3 ou 4 centimètres. Chez certains sujets, elles sont largement répandues; chez d'autres, elles n'occupent que des régions limitées, les oreilles, le nez, la partie inférieure des bras ou des jambes, où elles constituent, souvent pendant une période de plusieurs mois, le seul symptôme de cette grave affection. Elles présentent un caractère qui est très précieux au point de vue du diagnostic, c'est l'insensibilité de la peau dans ces points. Si l'on n'était prévenu et de ce début insidieux de l'éléphantiasis, et de ce symptôme pathognomonique des taches, on serait exposé à commettre une grave erreur de diagnostic, en ne croyant qu'à l'existence d'un *érythème* ou de toute autre affection légère, surtout quand on voit le malade jouissant d'une santé parfaite.

Dans quelques cas très rares, la peau, au lieu d'être insensible, est, au contraire, non seulement au niveau des taches, mais partout ailleurs et principalement aux pieds et aux mains, le siége d'une sensibilité exagérée qui est augmentée par le plus léger contact et qui fait éprouver aux malades une douleur analogue à celle que provoquerait ou un choc électrique ou la contusion du nerf cubital.

La durée de cette période est très variable, de quelques semaines à plusieurs mois, un an et plus. Les taches envahissent de nouvelles surfaces, et l'on voit se développer d'autres symptômes qui n'existaient pas au début et qui indiquent une lésion du système nerveux spinal; ce sont des crampes, un affaiblissement graduel des forces, un accablement général et la diminution plus souvent que l'augmentation de l'appétit vénérien, de ce *libido inexplebilis* dont ont parlé beaucoup d'auteurs. En même temps, la peau, celle du visage surtout, présente un aspect luisant dû à l'hypersécrétion de la matière sébacée.

Deuxième période. Les taches sont plus nombreuses, elles ont acquis de plus grandes dimensions et elles commencent à devenir le siége de tuméfactions partielles dont la saillie altère la forme des surfaces. Ce sont les tubercules qui paraissent. Accompagnés d'un boursouflement particulier du tissu cellulaire sous-cutané, ils offrent une couleur fauve ou livide; ils sont faciles à malaxer et peuvent acquérir un volume très considérable. Si le mal siége à la face, l'augmentation de volume que prennent le nez, les oreilles, le front, le menton, les joues, imprime à la physionomie du malade un aspect informe, hideux presque, et que l'on a comparé à celui d'une tête de lion. Quand les tubercules se sont développés aux membres abdominaux, c'est principalement à la partie inférieure de la cuisse ou au niveau des malléoles qu'on les rencontre; presque toujours il existe une tuméfaction œdémateuse du pied et de la région où ils se sont montrés.

Tantôt les tubercules restent isolés, tantôt, au contraire, ils deviennent confluents et forment des plaques d'une coloration fauve ou lie de vin, inégales et plus ou moins larges. Ils peuvent acquérir jusqu'au volume d'un œuf de poule. Ces tumeurs sont bien situées dans l'épaisseur du derme; elles sont lisses et molles au toucher. La peau est insensible à leur niveau. Ainsi on peut les extirper, au rapport de Larrey, sans déterminer de la douleur; l'insensibilité est telle qu'on a pu voir des malades se brûler en s'approchant trop près d'un foyer ardent, par exemple, et ne pas s'apercevoir des escarres qui s'étaient formées. Cependant les plaies ainsi produites se cicatrisent; l'inflammation parcourt ses phases comme dans les cas ordinaires, seulement tous ces phénomènes s'accomplissent sans douleur.

Après une durée plus ou moins longue, les muqueuses intérieures sont attaquées à leur tour. Des tubercules se développent dans les fosses nasales, sur les lèvres, la langue, la voûte palatine, dans le pharynx, dans le larynx. Sur les portions de ces muqueuses où la vue peut pénétrer, on distingue une coloration rouge pâle qui est due à la présence de tubercules sur ces points. La respiration devient pénible, difficile, la voix s'altère, l'haleine acquiert une fétidité repoussante. Les mêmes désordres se manifestent sur la muqueuse oculaire, au bord externe de la cornée en premier lieu; puis successivement la cornée elle-même, les parties profondes, l'iris, la chambre antérieure et postérieure sont attaquées et la vue finit par être abolie. Toutes les régions couvertes de poils se dégarnissent, les ongles deviennent blancs et cassants, les testicules s'atrophient. La physionomie du malade présente alors le cachet d'une vieillesse anticipée. Cette seconde période, pendant laquelle les tubercules lépreux sont encore intacts, peut se prolonger ainsi des mois et même des années. On a vu des malades succomber avant que le travail d'ulcération ait envahi les tumeurs.

Troisième période. Le mal poursuivant sa marche envahissante, la physionomie de l'affection prend de nouveaux caractères. C'est par exception qu'on voit des tubercules s'effacer insensiblement, disparaître par résorption en laissant à leur place une dépression longtemps marquée par une coloration anormale. Dans la majorité des cas, les tubercules de l'éléphantiasis deviennent le siége d'une inflammation ulcérative; ils se recouvrent d'une croûte noirâtre qui cache des ulcères de mauvaise nature, fongueux, blafards, sécrétant un pus sanieux, mal lié. Pendant quelque temps le pus se concrète, augmente l'épaisseur de la première croûte, mais à la longue les ulcères gagnent en profondeur, les croûtes tombent, et l'on voit à nu les muscles, les tendons, les os. Quelquefois le travail de destruction s'arréte, et la cicatrisation des ulcères peut se faire spontanément. Cette heureuse terminaison est très rare. Il est plus ordinaire de voir les ulcérations ronger le nez, détruire la cloison des fosses nasales, la voûte palatine.

Quand l'affection occupe les membres, c'est par les extrémités digitées ou plantaires que commence la destruction. Les ulcères continuant à s'étendre en profondeur, il arrive un moment où les os se nécrosent, où, par les progrès de la gangrène, les phalanges des doigts et des pieds sont insensiblement mutilées. Cette destruction s'établit de plusieurs manières. Tantôt l'ulcération succède à des tubercules qui avaient remplacé des taches fauves ou livides, ainsi que nous venons de le voir. Tantôt, au contraire, il ne se forme pas de tubercules, même dans les cas où l'on en trouve sur les autres parties du corps, et aux taches qui sont souvent accompagnées d'hyperesthésie de la peau succèdent des bulles. Enfin chez certains sujets il s'établit une espèce d'atrophie des parties; les ulcérations surviennent et produisent la destruction des doigts, des orteils lentement, phalange par phalange. Dans tous les cas, on trouve presque toujours ces dernières dans une flexion continue, lors même que les pieds et les doigts ne sont pas envahis par le mal.

Des symptômes généraux plus ou moins graves accompagnent cet état de destruction. Ce sont principalement des lésions de la motilité, des dérangements des fonctions digestives, des troubles dans la circulation.

§ 2. — Éléphantiasis des Grecs non tuberculeux.

Nous venons de voir que chez le même individu affecté de la variété précédente, des ulcérations pouvaient néanmoins s'établir sans qu'il y eût formation préalable de tubercules. Cette absence de tubercules peut être générale, ainsi qu'on le trouve établi dans l'ouvrage de MM. Danielssen et Boeck sur la *spedalskhed* de Norwége, et dans le travail de M. le docteur Faivre sur la *morphée* ou *éléphantiasis des Grecs*, au Brésil.

Cette variété est caractérisée par l'apparition de taches livides ou fauves auxquelles ne succèdent pas des tubercules, mais des bulles, ou des vésicules et même des pustules. Dans quelques cas, il se produit une sorte de retrait, d'atrophie du derme que remplace bientôt une ulcération. Les bulles, dont le nombre est plus ou moins considérable, offrent en général le volume des bulles du *pompholix diutinus*. Elles paraissent de préférence, d'après M. le docteur Faivre, aux mains, aux bras, aux pieds et aux jambes d'abord, ensuite au dos vers les épaules, et aux cuisses vers les trochanters ; puis elles se déchirent, et le derme mis à nu est déjà ulcéré. Le travail de destruction procède aux extrémités de la manière que nous avons indiquée en parlant de la variété précédente. Quand le mal attaque le visage, il mutile le plus souvent le nez, les sourcils, les oreilles. La sécrétion fournie par les ulcères est très fétide ; elle forme en se desséchant des croûtes plus ou moins épaisses. D'après MM. Mangor et Arbo, cette variété de la lèpre de Norwége débuterait par des éruptions squameuses auxquelles succéderaient l'ulcération et la destruction des parties attaquées.

Chez les sujets affectés d'éléphantiasis non tuberculeux, il est plus ordinaire de voir un état d'hyperesthésie prononcée précéder l'insensibilité de la peau. M. le docteur Danielssen prétend que cette exagération de la sensibilité précède souvent l'éruption aux pieds et aux mains, et qu'elle peut même se prolonger pendant des années. Puis elle est remplacée par l'anesthésie, qui s'étend progressivement à toutes les autres régions du corps. Enfin arrive la période ulcéreuse, qui est presque toujours accompagnée d'une atrophie générale et d'une diminution très marquée dans la faculté contractile des muscles.

Selon M. Danielssen, cette variété, qu'il décrit sous le nom d'*éléphantiasis anesthète*, aurait, en Norwége, une marche plus chronique que celle de l'éléphantiasis tuberculeux. M. le docteur Faivre, au Brésil, prétend qu'elle dure moins longtemps. Dans tous les cas, elle est toujours beaucoup plus rare que la variété tuberculeuse, dans le rapport de 1 à 20, selon ce dernier auteur.

La terminaison funeste de l'éléphantiasis non tuberculeux est souvent déterminée par des lésions internes, soit abdominales, soit thoraciques, et plus rarement par des lésions cérébrales. Ce sont des diarrhées colliquatives, suite d'ulcérations intestinales, la phthisie pulmonaire ou des inflammations chroniques des poumons, enfin l'apoplexie. Il est rare qu'il survienne des paralysies, bien que pendant la vie les lésions des facultés tactiles et sensitives de la peau traduisent l'existence d'un trouble profond de la moelle épinière. On ne constate guère que des crampes et la diminution plus ou moins complète des désirs vénériens.

La durée générale de l'éléphantiasis des Grecs, tant tuberculeux que non tuberculeux, est ordinairement de sept à quinze ans, et même plus.

Altérations pathologiques. — Lorsque les malades succombent, on trouve des lésions variables selon l'ancienneté de l'affection et l'intensité avec laquelle les parties ont été attaquées. Les plus remarquables sont celles qui existent à la surface de la peau et des membranes muqueuses.

A la peau, on constate que les tubercules se sont développés dans le tissu dermoïde lui-même ou qu'ils ont succédé à une inflammation circonscrite du tissu cellulaire sous-jacent; et lorsque cette inflammation s'est reproduite plusieurs fois pendant la vie à la même place, elle est suivie de la formation d'une induration tuberculeuse, blanchâtre, dure et résistante. La peau qui les recouvre est plus mince qu'à l'état normal. M. le docteur Faivre a constaté que la peau d'un éléphantiaque présentait après une macération de quelques jours : 1° l'épiderme épaissi; 2° au-dessous de lui une couche éminemment vasculaire, comme érectile; 3° une troisième couche dure, épaisse, solide, bronzée, qui offrait plusieurs vacuoles, ou occupées par des grumeaux d'un blanc jaunâtre, ou incolores; 4° enfin, au-dessous d'elle, un tissu cellulaire graisseux, épaissi.

Les lésions des membranes muqueuses consistent en une teinte bronzée à peu près générale, en des tubercules groupés ou isolés, ulcérés à leur sommet, et qui existent sur le voile du palais, dans le larynx. Biett a même trouvé les cartilages aryténoïdes cariés et détruits en grande partie. La membrane muqueuse gastro-intestinale est presque toujours ramollie, amincie vers sa partie supérieure, tandis qu'il est plus fréquent de la rencontrer épaissie à mesure qu'on descend vers l'intestin. Sur l'iléon, sur la valvule iléo-cœcale et dans le côlon, on rencontre des ulcérations qui ont pour siége ou des tubercules plus ou moins anciens, ou des follicules de Peyer, et qui deviennent la cause la plus ordinaire de la mort des malades.

Quant aux tubercules proprement dits que Biett a eu occasion de trouver dans les poumons, soit à l'état de crudité, soit à l'état de ramollissement, c'est une coïncidence qui n'est pas essentiellement liée à l'existence de l'éléphantiasis. Il faut en dire autant des tubercules mésentériques signalés par Larrey.

Quelques auteurs ont trouvé les os spongieux, ramollis et privés de substance médullaire.

MM. Danielssen et Boeck ont fait de nombreuses expériences pour rechercher les altérations du sang chez les éléphantiaques. Ils ont trouvé que, dès le début de l'affection, le sérum était moindre, visqueux, verdâtre; que le caillot était couenneux; que l'albumine était prédominante. Ils ajoutent que, quand la maladie est à l'état tuberculeux, le sang paraît tendre à revenir à l'état normal.

Ces auteurs ont signalé une exsudation albumineuse dans les centres nerveux, notamment dans la forme anaïsthète. Ils auraient trouvé, en outre, des altérations plus ou moins graves du système cérébro-spinal.

Ces données coïncident avec celles qu'a recueillies M. le docteur Faivre, qui parle: 1° de la diminution remarquable du volume de la masse encéphalique et de la moelle épinière qui présentait une sorte d'atrophie, mais sans altération notable de structure; 2° de la quantité de sérosité épanchée dans les ventricules et dans le canal vertébral; 3° de la présence constante d'un très grand nombre de petits corps glandulaires, appelés *glandes de Pacchioni;* 4° de l'existence assez fréquente, à la surface de l'un ou de l'autre hémisphère, d'un état suppuratif circonscrit des membranes du cerveau qui y sont adhérentes, et qui, couvertes dans ce point de granulations, laissent suinter un pus plastique, incolore.

Enfin MM. Danielssen et Boeck ont trouvé, dans certains cas, rares d'ailleurs, des insectes acariens. Ainsi, sur quelques éléphantiaques, ils auraient signalé la présence de croûtes épaisses, formées de millions de squelettes d'acarus étagés par couches superposées.

Nous nous bornons à faire remarquer que ce phénomène semble avoir besoin d'une autre explication que l'existence, comme cause ou comme effet, de l'éléphantiasis.

Causes. — L'éléphantiasis des Grecs est une de ces affections dont le développement est incontestablement influencé par les climats et les localités. Inconnu chez les peuples qui habitent les pays tempérés, on le rencontre à mesure qu'on s'approche ou de l'équateur ou des pôles. Vers le nord, il est fréquent entre le 60e et le 70e degré de latitude, le long des côtes maritimes de la Norwége. En Europe, on ne l'a pas observé entre le 40e et le 55e degré de latitude nord, tandis qu'il se développe sur la même latitude en Asie et en Amérique, peut-être sous l'influence des extrêmes de chaleur et de froid qui se succèdent dans ces contrées.

L'éléphantiasis des Grecs attaque tous les sexes; cependant il est plus fréquent chez les hommes que chez les femmes : le tempérament bilieux semble y prédisposer. On a eu occasion de l'observer chez l'enfant nouveau-né; mais il paraît le plus souvent avant l'âge de la puberté, et très rarement il se développe après l'âge de quarante ans.

L'hérédité de cette affection ne peut plus être aujourd'hui mise en doute, car on a vu certaines familles dont presque tous les membres en ont été atteints. Quant à sa propriété contagieuse, qui a été longtemps admise, les recherches sérieuses faites dans toutes les contrées, dans l'Indoustan, dans l'Amérique, en Norwége, en France, ne l'ont point confirmée.

La nature syphilitique de l'éléphantiasis des Grecs ne saurait pas plus être admise et soutenue que l'opinion avancée par quelques auteurs, que la syphilis est une lèpre ou éléphantiasis des Grecs dégénéré.

Dans les climats où cette affection est endémique, certaines causes occasionnelles exercent une influence évidente sur son développement : tels seraient, d'après tous les auteurs, une mauvaise nourriture, l'usage exclusif de viandes salées, d'aliments indigestes, l'habitation dans des lieux bas et humides, la malpropreté, les fatigues prolongées, les excès vénériens, l'abus des liqueurs alcooliques. Il faut citer encore, comme causes déterminantes, un refroidissement, la suppression brusque d'une évacuation habituelle, une affection morale vive.

Nous avons vu que, dans ces derniers temps, quelques auteurs, et entre autres MM. Danielssen et Boeck, ont signalé la présence d'animalcules, mais sans les considérer comme une cause possible de l'éléphantiasis des Grecs.

Diagnostic. — Lorsque l'éléphantiasis des Grecs est à sa première période, qu'il n'est caractérisé que par un nombre plus ou moins considérable de taches, on pourrait le confondre avec les taches ou de l'*érythème*, ou des *éphélides*, ou de la *syphilis*. On établira toujours la séparation des unes et des autres en se rappelant que les premières présentent, à l'exclusion des dernières, l'abolition de la sensibilité dans la plupart des cas, ou exceptionnellement une exaltation anormale.

Si l'éléphantiasis est à sa seconde ou à sa troisième période, on verra que ses tubercules forment de véritables tumeurs molles, faciles à malaxer, plus larges d'ailleurs que les tubercules syphilitiques, qui sont peu volumineux, durs et cuivrés; enfin les ulcérations de l'éléphantiasis, superficielles, reposant sur une tumeur molle, comme fongueuse, n'offrent aucune analogie avec les ulcérations syphilitiques profondément excavées, entourées d'un tissu cellulaire endurci, taillées à pic, à bords durs, à fond grisâtre.

Pronostic. — L'éléphantiasis des Grecs est une affection constamment grave et presque toujours mortelle. Bien qu'il soit possible de la modifier heureusement au début, il faut être bien convaincu que les cas de guérison sont malheureusement rares.

Siége et nature. — Sous l'empire de la doctrine humorale, on a considéré la lèpre comme une adustion des humeurs mélancolique et cholérique. Plus tard, Schilling l'attribua à la viscidité de la lymphe; Hjaltelin la fit dépendre d'une hypertrophie du système veineux. Dans tous les temps, on a cherché à lui donner pour principe une idiosyncrasie particulière, dépendante souvent du virus vénérien ou du scorbut.

L'éléphantiasis des Grecs a été considéré par MM. Danielssen et Boeck comme une dyscrasie du sang, sous l'influence continue et progressive de la prédominance de l'albumine. Cette donnée résume peut-être quelques aperçus pathologiques ingénieux, mais elle ne saurait rien faire préjuger quant à la nature même de cette terrible maladie.

Il faut dire de l'éléphantiasis des Grecs que c'est une maladie inconnue dans sa nature, et dont la gravité est loin d'être exprimée par les altérations qui se manifestent à la peau. En effet, les lésions des muqueuses intérieures, les troubles fonctionnels du système nerveux spinal, le caractère héréditaire, tout prouve que la condition pathologique de cette maladie est jusqu'ici impénétrable à la science.

Traitement. — On a rarement occasion, en France, d'observer l'éléphantiasis des Grecs à son début; la plupart des malades qui y viennent réclamer les secours de l'art en sont déjà atteints depuis quelques années, et l'affection, à cette époque, est bien souvent compliquée d'une altération des voies digestives. Dans ces conditions, les chances de succès sont bien diminuées.

On a vanté contre l'éléphantiasis un grand nombre de remèdes choisis surtout parmi les agents les plus énergiques. Arétée conseillait l'ellébore noir; Pline préconisait la menthe sauvage; Richter employait le mercure; les antimoniaux étaient prescrits par Hafenrheffer, Varandal, Hilary. L'arsenic, très employé dans l'Inde, en Amérique, était préconisé en France par Biett, qui, avec Fuchs et Hjaltelin, conseillait encore l'iode; Coster vantait la créosote et Mead les cantharides; enfin la chair des serpents était recommandée par Rhazès, par Dolœus et Schilling.

A l'extérieur, on a proposé tous les bains, depuis l'immersion dans l'eau du Jourdain jusqu'au bain de sublimé, depuis le bain électrique, jusqu'au bain de sang humain (1), conseillé aux noirs Égyptiens frappés d'éléphantiasis. On a employé toutes sortes de pommades avec la poix, le goudron, l'or, l'iode, le plomb, etc.; on a conseillé tout, depuis les vésicatoires jusqu'à la cautérisation par le fer rouge.

Quoi qu'il en soit, et surtout quand l'intégrité des fonctions digestives n'est pas altérée, il faut recourir aux moyens les plus propres à augmenter la vitalité des parties malades, à exercer une influence soit sur la peau, soit sur le système nerveux spinal. Ainsi, pour rappeler la sensibilité sur les surfaces qui l'ont déjà perdue, on emploiera avec avantage des vésicatoires volants, des frictions sèches ou des frictions avec des liniments volatils, excitants, des bains et des douches de vapeur, en recommandant aux malades de malaxer, pendant la durée du bain, les tubercules ou les parties qui sont le siége des taches.

A l'intérieur, on prescrit avec succès les préparations arsenicales dont l'action sur la peau est incontestable. C'est aussi dans le but de réveiller la sensibilité cutanée que

(1) Pline, *Hist. naturalis*, lib. XXVI, c. v.

M. Cazenave a conseillé de recourir à l'administration des agents qui excitent les fonctions de la moelle épinière, à la strychnine principalement, que nous avons vu employer avec d'heureux résultats chez plusieurs malades.

Si l'irritation des muqueuses est trop prononcée, on renonce pour un temps plus ou moins long à toute médication énergique. On emploie suivant les indications de chaque phlegmasie, des émollients, des mucilagineux, un régime sévère et surtout les préparations opiacées que l'on remplace plus tard par les moyens précédemment indiqués.

MM. Danielssen et Boeck conseillent, surtout dans la forme anaïsthète, les ventouses, les scarifications, les moxas, les cautérisations légères.

Ils auraient enfin obtenu d'heureux résultats d'un régime très sévère, de la diète prolongée imposés aux éléphantiaques.

ARTICLE II.

BOUTON D'ALEP.

Définition. — Le *bouton d'Alep* est une affection caractérisée par le développement d'un ou plusieurs tubercules dont la marche, la durée, sont à peu près invariables, et dont la terminaison est une cicatrice indélébile.

Cette affection n'a été observée en France que sur des personnes qui l'avaient contractée dans les pays où elle règne endémiquement, à Bagdad, dans plusieurs autres villes sur le bord du Tigre et de l'Euphrate, mais surtout à Alep. Elle a été particulièrement étudiée par MM. Bo, Guilhou et Lagasquie, qui en ont donné une description exacte et intéressante.

Symptômes. — Le bouton d'Alep se développe indifféremment à tous les âges, chez tous les sexes, dans toutes les conditions. Tantôt il n'existe qu'un seul bouton, c'est le *bouton mâle;* tantôt il existe plusieurs tubercules principaux entourés de plusieurs autres plus petits, c'est l'espèce qu'on appelle *bouton femelle*. Il attaque toutes les régions du corps, mais de préférence le visage, chez les personnes du pays, tandis que les étrangers en sont atteints sur toute autre partie. M. Guilhou a vu des cicatrices de bouton sur les parties génitales.

La marche du bouton d'Alep est régulière; on la divise en trois périodes : *éruption*, *suppuration*, *dessiccation*.

La période d'*éruption* n'est annoncée par aucun symptôme ni local, ni général; on distingue sur la partie qui en sera le siége une légère saillie, peu apercevable d'abord, d'une forme lenticulaire, et qui n'est accompagnée ni de chaleur ni de démangeaison. Pendant un laps de temps de quatre à cinq mois environ, cette tuméfaction augmente par des degrés insensibles; des douleurs vives commencent alors à se faire sentir, un travail d'ulcération s'établit à la surface du bouton qui entre dans la période de *suppuration*. Le tubercule ainsi ulcéré se recouvre d'une croûte humide, blanchâtre, qui tombe ou en totalité ou en partie, de manière à former des crevasses qui laissent écouler du pus clair, légèrement jaunâtre et presque toujours inodore. L'ulcération, large de 2 à 10 et 12 centimètres, est peu profonde, inégale à sa surface, qui est rouge, hérissée de bourgeons. La croûte se renouvelle pour se détacher de nouveau pendant une durée de cinq à six mois. A cette époque, il se forme une croûte sèche, adhérente : c'est la période de *dessiccation*, qui se termine, au bout de l'année révolue, par une cicatrice indélébile, quelquefois brunâtre, mais presque toujours blanche, intéressant toute l'épaisseur du derme, et qui est plus ou moins difforme selon le siége qu'elle a occupé.

Le bouton d'Alep n'est pas contagieux. Il attaque les indigènes vers l'âge de deux à trois ans. Au rapport de M. Guilhou, il n'y aurait pas, à Alep, d'exemple d'enfant qui fût arrivé à sa dixième année sans avoir eu le bouton. Quant aux étrangers, ils le contractent après un séjour de durée très variable, après six mois comme après quinze et dix-huit ans. Et ce qu'il y a de plus curieux encore, c'est qu'il peut les attaquer longtemps après qu'ils ont quitté le pays, d'où ils ont emporté le germe de la maladie.

Le bouton d'Alep paraît attaquer aussi les chiens, sur lesquels il se présente avec les mêmes caractères que chez l'homme. C'est, du reste, le seul animal qui puisse en être atteint.

La cause prochaine de cette maladie est inconnue. On l'a attribuée, à Alep, aux eaux d'une petite rivière (*le Coïq*) qui baigne la ville. Mais cette opinion n'a pas une grande valeur, puisque le bouton d'Alep se développe avec les mêmes caractères dans d'autres lieux éloignés, à Mossoul, à Bagdad, etc.

Le bouton d'Alep est une maladie fâcheuse, puisqu'elle est infailliblement suivie d'une cicatrice indélébile.

Le meilleur traitement à lui opposer consiste, d'après M. Guilhou, dans des applications émollientes, des lotions de propreté et dans le soin de préserver l'éruption du contact de l'air. M. Salina, médecin d'Alep, conseille les cautérisations avec le fer rouge pendant la première période du bouton ; il assure avoir toujours réussi, par ce moyen, à en diminuer la durée et l'étendue. Il recommande encore l'usage d'une pommade composée de camphre, de litharge, de vinaigre et de cérat.

ARTICLE III.

KÉLOÏDE.

SYNONYMIE. — *Cancroïde.*

La *kéloïde* a été décrite pour la première fois par Alibert sous le nom de *cancroïde*, expression qui consacrait l'opinion du célèbre professeur sur la nature de cette affection qu'il rattachait aux affections cancéreuses de la peau. C'est une maladie qu'on rencontre rarement.

DÉFINITION. — La kéloïde est caractérisée par le développement à la surface de la peau d'une ou plusieurs petites tumeurs de forme et d'étendue variables, dont la durée est très longue, et auxquelles succèdent, sans ulcération préalable, des cicatrices blanches et fermes.

SYMPTÔMES. — La kéloïde se développe sans phénomènes généraux précurseurs; il n'existe ni douleur, ni chaleur, ni prurit. Elle débute par un petit point rouge qui devient bientôt un peu saillant au-dessus du niveau de la peau. Il en résulte des tumeurs aplaties, le plus souvent irrégulières, d'autres fois cylindriques, ovales, avec des espèces de prolongements ou de digitations qui vont en s'irradiant de toutes parts; l'épiderme qui les recouvre paraît lisse, luisant, aminci et légèrement ridé, de manière à lui donner l'aspect d'une cicatrice de brûlure. Ces tumeurs sont dures et résistantes au toucher; leur couleur est variable, rouge foncé, rouge pâle, quelquefois jaunâtre. Elles offrent en surface de 1 à 3 centimètres dans leur plus grand diamètre.

La kéloïde n'est le plus souvent constituée que par une seule plaque dont le siége ordinaire est la partie antérieure de la poitrine, le cou. D'autres fois on en rencontre plusieurs, et elles sont disséminées sur le thorax, les bras, le ventre, les épaules.

Une fois développée, la kéloïde semble rester stationnaire, ou du moins ses progrès sont lents; chez quelques malades, elle est le siége de douleurs vives, d'élancements profonds, cuisants; chez d'autres, au contraire, elle n'est accompagnée d'aucun de ces symptômes.

La durée de la kéloïde est illimitée.

Quelques auteurs ont décrit, sous le nom de *kéloïde cicatricielle*, cette espèce d'hypertrophie qui se développe parfois et sans cause connue sur les tissus de cicatrice. Nous avons eu occasion d'en observer plusieurs exemples, soit sur des cicatrices résultant de plaies simples, soit sur des cicatrices qui succédaient à des ulcérations syphilitiques; mais l'étude de ces altérations, ou plutôt de ces transformations accidentelles, si différentes par leurs caractères des tumeurs de la kéloïde, ne saurait trouver ici sa place.

Causes. — Les causes de la kéloïde sont obscures; elle se développe le plus souvent sans dérangements locaux ni généraux. Dans quelques cas elle paraît avoir été la suite d'une cause extérieure. Elle n'attaque ordinairement que les individus encore dans la jeunesse ou s'approchant de l'âge mûr. On ne l'a pas rencontrée chez les enfants.

Diagnostic. — La kéloïde présente des caractères tellement tranchés, qu'il est bien difficile de la confondre avec d'autres tumeurs cutanées, les *affections cancéreuses*, les *tubercules syphilitiques*, par exemple. On reconnaîtra le cancer de la peau à la forme de ses tubercules, qui sont arrondis, proéminents, violacés, ulcérés à leur sommet, environnés de veines dilatées et accompagnés d'engorgement des ganglions lymphatiques correspondants.

Quant aux *tubercules syphilitiques*, qu'ils soient isolés ou multiples, ils présentent toujours une teinte cuivrée bien manifeste; ils sont ronds, lisses, saillants et accompagnés le plus souvent d'autres symptômes de la syphilis.

Pronostic. — La kéloïde n'est pas une affection grave, car elle n'altère point la santé des malades. Toute sa gravité réside dans une longue durée qui peut même se prolonger toute la vie. Quelquefois elle disparaît spontanément en laissant une cicatrice blanche, régulière, sur laquelle on distingue les orifices des follicules pileux et sébacés, caractères qui servent à la séparer des autres cicatrices avec perte de substance.

Siége et nature. — On peut comparer le travail de résorption interstitielle qui s'effectue au sein d'une tumeur kéloïdienne à celui qui se produit dans certaines formes de *lupus*, comme nous le verrons plus loin, et qui a aussi pour résultat la formation d'une cicatrice sans ulcération préalable. Selon M. le docteur Firmin (*Thèses de Paris*, août 1850), la tumeur kéloïdienne est produite par le développement d'un corps particulier, d'un tissu fibro-plastique infiltré dans le tissu du derme ; produit nouveau qui détermine un soulèvement des papilles et de tous les organes; puis, quand la résorption s'effectue sous l'influence d'un traitement ou par les seuls efforts de la nature, elle ne s'opère que sur le produit hétérogène ; tout rentre à l'état normal; aucun des organes dont le derme est composé ne subit de destruction ; seulement à cause de la compression prolongée qu'ont subie les organes sécréteurs, il y a altération de nutrition et des sécrétions qui sont moins actives. En un mot, la kéloïde serait une hypertrophie locale et circonscrite de l'élément fibreux du derme, comme les tumeurs épidermiques sont une hypertrophie de l'élément épithélial.

Traitement. — La kéloïde a presque toujours résisté à toutes les médications : l'extirpation, la cautérisation ne l'ont pas empêchée de se reproduire. On a quelquefois obtenu de bons résultats de l'emploi des douches sulfureuses à l'aide desquelles on est parvenu à diminuer la rénitence des parties malades. Les frictions avec des pommades résolutives, principalement avec la pommade à l'iodure de potassium, et mieux l'administration de ce sel à l'intérieur, ont donné de bons effets dans un cas où les plaques de la kéloïde très nombreuses paraissaient dépendre d'une diathèse scrofuleuse.

ARTICLE IV.

LUPUS.

Synonymie. — *Papula fera ; formica corrosiva* des Arabes; *herpes exedens; dartre rongeante ; estiomène* (Alibert).

Historique. — La maladie décrite aujourd'hui sous le nom de *lupus* a été signalée à toutes les époques de la science. Il est bien probable que les différents types qui semblent s'y rapporter comprenaient des formes étrangères au lupus lui-même, telles que les syphilides.

Le terme de *lupus*, proposé par Willan, a été adopté par Biett, et par MM. Cazenave et Schedel, qui firent de la maladie qu'il représentait une forme à part, ne pouvant se rapporter à aucun des ordres élémentaires reconnus par Willan. Cette dénomination exprime heureusement le caractère principal de cette dégénérescence cutanée; aussi a-t-elle été généralement admise par les auteurs et les praticiens.

Définition. — Le *lupus* est une maladie chronique de la peau, avec tendance constante, absolue, à détruire les parties affectées. Elle est caractérisée quelquefois par des taches d'un rouge violacé, plus ou moins étendues, laissant après elles des cicatrices, sans qu'il y ait eu ulcération; le plus souvent, par des tubercules peu saillants, mollasses, irréguliers, mobiles, indolents, de couleur fauve, qui peuvent ou non s'ulcérer, s'étendre, mais qui laissent toujours après eux des cicatrices; qui siégent surtout au visage, plus rarement au tronc et sur les membres.

Division. — Biett avait admis trois espèces : le *lupus qui détruit en surface*; le *lupus qui détruit en profondeur*; le *lupus avec hypertrophie*.

Cette division ne tenait pas assez compte de certains phénomènes que Biett avait pressentis lui-même et réunis sous le nom d'*érythème centrifuge*; elle n'accordait pas assez à l'importance des caractères distinctifs qui se rapportent aux différentes formes dont se compose le type *lupus*. En effet, si ces formes sont identiques par leur tendance à détruire les parties affectées, elles diffèrent entre elles par leur nature, et surtout par leur mode même de destruction. M. Cazenave en a, depuis quelques années, admis quatre espèces, ce sont : 1° le *lupus érythémateux*; 2° le *lupus tuberculeux*; 3° le *lupus ulcéreux*; 4° le *lupus avec hypertrophie*. Nous allons les décrire successivement.

§ 1er. — Lupus érythémateux.

Le *lupus érythémateux* correspond à l'*érythème centrifuge* de Biett. Il est caractérisé par des taches peu étendues, assez bien limitées, superficielles, d'un rouge obscur ; par des squames incessantes ; par des cicatrices enfin, mais il ne s'ulcère jamais. M. Cazenave l'a observé exclusivement à la tête, où il siégait surtout aux pommettes, au nez, aux lèvre aux lobes de l'oreille, au cuir chevelu.

Il débute sans symptômes généraux ou locaux appréciables, par une plaque rouge, lisse, luisante, semblable le plus souvent à une engelure. Dans quelques cas, elle est soulevée comme une plaque d'urticaire, comme une ampoule produite par le contact de l'eau bouillante, ou bien encore elle figure l'empreinte qui résulterait d'une succion violente, d'une morsure.

Cette plaque est irrégulière; elle a une marche lente, chronique; elle n'est généralement accompagnée d'aucun phénomène local bien appréciable. Cependant, sous une influence accidentelle, elle peut devenir le siége d'une animation de la teinte, d'un sentiment de chaleur, d'un peu de sensibilité. Dans tous les cas, le prurit, quand il existe, est très peu marqué.

Au bout d'un temps variable, ces plaques se recouvrent de squames minces, blanchâtres surtout à la circonférence, comme transparentes au centre, assez adhérentes. Ces squames peuvent persister pendant un certain temps ; elles se détachent et tombent lentement; elles laissent enfin à leur place des cicatrices très superficielles. Celles-ci sont quelquefois saillantes, mollasses, comme boursouflées. Le plus souvent elles sont minces, tendues, polies, uniformes. La peau est plutôt amincie que détruite. Dans quelques cas, il y a une dépression légère, égale, unie, lisse, et il semble, si c'est au nez, par exemple, que siége le lupus, que cet organe soit diminué, effilé. Enfin les cicatrices peuvent présenter çà et là de véritables enfoncements piquetés, brunâtres, correspondant aux orifices détruits des follicules sébacés.

C'est le lieu de rappeler ici ce que nous avons signalé déjà en nous occupant de l'*acné*, que dans certains cas, le lupus peut se compliquer de cet état gras, huileux, de la peau, du flux sébacé même qui caractérise l'*acne sebacea* et surtout l'*acne sebacea* partielle. Cette circonstance a une grande valeur diagnostique que M. Cazenave a signalée dans ses leçons cliniques.

Le *lupus érythémateux* peut se présenter sous deux formes qui ne sont peut-être que deux degrés différents de la même variété.

1° La première se présente surtout chez les femmes, les individus à peau blanche, fine; elle siége de préférence aux joues, sur les pommettes. Elle débute par des taches peu étendues, saillantes, assez semblables à des plaques d'urticaire, mais molles, d'un rouge obscur et disparaissant sous la pression du doigt. Localement, elles ne sont accompagnées d'aucun phénomène sensible d'inflammation: il n'y a ni chaleur ni douleur, si ce n'est peut-être sous l'influence de tout ce qui tend à produire ou à augmenter l'état congestif. Dans ce cas, il y a une animation notable des taches.

A son état le plus simple, cette forme du lupus érythémateux ne se recouvre point de l'exfoliation épidermique qui appartient à cette variété: cependant elle laisse toujours après elle des empreintes indélébiles, de véritables cicatrices. La destruction s'opère par voie d'élimination insensible ou d'absorption des tissus dégénérés.

Cette espèce de lupus érythémateux se présente assez fréquemment sous forme d'une engelure qui siégerait à l'extrémité du nez, au lobe de l'oreille. Le point affecté est rouge, lisse, luisant. La rougeur disparaît, pour reparaître ensuite sous l'influence d'un changement de température, d'un excès, etc. Après avoir passé plusieurs fois par ces phases, la maladie reste permanente. La peau est lisse, tendue, comme amincie; le point affecté se recouvre d'une exfoliation sèche, adhérente, semblable à une pelure d'oignon. Si on la détache, ou si elle tombe, elle offre à sa partie interne de petites aspérités correspondant aux orifices restés béants des follicules sébacés. Dans ce cas, la plaque érythémateuse peut présenter un aspect huileux remarquable.

Cette forme laisse après elle des cicatrices par amincissement; elle affecte de préférence les jeunes filles pâles, mal réglées, d'un tempérament mou, lymphatique.

2° La seconde espèce de lupus érythémateux se manifeste sous la forme de taches irrégulières, d'un rouge sombre, qui se recouvrent de bonne heure de squames plus épaisses, plus grises, très adhérentes, comme incrustées dans la peau. En tombant, ces squames laissent à découvert de véritables dépressions, annonçant une perte de substance plus considérable. Ces dépressions présentent à leur surface cet aspect piqueté remarquable que nous avons signalé déjà.

Cette variété débute ordinairement aux pommettes. Elle peut rester limitée à ce siége; mais elle peut aussi s'étendre progressivement et envahir la plus grande partie, quelquefois même la totalité du visage. Dans cette marche progressive et incessante, elle offre cela de remarquable, que la plaque est toujours plus rouge, plus squameuse à sa circonférence qu'au centre; le plus souvent elle rampe vers le nez, dont elle envahit le dos et les côtés ; elle gagne les paupières vers lesquelles elle s'étend par des digitations bien arrêtées. Dans quelques cas, elle envahit le cuir chevelu, qu'elle recouvre de squames dures, sèches, très adhérentes et où elle peut déterminer l'alopécie.

Cette forme affecte surtout les hommes, et parmi eux les forgerons, les cuisiniers, et principalement les courriers, chez lesquels M. Cazenave l'a souvent observée.

Sous toutes ces formes, ou mieux à tous ces degrés, le lupus érythémateux ne s'ulcère jamais. Il laisse toujours après lui une teinte bleuâtre très persistante.

§ 2. — Lupus tuberculeux.

Le *lupus tuberculeux* est caractérisé, en général, par des élévations plus ou moins nombreuses, saillantes, mais aplaties, irrégulières, variables en étendue et persistantes, indolentes à tous les états, affectant toujours une marche chronique.

Ces élévations tuberculeuses deviennent le siége d'une exfoliation remarquable, qui peut se renouveler plus ou moins longtemps ; elles ne s'ulcèrent jamais, mais elles sont suivies de cicatrices qui révèlent toujours des destructions de tissus éliminés ou absorbés.

Le lupus tuberculeux se divise en plusieurs espèces qui, bien que séparées surtout par des différences graphiques, peuvent offrir aussi une valeur individuelle très importante au point de vue de la pathogénie. M. Cazenave en a admis quatre variétés : 1° le *lupus à tubercule unique;* 2° le *lupus tuberculo-squameux à tubercules aplatis;* 3° le *lupus tuberculeux en groupes;* 4° le *lupus tuberculeux serpigineux.*

1° Lupus à tubercule unique.

Cette variété affecte presque exclusivement les tout jeunes enfants ; elle ne se montre que très rarement dans l'âge adulte.

Le lupus à tubercule unique constitue une forme qui peut être méconnue et de l'existence de laquelle il importe donc d'être bien prévenu, pour éviter l'emploi de médicaments irrationnels, et surtout de topiques irritants; car si ces agents ne possèdent pas une énergie assez grande pour détruire le mal sur place, ils offrent souvent le danger de devenir une cause d'aggravation ou d'extension plus considérable.

Cette forme de lupus débute par un point rouge, ordinairement situé à la partie moyenne de la joue. Ce point s'étend peu à peu ; il se soulève et forme un tubercule dont l'étendue définitive peut varier depuis le diamètre d'un petit pois jusqu'à celui d'un centime. Ce tubercule est assez saillant, aplati, comme enchâssé dans la peau, d'un rouge obscur, dont la teinte violacée se prononce de plus en plus.

Si l'on comprime ce tubercule avec le doigt, la rougeur disparaît plus ou moins complétement, comme cela a lieu dans les exanthèmes ; mais la pression permet d'apprécier plus sûrement l'espèce d'induration qui sert de base au tubercule et qui intéresse évidemment la peau tout entière.

Cette variété n'est annoncée ni accompagnée d'aucun trouble général ou local. Le tubercule est indolent à toutes ses phases ; il a une marche chronique ; il est véritablement stationnaire pendant un temps quelquefois fort long ; enfin il semble que l'affection ne s'étend qu'en raison de l'accroissement du malade lui-même. Ainsi, le tubercule est, dans la première enfance de la largeur d'une lentille, et, quand l'individu affecté est arrivé à l'âge adulte sans que le lupus ait été modifié, il peut présenter le diamètre d'une pièce de cinquante centimes, étendue qu'il ne dépasse qu'exceptionnellement et par suite de circonstances étrangères à la maladie.

Il arrive assez souvent que le tubercule, qui semble n'avoir rien de grave d'ailleurs, mais dont la ténacité fatigue la patience du médecin, est combattu par des topiques excitants qui irritent le lupus sans pouvoir le détruire. Alors la surface du tubercule se recouvre de petites squames sèches qui tombent et se renouvellent ; le tubercule lui-même s'enflamme, s'étend sur divers points de sa circonférence, en même temps qu'à la partie centrale on distingue bien nettement la cicatrice du lupus.

Cette variété ne se montre jamais qu'au visage, chez des

individus lymphatiques, à peau fine et blanche; aussi la couleur violacée du tubercule le fait-elle trancher très vivement sur les parties environnantes. Elle dure très longtemps. Elle ne cède qu'à l'emploi des caustiques et en laissant après elle une cicatrice indélébile.

2° Lupus tuberculo-squameux à tubercules aplatis.

Sous cette forme le lupus est caractérisé par des tubercules plus ou moins nombreux, peu saillants, aplatis, irréguliers, comme quadrilatères, de couleur fauve, pouvant, dans certains cas, être confluents, se confondre et se recouvrir de squames très abondantes, de manière à figurer à peu près une plaque de psoriasis.

Cette variété débute au visage par quelques tubercules disséminés irrégulièrement, sans phénomènes locaux appréciables, sans trouble de la santé générale. Ils sont indolents, ont une marche chronique très prononcée. Mais si lente que soit leur marche, on peut enfin apprécier le travail continu de dégénérescence dont ils sont le siége. La destruction qui les caractérise est annoncée d'abord par la formation de squames minces, sèches, dures, grisâtres, adhérentes, qui tombent et se renouvellent souvent avec abondance jusqu'à ce que le tubercule ait disparu, jusqu'à ce que les tissus qui participent de la dégénérescence locale aient été complétement ou éliminés sous forme de lamelles ou absorbés, jusqu'à ce que la peau incessamment amincie ne soit plus qu'un tissu cicatriciel sur lequel le lupus ne peut plus se reproduire.

La maladie s'étend de proche en proche par des tubercules nouveaux qui se conduisent individuellement comme ceux que nous venons de décrire. Elle peut ainsi envahir de larges surfaces sur lesquelles la peau, amincie, décolorée, semble collée aux parties osseuses et forme des cicatrices sèches, bridées, luisantes, où l'on voit encore çà et là des points fauves qui accusent l'existence de l'éruption tuberculeuse.

Après avoir débuté au visage, la maladie peut gagner insensiblement le cou et les épaules, sur lesquelles elle rampe sous forme de digitations multiples; les paupières, qu'elle éraille et renverse; elle peut envahir les ouvertures naturelles et en produire le rétrécissement ou même l'occlusion par les cicatrices et les adhérences qu'elle détermine. La marche de ces ravages, si étendus qu'ils puissent être, présente toujours ce caractère de chronicité qui est le cachet de la marche du lupus, en général. Ainsi, chez certains individus dont nous avons recueilli l'observation, il avait fallu un nombre souvent considérable d'années pour produire les désordres qui signalent l'état avancé de cette forme de lupus.

Les tubercules de cette variété sont quelquefois très nombreux, confluents même. Ils se confondent alors et forment une espèce de plaque tuberculeuse, brisée çà et là par des anfractuosités ou débris de cercles qui accusent l'existence des tubercules. Dans ce cas, il n'est pas rare de voir tous les tubercules se recouvrir en même temps de squames minces, sèches, blanchâtres, abondantes; et, au premier aspect, la plaque pourrait présenter quelque analogie avec les surfaces du psoriasis.

Quoi qu'il en soit, si la maladie persiste indéfiniment, elle détermine des ravages plus grands encore que ceux qui ont été déjà signalés. Ainsi elle peut envahir les fosses nasales, détruire la cloison, et, chose remarquable, en aucun cas, à aucun moment, il n'y a d'ulcération. La destruction lente, mais sûre, se fait par un travail continu de dégénérescence du tissu, d'absorption ou d'élimination du tissu dégénéré.

Malgré les terribles ravages qu'elle peut produire, cette forme a une marche si lente, elle fait des progrès si insensibles, que les malades, affectés souvent dès la plus tendre enfance, finissent par s'accoutumer à ce mal qui les défigure à la longue, sans pouvoir les faire sortir de l'apathie funeste dans laquelle ils sont plongés. M. Cazenave a cité, dans ses leçons cliniques, des exemples remarquables de cette incurie qui permet à une éruption que l'on aurait pu modifier dans le principe, d'opérer des désordres irréparables, de produire des difformités souvent hideuses.

En résumé, cette forme appartient à la variété que Biett appelait le *lupus qui détruit en surface.* Elle a pour caractères constants, la forme aplatie, la multiplicité des tubercules, une desquamation plus ou moins abondante, l'absence absolue d'ulcérations.

3° Lupus tuberculeux en groupes.

Sous cette forme et sous celle qu'il nous reste à examiner, nous allons voir le lupus prendre de plus en plus le caractère de gravité qui lui appartient en propre et qui en fait une des maladies à la fois les plus pénibles et les plus dignes de l'intérêt des praticiens.

Cette variété est caractérisée par des groupes plus ou moins nombreux de tubercules disséminés, discrets, disposés de manière à couvrir des surfaces dont le diamètre varie ordinairement de 1 à 2 centimètres. Ces tubercules sont plus arrondis, plus durs que dans les formes précédentes : leur grosseur varie depuis le volume d'un grain de chènevis jusqu'à celui d'un pois. Ils sont aussi plus superficiels, plus saillants, et ce caractère leur donne quelque analogie avec ceux de certaines syphilides, dont ils se rapprochent encore par la couleur qui semble tenir le milieu entre la teinte fauve des tubercules francs du lupus et la coloration spéciale de ceux de la syphilis.

Le *lupus tuberculeux en groupes* se manifeste sans être accompagné d'aucun phénomène général ou local. Il est indolent, même quand sous certaines influences il semble revêtir une intensité extraordinaire. Il débute par des *boutons* d'un rouge obscur qui s'étendent et grossissent insensiblement, sans que leur présence soit accusée par aucun symptôme d'inflammation appréciable. Il a une marche chronique que l'on retrouve, et dans le développement individuel des tubercules, et dans celui des groupes tout entiers. Ceux-ci, plus ou moins nombreux d'ailleurs, parcourent isolément les diverses phases par lesquelles ils doivent passer. Dans quelques cas, au contraire, et notamment quand le lupus siége aux environs des articulations, aux coudes, par exemple, les groupes peuvent se réunir, se confondre, de manière à former une plaque plus ou moins étendue, d'une teinte violacée, quelquefois comme végétante, recouverte bientôt d'une desquamation grisâtre, sèche, peu abondante, mais qui ne laisse jamais après elle d'ulcérations.

M. Cazenave a souvent observé cette forme de lupus aux parties génitales, aux fesses, à la marge de l'anus, aux grandes lèvres. Nous l'avons vue aussi au cou, au visage, aux membres. Chaque groupe laisse après lui des cicatrices moins molles, moins unies que celles du lupus non ulcéré; mais moins déprimées, moins tendues, que celles de la syphilis.

Le lupus tuberculeux en groupes n'affecte presque pas de tendance à s'étendre et à envahir de proche en proche les parties voisines. Il n'intéresse que la peau même, qui est amincie ou détruite, sans qu'aucun des tissus sous-jacents participe à la dégénérescence cutanée, et soit frappé d'hypertrophie, d'atrophie ou de destruction.

Cette variété se montre dans l'enfance et peut se prolonger très avant dans la vie.

4° Lupus tuberculeux serpigineux.

Cette variété se présente avec des caractères très curieux, qui en font une des formes les plus intéressantes à étudier de toutes celles qui composent le type *lupus*.

Ici les tubercules se développent sans affecter, comme

dans la forme précédente, une disposition régulière. Ils sont disséminés çà et là sur des surfaces plus ou moins étendues : plus volumineux que dans la variété en groupes, ils sont aussi plus arrondis, d'un rouge plus sombre encore; mais ils conservent, à tous leurs états, la mollesse et l'indolence qui caractérisent les tubercules du lupus.

L'éruption qui a débuté sans symptôme général ou local a une marche chronique manifeste, mais bien moins marquée pourtant que dans le lupus en groupes. Au bout d'un certain temps, quelques uns des tubercules se confondent par leur base et forment des plaques tuberculeuses qui se recouvrent d'une exfoliation épidermique d'autant plus abondante, que la destruction et l'élimination des tubercules a lieu plus rapidement. A leur place, on voit des cicatrices blanches, lisses, tendues. Le même phénomène d'extension des tubercules, de dégénérescence des tissus éliminés par voie de desquamation, se reproduit et se continue sur divers points; et, ainsi de proche en proche, la maladie peut, dans un temps ordinairement assez long, avoir envahi des surfaces considérables, labourées par des cicatrices blanches, lisses, plissées, tendues. Ces cicatrices rayonnant d'un point central aboutissent à une limite irrégulière où l'on distingue des arcs de cercle, quelquefois même de véritables digitations formées par une sorte de lisière rougeâtre, large de 2 à 3 centimètres, aplatie, molle, couverte par moments d'écailles sèches, petites, qui semblent annoncer un travail subinflammatoire, et qui, en tombant, laissent une surface rouge, de plus en plus déprimée, jusqu'à ce que cette lisière ait disparu pour se reproduire et se reformer plus loin.

Le lupus tuberculeux serpigineux suit quelquefois une marche rapide; on le voit envahir en peu de temps des surfaces très étendues, surtout quand il siége au dos, à la poitrine, sur les membres; mais, en aucun cas, il ne donne lieu à une inflammation suppurative, à une ulcération. Les destructions souvent considérables qu'il opère ont lieu par le procédé d'élimination ou d'absorption que nous avons signalé déjà.

Dans quelques cas, la maladie reste bornée à un siége limité et peut y affecter une marche et les formes plus bizarres. Ainsi M. Cazenave a cité dans ses leçons cliniques le fait d'une jeune fille chez laquelle le lupus serpigineux avait commencé au-dessous des oreilles, entourant circulairement le bas des joues, avait labouré le cou en s'arrêtant à la partie supérieure de la poitrine et des épaules. La tête était tenue roide par une cicatrice en forme de cravate, limitée à sa double circonférence par deux lisières semblables à celle que nous venons de décrire.

C'est à cette forme de lupus qu'il faudrait, selon M. Cazenave, rapporter la maladie décrite par M. Huguier (1) sous le nom d'*esthiomène de la vulve*. Dans quelques cas, en effet, le lupus tuberculeux serpigineux, après s'être manifesté à la région lombaire, contourne la hanche, gagne l'aine et envahit la vulve, en semant ces divers points de tubercules épais, comme tuméfiés, caractère qui, plus ou moins prononcé d'ailleurs, semble tenir à certaines conditions anatomiques locales. M. Cazenave a vu cette forme gagner les cuisses, contourner la jambe et s'étendre ainsi jusqu'aux orteils en s'irradiant par des digitations comme granulées. Mais, quelle que soit l'étendue de la maladie, elle n'est, en aucun cas, accompagnée d'ulcérations. Ce caractère négatif est si absolu que, quand il est arrivé d'employer contre les tubercules des topiques irritants, il en résultait de la rougeur, du gonflement, de la douleur, quelquefois même une éruption de pustules; mais jamais d'ulcération.

Le lupus tuberculeux serpigineux est l'expression de cet état mixte qui appartient à la syphilis héréditaire, mais en empruntant au lupus une physionomie propre qui a dû la faire rapporter à ce type.

(1) *Mémoire sur l'esthiomène de la vulve ou dartre rongeante de la région vulvo-anale*, avec planches (*Mémoires de l'Académie de médecine*, Paris, 1849, p. 501 et suiv.).

§ 3. — Lupus ulcéreux.

Dans cette espèce les tissus dégénérés et détruits ne sont plus ou absorbés ou éliminés par voie d'exfoliation épidermique. La dégénérescence aboutit fatalement à la forme ulcérative, c'est-à-dire à un mode de destruction beaucoup plus grave aussi que ceux dont nous nous sommes occupé jusqu'à présent.

Cette espèce doit être étudiée à deux points de vue pratiques différents, et divisée en conséquence en deux variétés : 1° le *lupus ulcéreux superficiel;* 2° le *lupus ulcéreux profond.*

1° Lupus ulcéreux superficiel.

Cette variété est caractérisée d'abord par le développement de tubercules petits, peu saillants, mous, d'un rouge obscur, disséminés sur des surfaces plus ou moins étendues. Ces tubercules affectent une marche individuelle lente, chronique : ils peuvent rester pendant un certain temps stationnaires. Le plus souvent ils s'étendent peu à peu ; la peau sous-jacente devient le siége d'un gonflement marqué, elle est comme œdématiée : il semble qu'il s'opère là un travail de fluxion subaiguë, qui doit venir en aide à l'ulcération des points affectés.

Bientôt les tubercules s'enflamment, surtout à leur sommet, qui se ramollit et s'ulcère. Favorisée par des conditions locales de tissu, l'ulcération s'étend de proche en proche, gagnant et détruisant les tubercules voisins, formant une plaie irrégulière, humide, superficielle, baveuse, comme œdématiée elle-même. Cette plaie ne tarde pas à se recouvrir de croûtes épaisses, brunes, noirâtres, adhérentes à certains points de leur circonférence, molles au centre, annonçant enfin l'existence de l'ulcération qu'elles recouvrent. La maladie se continue par des tubercules nouveaux, qui se développent aux limites des points déjà malades, suivent la marche que nous venons d'indiquer, s'ulcèrent à leur tour, et reproduisent, en l'aggravant, la série des phénomènes qui caractérisent cette forme du lupus ulcéreux.

A mesure que la maladie s'étend, l'ulcération est, sur certains points, remplacée par des cicatrices blanches ou rosées, lisses, transparentes, quelquefois si minces, si bridées, si tendues, qu'elles semblent sur le point de se rompre. Ces cicatrices peuvent devenir, à leur tour, le siége de tubercules petits, plats, irréguliers, qui s'enflamment rapidement, se ramollissent, s'ulcèrent et deviennent ainsi le point de départ de destructions nouvelles, plus rapides, plus profondes, plus complètes que les premières.

Le lupus ulcéreux superficiel ne reste que rarement limité à un siége restreint. Le plus souvent il a une marche envahissante des plus remarquables, et il présente une partie au moins des caractères que Biett avait assignés au lupus qui détruit en surface. Ainsi il peut envahir tout le visage, descendre autour du cou, gagner la poitrine et les épaules. Il n'est pas rare de le voir attaquer les paupières dont il provoque le renversement, dont il amène même la destruction, avec tous les accidents qui en peuvent résulter, l'épiphora, une conjonctivite plus ou moins intense, l'inflammation de la cornée. Nous avons vu cette variété du lupus envahir la muqueuse pituitaire, ravager les fosses nasales, puis gagner la muqueuse palatine, attaquer enfin et ronger les gencives.

Le lupus ulcéreux superficiel peut durer indéfiniment.

2° Lupus ulcéreux profond.

Cette variété correspond exactement à celle que Biett et MM. Cazenave et Schedel ont décrite sous le nom de *lupus qui détruit en profondeur.* Elle se comporte en deux manières bien différentes, qu'il importe d'apprécier.

Ou bien elle débute par un point rouge, d'abord indolent,

situé soit sur une des ailes du nez, soit à l'extrémité même de cet organe. Ce point augmente peu à peu; la partie affectée se tuméfie, devient le siége d'une douleur plus ou moins vive; la peau est d'un rouge violacé, tendue, luisante: enfin, elle se ramollit dans un point, et il se forme là une ulcération légère, qui se recouvre d'une croûte, brunâtre, épaisse, adhérente. Si on l'arrache, elle laisse à découvert un ulcère plus étendu, qui se recouvre alors d'une croûte plus épaisse, qui tombe ou est arrachée à son tour, et, à chaque fois, on peut apprécier une perte de substance de plus en plus considérable. La rougeur et le gonflement s'étendent; mais, chose remarquable, les destructions se continuent et s'aggravent, des mutilations importantes s'opèrent, sans que le malade accuse aucune douleur sensible. La peau du nez, les cartilages eux-mêmes sont détruits sans que, toutefois et pendant assez longtemps, il y ait aucun autre symptôme qu'un écoulement fétide qui se fait par les ouvertures nasales ou intactes ou déjà mutilées.

Ou bien le lupus est annoncé par un point tuberculeux unique, situé soit à une aile, soit à l'extrémité du nez. Ce tubercule large, aplati, est lisse, indolent; il est le siége d'une inflammation subaiguë; au bout d'un certain temps, quelquefois assez court, il prend une couleur d'un rouge violacé; il se ramollit et devient le siége d'une ulcération blafarde, humide, baveuse, qui se recouvre d'une croûte brunâtre, quelquefois presque noire, qui laisse à sa chute un ulcère de plus en plus grand: les choses se comportent comme nous venons de l'indiquer; c'est-à-dire que les destructions se continuent, s'accumulent, si l'on peut parler ainsi, pour produire, plus ou moins promptement, des désordres irréparables.

Cette variété du lupus ulcéreux ne se comporte pas toujours de la même manière. Ainsi l'inflammation tuberculeuse semble être, dans quelques cas, une sorte de phase régulière après laquelle, et dans un temps donné, l'ulcération a lieu. D'autres fois, au contraire, la forme tuberculeuse peut persister pendant un temps souvent infini. Puis, sous une influence accidentelle, inappréciable, il se manifeste une sorte d'état inflammatoire particulier, l'ulcération se déclare avec une remarquable énergie, s'étend avec une rapidité insolite, et fait, en très peu de temps, des ravages effroyables. Ainsi M. Cazenave a signalé des cas où le nez tout entier avait été détruit en un ou deux septénaires.

Le lupus ulcéreux siége exclusivement au visage. Il peut s'y montrer à la fois, sous les deux formes, et, dans ce cas, il a une gravité exceptionnelle.

§ 4. — Lupus avec hypertrophie.

Le *lupus hypertrophique* correspond exactement à la troisième forme de lupus admise par Biett. Il est caractérisé par la tendance à détruire qui est essentielle à l'espèce, par des tubercules aplatis, mous, indolents, et de plus par un gonflement souvent considérable des parties affectées.

La maladie débute au visage, qui en est le siége exclusif, par des tubercules plus ou moins nombreux, aplatis, mous, indolents, qui se développent lentement. Au bout d'un temps variable, les tubercules s'étendent individuellement, se confondent par leur base. En même temps, la peau sous-jacente devient le siége d'un engorgement indolent, auquel participe le tissu cellulaire. Il se fait une sorte de gonflement uniforme qui augmente sans cesse. Les surfaces ainsi soulevées, tendues, deviennent violacées ; elles sont molles, comme spongieuses, elles peuvent enfin acquérir un volume considérable. Elles sont parsemées çà et là de taches d'un rouge sombre, quelquefois unies et lisses, d'autres fois un peu saillantes, mais appréciables seulement au doigt : ces taches accusent encore la présence des tubercules perdus dans l'hypertrophie ; elles sont entremêlées de points blancs, tendues, lisses, quelquefois bridées : ce sont des cicatrices qui ont succédé à certains tubercules détruits et éliminés.

Le mal peut augmenter incessamment, et alors l'hypertrophie acquiert des proportions considérables. Les joues mollement distendues et énormes, les paupières boursouflées, le nez épaissi, les oreilles déformées, les lèvres même gonflées et simulant deux bourrelets violacés que formerait la muqueuse buccale renversée au dehors, tout cela imprime à la face un aspect qui rappelle celui de l'éléphantiasis. Le visage est bleuâtre, injecté, parsemé çà et là de ces points d'un rouge sombre que nous avons signalés; dans certains endroits, il se fait une desquamation plus ou moins abondante, qui annonce la destruction sur place des tubercules et qui laisse après elle des cicatrices blanches, limitées, déprimées.

Le lupus hypertrophique a toujours une marche chronique des plus prononcées : il peut durer indéfiniment; mais il a pour caractère essentiel de ne s'ulcérer jamais.

Dans quelques cas, assez rares d'ailleurs, le lupus peut présenter des caractères d'hypertrophie accidentelle et anormale qu'il est important de signaler, mais qui ne peuvent être rattachés au type hypertrophique. M. Cazenave a vu sur certains points où avaient déjà existé des tubercules de lupus ulcérés, se manifester secondairement des espèces de tumeurs mollasses, fongueuses, comme végétantes, et pouvant acquérir des proportions considérables. Ce phénomène se produit surtout quand le lupus siége aux membres : c'est là seulement que nous avons pu l'observer. Mais quelle que soit, dans ce cas, l'hypertrophie, elle ne constitue qu'un fait exceptionnel, qu'une complication locale qui ne saurait la faire rapprocher de celle que nous venons de décrire.

Indépendamment des accidents locaux que peut déterminer la marche destructive du lupus, tels que l'occlusion des ouvertures naturelles, l'épiphora, etc., cette maladie peut être compliquée d'autres affections.

Ainsi il n'est pas rare de voir, dans le cours du lupus, survenir un érysipèle qui peut être un symptôme fâcheux, qui le plus souvent a, comme maladie intercurrente, une influence heureuse sur la marche du lupus lui-même. Ainsi on voit sous l'action locale de l'inflammation érysipélateuse, les surfaces changer d'aspect, la vitalité des tissus devenir plus grande, la résolution plus active, et la maladie se modifier souvent d'une manière heureuse et complète.

Quand le lupus, après des progrès incessants, a envahi non seulement la peau, mais les cartilages et les os, quand il a détérioré profondément l'économie, les malades sont quelquefois pris d'une entérite chronique grave, qui détermine à son tour les accidents les plus sérieux, et peut devenir promptement mortelle. Les faits de ce genre sont d'ailleurs exceptionnels, et le plus souvent le lupus persiste pendant de longues années, il produit les plus tristes ravages, sans paraître altérer la santé générale.

Causes. — On a attribué au tempérament scrofuleux une part presque exclusive dans la production du lupus, qu'à ce point de vue on a pu appeler de la dénomination beaucoup trop absolue de *scrofule cutanée*. Il est impossible de méconnaître le rôle que joue le tempérament lymphatique exagéré dans le développement de cette maladie pénible; mais cette cause, si importante qu'elle soit, n'est pas la seule que l'observation signale dans l'étiologie du lupus. M. Cazenave, tout en tenant compte, au point de vue de l'histoire du lupus, d'un caractère constant, absolu, de la tendance à détruire les points affectés, a vu que cette tendance elle-même présentait des différences de marche, de gravité qui constituaient de véritables distinctions pathogéniques dont il n'était pas possible de méconnaître la valeur. Il a admis, pour le lupus, trois ordres de causes correspondant à des différences de nature que l'observation clinique a permis d'apprécier.

La première et la plus importante par la fréquence et la gravité des cas qui s'y rapportent, est le tempérament lymphatique exagéré. L'influence de cette cause est, sinon exclusive, au moins surtout manifeste dans l'enfance, bien que l'affection puisse se continuer assez loin dans la vie, jusqu'à l'âge adulte, par exemple, bien qu'elle puisse disparaître pour se manifester de nouveau, sans que rien vienne expliquer ces phases contradictoires. Dans ce cas, le lupus attaque les individus à peau très blanche, très molle, offrant tous les attributs, sinon tous les symptômes du tempérament scrofuleux. Il revêt le plus souvent alors les formes ulcéreuses, c'est-à-dire celles qui ont au plus haut point la tendance à détruire les parties affectées. C'est aussi dans ces conditions exclusivement que le lupus se présente sous la forme hypertrophique. On comprend d'ailleurs que l'énergie du lupus doive être en rapport avec la prédominance du tempérament lymphatique exagéré.

Le deuxième ordre de causes embrasse les formes du lupus qui tiennent à des conditions particulières et locales de tissu, jointes à l'influence plus ou moins prononcée de la constitution lymphatique. En effet, on voit assez souvent le lupus se manifester chez des individus qui n'offrent aucune trace de scrofule, qui jouissent d'une bonne santé d'ailleurs; mais chez lesquels la peau est fine, blanche, impressionnable; chez lesquels aussi les accidents cutanés ont une tendance à affecter une marche chronique, à s'étendre, à se reproduire, à prendre droit de domicile. Dans ces conditions, le lupus a des caractères tout à fait particuliers; il est superficiel, il a bien toujours la tendance à détruire; mais elle se satisfait et s'épuise dans certaines limites qui semblent être celles mêmes de la cause, de la nature de la maladie.

L'observation nous fournit une preuve nouvelle à l'appui de l'opinion qui fait dépendre certains cas de lupus de conditions locales de tissu. Ainsi, il n'est pas rare de voir chez les individus qui se présentent avec les attributs que nous venons de signaler, de voir des formes qui n'ont point habituellement la tendance à détruire, revêtir ce caractère et devenir des affections lupiformes, si l'on peut dire ainsi. C'est ainsi que Biett avait été amené à décrire l'*érythème centrifuge*, que l'on a admis un *impetigo rodens*, que M. Cazenave a, dans ses leçons cliniques, signalé des cas où l'*acne sebacea partielle* siégeant à la face, y laisse, sinon la trace de ravages comparables à ceux du lupus, au moins un amincissement remarquable de la peau, une cicatrice par usure. Ces faits, qui peuvent survenir là où rien n'annonce la prédominance d'un état strumeux, révèlent l'influence positive de certaines conditions locales de tissu, chez des individus lymphatiques peut-être, mais non scrofuleux.

Le lupus survenu dans ces circonstances, affecte ou la forme du lupus érythémateux ou celle de certaines variétés du lupus tuberculeux; mais, en aucun cas, il ne revêt le caractère ulcéreux et encore moins le type hypertrophique.

Au troisième ordre de causes, se rapportent certaines formes du lupus qui se développent au moins en partie sous l'influence de la syphilis héréditaire. M. Cazenave est le premier qui, convaincu par les résultats persistants de l'observation, ait admis cette cause du lupus, cause si intéressante à étudier dans ses effets. Chez certains individus qui n'ont rien de la scrofule, rien des conditions particulières de tissu que nous venons d'indiquer, mais offrant sans doute les attributs plus ou moins prononcés d'une constitution lymphatique, on voit survenir des formes qui tiennent du lupus par leurs caractères généraux, mais qui ont bien évidemment aussi quelque chose de moins et quelque chose de plus que cette maladie, ainsi qu'on a pu s'en convaincre par la description que nous en avons donnée plus haut. M. Cazenave a reconnu dans ces formes mixtes des caractères d'aspect, de marche, de mode de destruction qui rappelaient l'influence dénaturée, mais certaine, du génie syphilitique; il en a fait une espèce à part, qu'il a décrite sous le nom de lupus syphilitique (1). Il était impossible toutefois de méconnaître que la cause principale de ces maladies hybrides devait être reportée à l'étiologie du lupus, et elles ont dû être conservées dans ce type. On les ren-

(1) *Traité des syphilides*, p. 545.

contre souvent dans la première enfance. Elles se développent à un âge déjà assez avancé, quelquefois chez les adultes : elles peuvent se prolonger assez avant dans la vie

Le lupus syphilitique affecte presque exclusivement la forme du *lupus tuberculeux en groupes*, mais surtout celle du *lupus serpigineux*. Sous cette dernière forme, il se rapprocherait assez bien de la *syphilide serpigineuse*, s'il ne s'en séparait pas par l'absence absolue de la forme ulcéreuse. En effet, on doit ajouter, pour compléter ce point, que quand il est développé dans ces conditions, le lupus ne s'ulcère jamais.

En dehors de ces causes principales, il faut signaler certaines circonstances étiologiques qui influent plus ou moins sur le développement du lupus. Cette maladie étant presque exclusive à l'enfance, il est inutile d'insister sur la part que l'âge peut prendre à son apparition. L'observation n'a permis de signaler aucun fait précis qui accusât l'influence du sexe. Il n'en est pas de même des conditions hygiéniques au milieu desquelles vivent certains individus. Ainsi, une mauvaise alimentation, le séjour dans des habitations malsaines, en favorisant la prédominance du tempérament lymphatique, deviennent des causes au moins prédisposantes du lupus. Aussi est-il à beaucoup près plus fréquent dans les campagnes que dans les villes, circonstance à laquelle il faut ajouter la gravité de la dégénérescence qui s'y augmente de l'incurie des parents. Une constitution chétive est aussi une prédisposition au lupus, bien qu'en définitive, on le rencontre, exceptionnellement sans doute, chez des individus robustes, bien portants.

On a invoqué aussi l'influence de certaines maladies antérieures, des *achores*, des *gourmes*, de l'*impetigo ;* mais si un rapport réel existe entre ces maladies et le développement du lupus, il tient sans doute à l'existence du tempérament lymphatique considéré comme cause de ces diverses affections.

DIAGNOSTIC. — Le lupus se présente, en général, avec des

caractères si tranchés, il emprunte un cachet si spécial à sa tendance à détruire les parties affectées, qu'il semble tout d'abord impossible de le confondre avec aucune autre maladie. Il n'est pas, en effet, d'affection cutanée dont il ne se sépare assez facilement par sa marche lente et chronique, par l'état mou des points attaqués, par l'indolence, l'absence d'inflammation qui l'accompagnent, même quand il produit les désordres les plus graves; par les cicatrices qu'il détermine depuis le simple amincissement de la peau jusqu'aux difformités les plus considérables ; il n'est aucune affection dont il ne se sépare, enfin, en ce sens que son développement commence dans l'enfance.

Sans doute que, considéré au point de vue de cet ensemble de phénomènes, le lupus pourrait toujours être facilement reconnu, mais il n'en est pas toujours ainsi, et dans un certain nombre de circonstances, l'erreur devient possible par cela même que quelques uns des caractères qu'il présente, se retrouvent, bien qu'à un autre titre, dans d'autres maladies de la peau.

A l'*état érythémateux*, le lupus pourrait être pris pour une *urticaire*. Mais dans cette inflammation de la peau, les plaques sont fugaces ; elles sont accompagnées d'ardeur, de prurit; elles ont une marche très aiguë, une coloration d'un rouge vif, qui disparaît complétement sous la pression du doigt. Ces caractères suffisent pour les séparer de celles du lupus qui ont une teinte violacée, suivent une marche chronique, et ne sont accompagnées d'aucun phénomène d'inflammation, de prurit, de douleur.

On a pu prendre certaines formes du lupus érythémateux pour un *erythema pernio* ou *engelure*. Mais, s'il y a quelque analogie entre ces deux formes par la rougeur unie, tendue, luisante des points affectés, elles doivent être séparées l'une de l'autre d'une part, par l'inflammation, par la douleur qui existent nécessairement dans l'engelure, ce que le lupus n'offre point; de l'autre, par des caractères qui n'appartiennent qu'à ce dernier, par l'amincissement de la peau, comme collée sur la surface malade, par les squames, les cicatrices.

Il devient difficile de confondre le lupus érythémateux avec l'*acne rosacea*, si l'on se rappelle que cette dernière est caractérisée par une rougeur rosée ou cramoisie qui se manifeste ou augmente sous l'influence de poussées quelquefois assez régulières, qui trahit un état congestif plus ou moins persistant; par de véritables retours d'acuïté, par des pustules, enfin par un état gras, huileux de la peau, circonstance que ne présente jamais le lupus érythémateux.

En général, il est aussi facile de séparer cette dernière maladie de l'*acne sebacea*, quand ses plaques dépouillées de squames ne laissent plus à découvert que des surfaces rouges, unies, luisantes. Si l'on se souvient que dans ce dernier cas, l'*acne sebacea* est toujours accompagnée d'un état gras, huileux de la peau, quelquefois même d'un véritable suintement sébacé, il est presque impossible de la prendre pour un lupus érythémateux. Il est des cas cependant où l'erreur serait sinon facile, au moins possible. Ainsi, M. Cazenave a montré dans ses leçons cliniques des faits d'*acne sebacea partielle*, dans lesquels la maladie était accompagnée d'une sorte d'usure, d'amincissement de la peau. Cette forme d'acné qui ne semble exister d'ailleurs que chez les individus à peau blanche, très fine, chez les jeunes filles, est-elle compliquée alors de cette espèce de lupus qui tient à des conditions locales de tissu, est-elle une forme même de cette variété du lupus? Il n'est pas possible de résoudre cette question. Ce qui est vrai, c'est que le diagnostic repose entièrement alors sur l'état gras de la peau, sur le suintement sébacé qui doit toujours permettre de reconnaître l'*acne sebacea*.

A l'*état tuberculeux*, il faut, pour rendre l'erreur plus difficile, se rappeler que les tubercules du lupus ont pour caractères particuliers d'être aplatis, irréguliers, superficiels, d'une couleur fauve, de devenir le siége d'une desquamation plus ou moins abondante, de donner lieu inévitablement à des cicatrices.

L'analogie de siége pourrait cependant le faire confondre soit avec l'acné à l'état tuberculeux ; mais dans celle-ci les indurations succèdent à des pustules, résultat de l'inflammation ; elles sont d'une couleur rouge ou violacée ; elles sont enfin accompagnées d'un état gras, huileux de la peau, de tannes ; soit avec le *sycosis;* mais, pour ce dernier, le siége a une signification toute spéciale, puisqu'il n'affecte jamais que la barbe et le menton ; de plus, les tubercules ont été précédés aussi d'inflammations pustuleuses souvent très prolongées ; ils sont enchâssés profondément dans la peau, ils forment de véritables nodosités dures, quelquefois des bosselures considérables, d'un rouge plus ou moins intense.

Par contre, ni l'acné, ni le sycosis n'offrent les squames ni les cicatrices du lupus.

Le diagnostic du lupus avec la *syphilide tuberculeuse* a une grande importance, et parce que l'erreur a été souvent commise et parce qu'elle peut présenter une gravité réelle.

En général, il est facile de séparer ces deux maladies dans les limites des différences générales qui les distinguent chacune en particulier : ainsi, les tubercules de la syphilis sont volumineux, arrondis, d'un rouge cuivré ; ils ont une tendance à s'ulcérer, mais ils ne s'exfolient pas : ceux du lupus sont aplatis, irréguliers, quadrilatères, ils sont le siége d'une desquamation remarquable.

L'âge du malade constitue aussi un élément précieux de diagnostic. Ainsi, la syphilide ne se manifeste que dans l'âge adulte, ou plus tard encore dans la vie ; le lupus, au contraire, ne se montre que dans l'enfance, et si on l'observe à l'âge adulte, c'est qu'il s'est continué depuis les premières années de la vie.

Mais en dehors de ces données générales, il existe des cas où l'erreur pourrait être plus facile, c'est quand le lupus se développe sous une double influence, quand il semble être un des attributs de la syphilis héréditaire.

Entre cette forme du lupus et la syphilide tuberculeuse, il existe des analogies embarrassantes de disposition, de couleur, de marche. Toutes deux peuvent être disposées en groupes, affecter une marche serpigineuse. Cependant il existe, même dans ces conditions, des différences qui rendent le diagnostic toujours possible. Ainsi le lupus a une physionomie générale toute particulière qu'il emprunte à une prédominance quelconque du tempérament lymphatique, physionomie qui résulte surtout de l'aspect général des tissus environnants; il n'a jamais une couleur franchement syphilitique, jamais la teinte cuivrée proprement dite; il a une marche très lente, d'une chronicité aussi constante que remarquable; il devient plus ou moins le siége d'une exfoliation épidermique, correspondant au mode de destruction et d'élimination des tubercules; il ne s'ulcère jamais, et les cicatrices qu'il laisse après lui sont molles, unies, lisses; enfin, il se développe plus particulièrement dans l'enfance. Or si l'on rapproche de ces caractères ceux qui appartiennent en propre à la syphilide tuberculeuse, c'est-à-dire la physionomie générale résultant d'une sorte d'harmonie entre l'éruption et les tissus voisins, comme ternis, parcheminés, cachectiques; la teinte réellement syphilitique, une tendance à l'ulcération, des cicatrices déprimées, rondes, tendues, bridées; l'apparition à un âge déjà avancé de la vie, on pourra toujours éviter une erreur, sinon un instant de doute et d'hésitation.

A l'*état ulcéreux*, le lupus pourrait en imposer pour le *noli me tangere*. Mais cette affection cancéreuse est propre à la vieillesse seulement : elle est caractérisée par des tubercules très durs, circonscrits ou douloureux, accompagnés d'une tuméfaction considérable des parties molles, par un ulcère à bords renversés, humides, douloureux, qui détruit non seulement la peau, mais les cartilages et les os eux-mêmes. Si nous nous rappelons les caractères du lupus, son indolence, ses destructions toujours moins considérables, il n'y a plus d'erreur possible.

Le lupus ulcéreux peut-il être confondu avec la *syphilide ulcérée ?* Mais dans celle-ci l'ulcère est profond, arrondi, ses bords sont tuméfiés, comme taillés à pic avec un emporte-pièce; il repose sur une auréole d'un rouge syphilitique bien manifeste. Dans le lupus, au contraire, l'ulcération est superficielle, irrégulière, mollasse, blafarde, entourée d'une zone d'un rouge violacé. Dans les deux cas, d'ailleurs, la marche de l'ulcère présente des différences importantes. Ainsi, dans la syphilis, et notamment à certains siéges, au nez, par exemple, l'ulcération procède évidemment de dedans en dehors; elle a détruit la cloison, le cartilage, les os même avant d'attaquer la peau. Dans le lupus, au contraire, l'ulcère marche de dehors en dedans, il attaque d'abord la peau et gagne ensuite de proche en proche. Il faut enfin se rappeler toujours que l'âge du malade est un élément précieux de diagnostic. Avec ces données il semble que l'erreur puisse être très facilement évitée.

Le lupus ulcéreux donne lieu à la formation de croûtes qui peuvent devenir elles-mêmes une cause d'embarras. Cependant, à cet état, le lupus ne saurait être pris pour un *impétigo* dont les croûtes molles, jaunes, verdâtres, sont semblables à des débris de miel desséchés, déposés à la surface de la peau, qui, en tombant, découvrent des surfaces d'où suinte un liquide qui sert à les reformer, qui n'ont rien, en un mot, de celles du lupus, qui sont brunâtres, déprimées, enchâssées dans la peau et trahissent au toucher la présence d'ulcérations plus ou moins étendues.

Les croûtes qui paraissent dans certaines syphilides se séparent, au contraire, de celles du lupus en ce qu'elles sont plus noires, plus adhérentes; et d'ailleurs, si le doute était possible, toute incertitude devrait cesser devant la nature des ulcérations, que, dans l'un et l'autre cas, la chute des croûtes mettrait à découvert.

Sous certaines formes, la *syphilide tuberculeuse*, siégeant à la face, est quelquefois si confluente qu'elle semble constituer une véritable hypertrophie; mais alors celle-ci résulte de tubercules agglomérés, c'est-à-dire qu'elle forme une masse inégale de saillies séparées par des fissures distinctes et formant des bosselures qui, unies et confondues par leur base, sont isolées par leur sommet. Dans le lupus, au contraire, c'est une masse hypertrophiée également, offrant une surface lisse, violacée, où apparaissent çà et là les sommets des tubercules disparus et ne formant plus que des taches d'un rouge sombre. Ces caractères différents suffisent pour rendre toute erreur impossible.

Il est plus facile encore de séparer le lupus hypertrophique de l'*éléphantiasis* des Grecs, dans lequel la face tuméfiée, déformée, est le siége de tumeurs bosselées, inégales, séparées par des fissures profondes, souvent ulcérées.

Pronostic. — On conçoit que la dégénérescence absolue qui est le caractère du lupus fasse de cette maladie une affection toujours fâcheuse. Cependant la gravité est loin d'être la même pour tous les cas. Ainsi les variétés dans lesquelles la destruction a lieu par voie d'élimination, mais sans solution de continuité, sont moins graves que les formes ulcéreuses. Pour celles-ci même, la maladie est d'autant moins sérieuse qu'elle est moins ancienne.

Le lupus n'est point une maladie fâcheuse en ce sens qu'elle ne menace jamais la vie des malades, qu'on voit souvent, au contraire, jouir d'une excellente santé; mais elle l'est par sa ténacité désespérante, et surtout par les traces indélébiles qu'elle laisse après elle, par les cicatrices quelquefois difformes que peut même entraîner une guérison parfaite.

Le lupus est surtout grave quand il est accompagné d'un état de boursouflement des parties affectées, quand les points déjà attaqués sont de nouveau envahis, quand les cicatrices obtenues ou produites deviennent le siége de tubercules et d'ulcères nouveaux. Cette tendance à se reproduire sur des surfaces d'élection semble si bien accusée dans certains cas par la teinte bleuâtre, par la consistance mollasse, comme fluctuante des cicatrices, que l'on a pu, sur ces indices, prévoir la reproduction du lupus.

L'époque de la menstruation chez les femmes a paru quelquefois influer heureusement sur la marche du lupus, mais c'est là un phénomène trop peu précis, en général, pour lui accorder une véritable valeur.

Siége et nature. — Le *lupus* a bien évidemment un siége de prédilection : c'est le visage, où il attaque de préférence le nez, les lèvres, les joues. C'est par extension qu'on le trouve sur les membres ; ou quand il s'y développe exclusivement, ce n'est que par exception et pour certaines formes.

Ce que nous avons dit des causes du lupus ne nous laisse presque rien à dire de la nature de cette triste maladie. Évidemment placée sous l'influence de la constitution lymphatique, elle paraît être une affection de la peau tout entière, surtout dans les formes ulcéreuses et hypertrophiques ; et bien que, dans les formes tuberculeuses, la maladie semblerait siéger de préférence dans les tissus fibreux, en général, il n'est pas possible de préciser d'une manière certaine le siége anatomico-pathologique du lupus. Les phénomènes de dégénérescence auxquels il donne lieu tiennent le plus souvent à un état *totius substantiæ*, à des conditions de tissu dont il n'est pas encore permis de définir la nature.

Traitement. — Le traitement du lupus présente des difficultés pratiques réelles sous le rapport et de la ténacité souvent désespérante de la maladie et du choix ou de l'emploi des moyens appropriés. Il est général ou local, interne ou externe.

Traitement général. — Les désordres locaux du lupus sont si peu en rapport avec l'état général du malade, l'expérience avait d'ailleurs donné si peu de résultats favorables, que l'on a pu regarder le traitement interne comme le plus souvent inutile, et que, dans cette conviction, on s'est borné, dans la plupart des cas, à l'emploi des moyens les plus simples. Ainsi, on a conseillé des boissons amères ou dépuratives, des bains simples, des soins hygiéniques bien entendus, une bonne alimentation, l'usage de vins généreux, l'influence d'un air vif et pur, tout ce qui enfin peut fortifier la constitution. Mais si ce dernier résultat a pu être obtenu, il ne paraît pas que le mode de traitement ait eu d'effet sur le lupus lui-même.

On a essayé à l'intérieur des remèdes plus actifs. Ainsi, on a préconisé le sulfure de fer qui est resté inefficace. M. Cazenave a conseillé la solution de chlorure de calcium, dans la proportion de 15 grammes pour 500 grammes d'eau distillée. On en fait prendre d'abord une cuillerée, le matin à jeun, dans une petite tasse d'une infusion amère; on augmente progressivement jusqu'à trois cuillerées par jour et même plus. Ce médicament a l'avantage d'être toléré facilement et pendant longtemps; il a paru produire de bons effets, mais il n'a pas évidemment d'action complète sur le lupus.

On a eu recours à des agents dont l'action, pour ainsi dire empirique, a du moins une action évidente sur les fonctions cutanées. Ainsi, on a conseillé l'huile animale de Dippel, bien que plus souvent et mieux employée comme topique, à la dose de 5 à 6 gouttes, portée successivement jusqu'à 20 et 25 gouttes : la décoction de Feltz, mais surtout les préparations arsenicales sous diverses formes. La *solution de Pearson* a été administrée à la dose de 1 à 4 grammes dans un sirop amer : la *solution de Fowler* a été portée de 3 et 4 gouttes jusqu'à 12 par jour; on a fait prendre les *pilules asiatiques* de 1 à 2, jamais plus.

Tous ces médicaments, qui jouissent, à divers titres, de propriétés énergiques, ont paru modifier le lupus, dans de certaines limites, notamment en hâtant la résolution des tubercules : dans d'autres cas, ils sont restés totalement inefficaces; mais, en général, ils ne paraissent pas avoir, surtout seuls, d'action complète sur le lupus.

Dans ces derniers temps, on a vanté les préparations iodées et surtout l'huile de foie de morue, à laquelle on a attribué des effets peut-être exagérés sur la diathèse scrofuleuse, mais qui a produit des résultats très satisfaisants. On l'administre à des doses très variables, quelquefois par quantités considérables, jusqu'à une demi-livre par jour; mais il suffit d'en faire prendre de une à quatre cuillerées à bouche par jour.

Si le traitement général n'a pas toujours produit d'effets appréciables; si, seul, le traitement interne est resté le plus souvent inefficace, il faut se garder d'en conclure qu'il est inutile ou absolument inefficace. L'observation a démontré non seulement qu'il modifiait heureusement la constitution et venait ainsi puissamment en aide au traitement local; mais encore que, dans certains cas, il a pu seul amener des modifications complètes et durables. M. Cazenave en a cité plusieurs cas dans ses leçons cliniques, et il a fait remarquer que ces faits, exceptionnels sans doute, coïncidaient avec les cas où la constitution tout entière semblait en jeu dans le lupus, qui représentait alors ce qu'Alibert avait décrit sous le nom de *scrofule cutanée*, c'est-à-dire que la guérison avait lieu là où le lupus se présentait sous sa forme en apparence la plus grave, sous la forme ulcéreuse. Ce résultat, malheureusement rare, prouve cependant l'influence toujours réelle, bien que partielle, du traitement général et interne. Au point de vue pratique, il faut admettre que, bien administré, il favorise les effets du traitement local qui joue un si grand rôle dans la thérapeutique du lupus.

Traitement local. — Le traitement local a presque toujours eu pour but de répondre à deux indications principales : favoriser la résolution là où elle était nécessaire; détruire les points affectés.

Résolutifs. On a eu recours aux agents résolutifs surtout dans les formes tuberculeuses et hypertrophiques, là où le lupus n'est jamais ulcéré. C'est à ce titre qu'on a mis en usage les iodures et mieux le proto-iodure de mercure. Ce dernier a été employé à la dose de 4 grammes incorporé dans 30 grammes d'axonge: il a souvent produit de bons effets locaux, mais le médicament qui a le mieux réussi, à titre de résolutif, est l'iodure de soufre que Biett avait essayé avec des résultats très satisfaisants. On l'emploie à la dose de 4 grammes dans 30 grammes d'axonge. C'est un bon moyen qui, dans un grand nombre de cas, a agi comme un modificateur très puissant.

On a reproché aux agents résolutifs de déterminer certains accidents locaux par l'excitation qu'ils suscitent, et notamment de pouvoir produire un érysipèle. Mais, outre que cet accident n'a jamais rien de grave, il peut même constituer une complication heureuse, en ce qu'il modifie souvent la nature et la marche du lupus en changeant le mode de vitalité des tissus.

Ce que l'on peut reprocher plus justement à ces moyens, c'est de n'être que très incomplétement efficaces, même quand ils réussissent. Aussi cette considération a-t-elle fait recourir à des moyens plus énergiques.

Caustiques. De temps immémorial on a cherché les moyens sinon les plus sûrs, du moins les plus énergiques de détruire le lupus sur place à l'aide de la cautérisation.

On a employé le cautère actuel; mais il a un double inconvénient, c'est de déterminer, par son application sur les parties molles, une hypertrophie du tissu cellulaire; par son contact avec les parties dures, le gonflement des cartilages et même des os. Aussi y a-t-on renoncé complétement pour le remplacer par les caustiques proprement dits.

Comme on a dû nécessairement varier la nature et le choix de ces agents selon l'état du malade et selon l'effet que l'on voulait produire, on a été amené à en expérimenter un assez grand nombre, dont nous signalerons les plus usités, ceux dont l'expérience a le mieux constaté les effets.

La *poudre de Dupuytren* est un mélange d'acide arsénieux et de calomélas, dans la proportion d'un à deux centièmes du premier. C'est un caustique doux, facile à manier, dont on se sert surtout chez les enfants, chez les femmes, chez les individus à peau fine, blanche, irritable, quand le lupus est peu étendu, superficiel. On l'applique, après avoir préalablement dénudé les surfaces à l'aide de petits vésicatoires que l'on recouvre ensuite d'une couche de quelques millimètres du caustique. Il en résulte, au bout de quelques heures, un gonflement léger, accompagné d'un peu de chaleur. La poudre se convertit en une sorte de pâte molle, puis forme une croûte dure, grisâtre, adhérente, qui, en tombant, laisse une cicatrice petite, mais solide.

L'*huile animale de Dippel* est un topique peu énergique, en général, mais qui peut, dans de certaines conditions, produire d'heureux résultats. L'action locale de cet agent est peu sensible, de courte durée ; elle se réduit à une excitation toute superficielle, passagère, et qui donne la mesure assez exacte des effets que l'on doit en attendre. C'est à peine si son application détermine quelques légères cuissons, qui sont toujours fugaces. Sur des surfaces non ulcérées, elle se dessèche en adhérant à la peau, sans susciter ni irritation ni suintement, puis elle se détache au bout de quelques jours, sous forme de lamelles noires. Sur des surfaces ulcérées, elle détermine une légère excitation superficielle. Ce n'est donc pas véritablement à titre de caustique que l'on doit employer ce médicament ; mais l'expérience a démontré qu'il ne faudrait pas non plus rejeter absolument ce topique à cause de son peu d'énergie locale.

Si l'huile animale de Dippel est impuissante contre les tubercules intacts ; si elle semble inefficace dans les cas d'engorgement hypertrophique des tissus, elle peut cependant être employée à titre de modificateur superficiel, mais utile, là où le lupus ulcéreux occupe certains siéges qui doivent faire exclure de la thérapeutique locale l'emploi d'agents trop actifs. Ainsi, lorsque le lupus attaque les muqueuses intérieures, que les ulcérations, dans leur marche envahissante, ont pénétré dans les fosses nasales, dans l'intérieur de la bouche, il y a contre-indication à l'usage des caustiques énergiques, dont l'emploi offrirait des inconvénients, sinon des dangers. C'est alors, au contraire, que l'huile animale de Dippel est parfaitement indiquée. Elle avive les surfaces, elle les modifie, elle favorise le travail de cicatrisation. M. Cazenave l'a employée dans ces conditions et avec d'heureux résultats.

Le *nitrate acide de mercure* est un véritable caustique, assez facile à manier d'ailleurs. Appliqué sur une petite surface et avec énergie, il cautérise vivement et rapidement : étendu légèrement et largement, il produit une cautérisation superficielle, et, comme il est inévitablement absorbé, il agit de plus par voie de modification générale. On l'applique quelquefois en recouvrant les parties malades d'un plumasseau de charpie imbibé du caustique liquide ; c'est surtout quand on veut agir contre des surfaces fortement tuméfiées et obtenir une action générale par voie d'absorption : le plus souvent on l'emploie à l'aide d'un pinceau, promené sur les points que l'on veut cautériser. Cette application détermine une douleur vive et immédiate. Le point touché blanchit, se couvre d'une croûte jaune, accompagnée d'un gonflement assez prononcé. Il se forme enfin une croûte brune, adhérente, qui tombe plus ou moins lentement, selon que le point cautérisé était plus ou moins ulcéré.

La *pâte arsenicale* a été souvent employée avec succès par M. Cazenave, qui la composait ainsi :

Pr. Oxyde blanc d'arsenic........ 50 centigrammes.
Sulfure de mercure........ 25 décigrammes.
Poudre de charbon animal. 50 centigrammes.

On en délaie une petite quantité sur un corps solide, et, à l'aide d'une spatule, on étend cette pâte liquide sur une surface dénudée qui ne doit pas dépasser en étendue celle d'un franc environ. Cette application détermine une douleur vive, un gonflement érysipélateux, dont la gravité n'est qu'apparente et qui se dissipe très rapidement. Il se forme ensuite une croûte brune, très dure, très adhérente, très persistante aussi.

Ce caustique a une double action : action locale, cautérisante ; action générale par voie d'absorption et de modification énergique de l'économie. M. Cazenave, pour cette raison, le préférait aux suivants, surtout dans les cas de lupus anciens, rebelles et détruisant en profondeur.

La *pâte de Vienne* est surtout employée dans les cas où le mal étant peu étendu, il est permis d'espérer qu'il cédera à une ou deux cautérisations. C'est un caustique très actif, composé, à parties égales, de potasse à la chaux et de chaux vive en poudre. Pour l'appliquer, on délaie ce mélange dans une quantité suffisante d'alcool pour faire une pâte; on recouvre la surface malade d'un morceau de sparadrap dans lequel on a fait une ouverture égale en étendue à celle du point que l'on veut cautériser. On étend sur cette ouverture une couche de caustique et on la laisse séjourner dix minutes, un quart d'heure au plus ; puis on enlève le tout, en essuyant ou même en lavant le point touché avec de l'eau pure ou vinaigrée. Cette application détermine une douleur excessive et la formation d'une croûte dure et épaisse.

On emploie, au contraire, la *pâte de chlorure de zinc* dans les formes de lupus tuberculeux non ulcéré. Ce caustique est un mélange de chlorure de zinc et de farine, dans la proportion d'une partie de l'un contre deux de l'autre. On le délaie dans très peu d'eau, et on l'expose à l'air. Il en résulte un pâte souple, facile à manier, que l'on applique par couches de 4 à 5 millimètres. Cette application est suivie d'une douleur assez vive, qui augmente et persiste pendant plusieurs heures. Il se forme sur la surface cautérisée une croûte assez mince, très sèche, très adhérente, qui persiste pendant deux ou trois semaines. M. Cazenave se sert de la pâte de chlorure de zinc, en l'appliquant par couches minces, de manière à ne détruire qu'incomplétement les tubercules et à en provoquer la résolution en ne produisant que des cicatrices superficielles.

On a parlé d'accidents graves que déterminerait l'application des caustiques et notamment de l'érysipèle. Il est bien vrai que le traitement du lupus par la cautérisation est souvent compliqué d'une inflammation érysipélateuse ; mais il faut ajouter que, le plus souvent, c'est un accident heureux que suit une modification plus ou moins marquée des surfaces malades. Presque toujours aussi c'est un symptôme léger qui cède à l'emploi de pédiluves, de boissons rafraîchissantes ou acidulées ; plus tard, de quelques purgatifs.

Il faut être bien prévenu aussi qu'on ne doit, en aucun cas, favoriser ou hâter la chute des croûtes dures, épaisses, plus ou moins adhérentes, que produit la cautérisation.

Ces agents ont sans doute rendu et peuvent rendre encore de grands services ; mais ils ont tous, à un degré plus ou moins élevé, un même inconvénient ; c'est de ne guérir qu'à la condition d'ajouter au génie destructeur du mal un élément nouveau, souvent très énergique, de destruction, de laisser des cicatrices véritablement difformes. M. Cazenave, frappé de cet inconvénient, a cherché le moyen d'y remédier. C'est dans ce but qu'il a fait avec le chlorure de zinc une série d'expériences tendant à obtenir graduellement la guérison du lupus. Il a obtenu de bons résultats ; la destruction était moins profonde, mais il y avait encore destruction ; pour être plus lente à se produire, la cicatrisation était telle qu'on la voit habituellement après l'emploi des caustiques. Ce résultat, heureux sans doute, n'était pas celui que cherchait M. Cazenave. Il avait observé, d'une part, que, physiologiquement, certaines formes de lupus guérissent sans ulcération, tout en laissant des cicatrices manifestes ; de l'autre, qu'au point de vue thérapeutique, certaines applications caustiques agissent évidemment, à distance, sur des points qui ne sont pas touchés. D'après ces indications, M. Cazenave s'est demandé s'il ne serait pas possible de trouver des agents qui, localement, provoqueraient une sorte de fluxion inflammatoire capable de produire les phénomènes observés, c'est-à-dire la guérison du lupus sans plaie, sans destruction ulcérative, tout en laissant des cicatrices indélébiles. Il était évident que les moyens à chercher devaient avoir une action double : sur la peau, en y déterminant une excitation capable de changer les conditions de tissu ; sur l'économie, en y produisant une modification spéciale, indéfinie encore, mais générale, et réagissant sur les points affectés.

Après beaucoup de recherches, M. Cazenave s'est arrêté au bi-iodure de mercure. Ce médicament a été introduit dans la thérapeutique des affections cutanées par Biett, qui crut ne devoir utiliser qu'avec une grande réserve ses propriétés énergiques. Il l'employait habituellement selon la formule suivante :

Pr.	Deuto-iodure de mercure.......	15 grains.
	Axonge.....................	2 onces.
	Essence de bergamotte.........	10 gouttes.

F. s. a.

Employé généralement à cette dose, le bi-iodure de mercure était un moyen très excitant, que l'on fut presque tenté d'abandonner complétement. M. Cazenave, se fondant sur cette considération que cet agent n'avait pas été employé à dose assez élevée; que dès lors il n'avait pas pu produire les effets que l'on peut en attendre, l'essaya contre le lupus, mais en lui donnant une énergie jusqu'alors inconnue.

Le mode d'administration a été l'objet de nombreuses expériences. Ainsi il a été appliqué dissous dans l'éther; mais, sous cette forme, il n'était pas possible de l'employer en quantités assez notables : incorporé dans l'axonge, mais dans ce cas il devenait encore impossible d'élever suffisamment la dose du bi-iodure, puisqu'au delà de 3 ou 4 gram. il durcissait le mélange au point de le rendre immaniable. M. Cazenave a préféré le suspendre dans l'huile; seulement, pour éviter que le poids du bi-iodure de mercure, en l'entraînant au fond du vase, ne formât un caillot qui cessât d'être mélangeable, y fit ajouter une quantité suffisante d'axonge, selon la formule suivante :

Pr. Bi-iodure de mercure........	15	grammes.
Huile d'amandes douces.....	10	—
Axonge..................	5	—

F. s. a.

Et ainsi il obtient une pâte liquide toujours facile à employer.

On prend avec un pinceau une petite quantité de cette pâte, et on l'étend en couche légère sur les points que l'on veut modifier. Cette application détermine, au bout de dix minutes environ, une douleur très vive, qui augmente rapidement au point d'arracher des plaintes au malade, et qui, en une demi-heure à peu près, atteint son *maximum* d'intensité. Elle va ensuite en diminuant de manière à ce que toute douleur ait cessé en huit ou dix heures. Le point touché devient le siége d'un gonflement qui se manifeste assez rapidement et qui gagne même les parties voisines. Celles-ci sont affectées d'une véritable inflammation érysipélateuse qui, chose remarquable, se déclare quelquefois à une certaine distance. Ainsi, l'érysipèle peut se développer à la joue, sur l'œil, alors que le bi-iodure a été appliqué sur l'extrémité du nez. Ce phénomène reste toujours limité ; il ne gagne jamais le visage tout entier.

Ces premiers effets du bi-iodure ont ordinairement cessé complétement du troisième au quatrième jour. En même temps il se manifeste autour de la plaque touchée un véritable travail fluxionnaire, suivi d'une sorte d'exsudation plastique qui pénètre la couche du topique, se mêle avec elle, la ramollit, la soulève et forme une masse grisâtre où brille çà et là le bi-iodure en points d'un rouge éclatant. Cette masse devient plus tard une croûte brune, noirâtre, comme cristallisée, plus ou moins adhérente, qui tombe au bout de six, huit ou dix jours. S'il s'agit d'un lupus tuberculeux, les tubercules touchés ont déjà diminué de volume; les surfaces, comme dégorgées, sont moins tuméfiées, unies, blanches, molles; enfin, on voit de véritables cicatrices planes, superficielles, de niveau avec la peau. Si l'on avait affaire à un lupus ulcéreux, l'application aura déterminé plus de douleur, la fluxion aura été plus prompte, la croûte plus adhérente : mais, à sa chute, celle-ci laisse un ulcère détergé, une plaie de meilleure nature, moins boursouflée. S'il existe des végétations, elles seront affaissées. Enfin, si la cicatrisation n'a pas eu lieu, il y a une tendance évidente à la formation des cicatrices.

M. Cazenave a remarqué que l'action du bi-iodure de mercure s'étendait jusqu'aux ganglions voisins qui ont, dans un certain nombre de cas, diminué notablement de volume.

L'application locale du bi-iodure est suivie aussi de symptômes généraux incontestables. Ils consistent dans un peu de malaise, de courbature, de faiblesse générale; ils durent deux ou trois jours. Faut-il les attribuer à la douleur, les considérer comme un retentissement de l'inflammation locale? Il est hors de doute que ces phénomènes sont de nature à agir sur tout l'organisme; mais, dans l'espèce, ils semblent plutôt traduire une influence générale du médicament; et cela est si vrai que, si le bi-iodure est appliqué sur des surfaces ulcérées ou dénudées, il survient quelquefois des coliques, de la diarrhée, de la salivation même.

En résumé, le bi-iodure de mercure, appliqué comme topique au traitement du lupus, produit localement une inflammation vive, mais passagère : il agit en dégorgeant les points hypertrophiques, en affaissant les tubercules qui disparaissent résorbés par un travail d'élimination; il déterge et modifie profondément les surfaces ulcérées; enfin, il produit des cicatrices molles, légères, lisses, planes, qui, quelquefois même, n'accusent qu'un amincissement de la peau semée çà et là de points blancs ou rouges, selon l'ancienneté des cicatrices.

Ces effets semblent tenir à une double action de ce topique précieux qui agit localement, en irritant les tissus d'une manière toute particulière; généralement, en imprimant à l'économie tout entière une modification heureuse qui réagit sur l'affection cutanée. Sous l'influence de cette double action, nous avons vu les symptômes les plus graves s'amender rapidement, des ulcères de mauvaise nature se modifier heureusement, des engorgements tuberculeux disparaître, des surfaces hypertrophiques se dégorger, s'affaisser, s'aplanir; nous avons vu, enfin, le lupus réellement guéri, c'est-à-dire avec des cicatrices solides, mais qui n'avaient pas été achetées par des destructions pénibles, qui ne constituaient aucune difformité.

M. Cazenave, en trouvant une aussi heureuse application du bi-iodure de mercure, a rendu un véritable service à la science. Sans doute ce médicament n'est pas le dernier mot de la thérapeutique du lupus; il n'est pas une panacée infaillible, mais il semble destiné à résoudre, au moins en partie, le problème si difficile de la véritable guérison du lupus, de cette maladie aujourd'hui encore un des fléaux de l'humanité.

Le traitement local du lupus est aidé heureusement par l'emploi de bains simples, ou mieux de bains de vapeur, mais surtout par l'administration de douches de vapeur aqueuse, notamment dans les cas avec hypertrophie.

Une alimentation saine, des soins hygiéniques bien entendus sont aussi des auxiliaires utiles.

CINQUIÈME GROUPE.

MALADIES HÉMORRHAGIQUES.

Ce groupe renferme les maladies de la peau caractérisées par la présence du sang, plus ou moins altéré, hors des vaisseaux qui doivent le contenir.

Les hémorrhagies cutanées sont de diverse nature et se présentent sous trois aspects bien différents :

1° Ou bien l'hémorrhagie consiste dans un véritable écoulement de sang à la surface de la peau. C'est une exhalation, à travers l'enveloppe tégumentaire, présentant tous les caractères d'une sueur de sang qui supplée une autre hémorrhagie, ou qui se manifeste sous l'influence de conditions inappréciées et sans altération locale de tissu : ce serait l'*hémorrhagie proprement dite.*

2° Ou, ce qui est plus fréquent, l'hémorrhagie a lieu dans l'épaisseur de la peau seulement. Ce phénomène peut se manifester d'ailleurs dans des circonstances bien différentes. Ainsi, il peut être provoqué par une violence extérieure, par un coup : c'est l'*ecchymose.* Il peut apparaître comme le symptôme d'une autre affection plus ou moins grave : ce sont les *pétéchies.* Il peut enfin traduire un état pathologique de la peau caractérisé par des épanchements partiels, circonscrits, plus ou moins étendus, ne dépendant ni d'une contusion ni d'une maladie générale, et constituant alors la maladie tout entière : c'est le *purpura.*

3° Ou l'hémorrhagie est caractérisée non plus seulement par un épanchement ou par un flux sanguin, mais par une altération organique du sang, par la production d'un tissu morbide : c'est la *mélanose.*

Si maintenant nous examinons ces divers états pathologiques, nous trouvons que l'*hémorrhagie proprement dite* est un fait si rare qu'elle ne saurait être décrite comme une maladie à part; que l'*ecchymose* n'a rien de ce qui constitue une affection cutanée; que les *pétéchies* doivent être rapportées aux maladies typhoïdes; que la *mélanose* est une forme qui tombe essentiellement dans le domaine de l'anatomie pathologique et de la chirurgie.

Ainsi, nous n'avons à nous occuper que du *purpura* qui résume, au point de vue pratique, les maladies hémorrhagiques de la peau.

PURPURA.

SYNONYMIE. — *Scorbut de terre; hemorrhœa petechialis* (Adair); *hémacélinose* (Pierquin); *morbus maculosus hemorrhagicus* (Werlhof et Behrens); *ecchimose* (Frank); *peliose* (Alibert).

DÉFINITION. — Le *purpura* ou *pourpre* est une maladie depuis très longtemps connue et signalée. Cependant elle n'a pas été toujours bien définie, puisque Willan avait cru devoir la ranger parmi les exanthèmes.

Le purpura, hémorrhagie active ou passive de la peau, est caractérisé par des taches rouges, quelquefois violacées, ne disparaissant pas sous la pression du doigt. Ces taches, d'une étendue variable, peuvent persister individuellement pendant plusieurs septénaires, et sont ou non accompagnées d'hémorrhagies à la surface des muqueuses intérieures. Elles s'effacent ensuite par degrés en passant par une suite de décolorations successives, depuis le violet bleuâtre jusqu'au jaune à peine sensible qui touche à la couleur normale de la peau.

Ordinairement petites, ces taches peuvent occuper tous les points de la surface du corps; cependant elles se montrent le plus souvent aux membres inférieurs. Dans quelques cas, au contraire, elles siégent exclusivement au visage.

DIVISION. — On a admis et décrit plusieurs espèces de purpura. Ainsi Willan l'avait divisé en *senilis*, *contagiosa*, *urticans*, *hemorrhagica*. Quelques unes de ces variétés ont été conservées par les auteurs. Cependant la plupart doivent être rejetées. S'il n'est pas douteux que le purpura emprunte à son existence chez les vieillards quelques caractères particuliers, ceux-ci ne sont pas de nature à justifier une espèce à part.

Il faut en dire autant du pourpre contagieux : il est évident que, dans les cas de cette nature, cités par les auteurs, la contagion résultait non du purpura, mais de la maladie qui le compliquait.

Quant à la fièvre signalée à propos de certaines formes de purpura, elle ne doit être considérée que comme un symptôme purement accidentel, et n'ayant pas de valeur spéciale qui puisse servir à caractériser une espèce distincte.

Le *purpura urticans* a été considéré comme une variété de pourpre compliqué d'urticaire. M. Cazenave l'a signalé dans ces termes, mais en ajoutant, au point de vue clinique, qu'il ne faut admettre cette opinion qu'avec réserve. En effet, l'observation a déjà démontré, pour le *pemphigus*, par exemple, que dans certains cas et sous des influences inappréciées, des formes non prurigineuses peuvent revêtir exceptionnellement ce caractère, sans qu'il y ait complication d'une maladie avec prurit. Quoi qu'il en soit, il peut arriver que les plaques du purpura présentent une élévation sensible au-dessus du niveau de la peau, et qu'alors elles soient accompagnées d'un peu de démangeaison. Mais ces caractères, qu'il suffit de signaler, ne sauraient constituer réellement une variété à part.

Le purpura semble divisé naturellement, si l'on peut dire ainsi, et selon qu'il est ou non accompagné d'hémorrhagies, en *purpura simplex* et en *purpura hemorrhagica*.

§ 1er. — Purpura simplex.

Dans cette forme, la maladie débute ordinairement sans prodromes, ou bien après un ou deux jours de malaise, de lassitude, d'anorexie. Chez les individus jeunes, vigoureux, sanguins, elle peut être accompagnée de frissons, d'un appareil fébrile peu intense. Les taches sont peu étendues, d'un rouge vif surtout chez les enfants et les adultes, noires ou violacées chez les personnes affaiblies, à peu près arrondies et ressemblant pour la forme à des piqûres de puce. Elles offrent pour caractère distinctif et pathognomonique de ne pas disparaître sous la pression du doigt.

L'éruption se développe de préférence sur les membres, aux cuisses, aux jambes, à la face interne des bras. On la rencontre aussi au visage où elle est souvent accompagnée d'ecchymoses sous les conjonctives et dans l'épaisseur des paupières. Elle peut être limitée à une seule de ces régions qu'elle occupe exclusivement. Les taches, rouges durant les premiers jours, s'effacent et pâlissent par degrés en passant par une suite de décolorations successives, depuis le violet bleuâtre jusqu'au jaune à peine sensible qui touche à la couleur normale de la peau; la résorption se fait de la périphérie au centre, et, après deux septénaires environ, toute trace de la maladie a disparu.

Localement, l'apparition des taches ne détermine aucune sensation morbide; elle se fait à l'insu des malades.

Tantôt le purpura consiste dans une *poussée* unique qui parcourt rapidement et régulièrement les phases que nous venons d'indiquer; tantôt, au contraire, la maladie se continue par de nouvelles éruptions qui se répètent à des intervalles plus ou moins éloignés. Lorsque ces poussées successives se confondent en quelque sorte les unes dans les autres, l'éruption présente, suivant le degré de résolution, des teintes différentes variant du rouge brun au jaune clair.

La durée du *purpura simplex* est donc très variable. Si, chez certains individus, l'affection a cessé au bout de deux à quatre septénaires, elle peut, chez d'autres, en raison de ces retours successifs, se prolonger pendant des mois, des années même.

C'est à cette forme qu'il faudrait rapporter les variétés de purpura désignées par Willan sous les noms de *purpura urticans* et de *purpura senilis*. Nous avons indiqué plus haut les motifs qui doivent empêcher de les considérer comme des espèces distinctes.

§ 2. — Purpura hemorrhagica.

Dans cette forme, les taches sont plus nombreuses, plus foncées que dans la forme précédente ; elles sont toujours accompagnées de larges plaques ecchymotiques et d'hémorrhagies graves des viscères et des membranes muqueuses.

Le début du *purpura hemorrhagica* est souvent précédé de douleurs dans les membres, lancinantes, contusives, sans trajet déterminé, et qui se calment lorsque l'éruption est complète. Il peut exister aussi de la céphalalgie, des vomissements, de la fièvre. Dans quelques cas plus rares, il se déclare sans aucun symptôme précurseur.

Les taches paraissent d'abord aux membres inférieurs; puis elles envahissent les bras, le tronc, le visage même. Au lieu de rester discrètes, comme dans le *purpura simplex*, elles s'élargissent, se confondent les unes avec les autres et finissent par former, au bas de la jambe surtout, à la face interne des membres et le long du trajet des gros vaisseaux, des épanchements uniformes, en nappe. Chez certains sujets prédisposés, une compression même légère suffit pour provoquer l'apparition de larges ecchymoses. On a vu quelquefois se développer sur les plaques purpurines des ampoules qui contenaient une certaine quantité de sang liquide.

En même temps que les taches se montrent à la peau, des hémorrhagies se font par les muqueuses intérieures, par la bouche, par les narines, par le rectum, par le vagin, par l'urètre. Plusieurs de ces hémorrhagies peuvent exister simultanément ou alterner entre elles.

Les hémorrhagies qui accompagnent cette forme du purpura sont le plus souvent des symptômes secondaires, cependant elles peuvent être un accident primitif, c'est-à-dire que le purpura débute par des hémorrhagies avant d'être caractérisé par des taches. Biett et M. Cazenave en ont cité des exemples.

Les hémorrhagies sont ordinairement limitées. Cependant elles peuvent avoir un caractère de généralité remarquable. Dans ce cas elles constituent un symptôme toujours grave qui peut produire même des effets foudroyants. La gravité est en raison de leur intensité, de leur siége, etc.

A l'exception des cas, heureusement très rares, où la terminaison a été promptement funeste, la durée du *purpura hemorrhagica* est entretenue par des hémorrhagies successives, peu abondantes, qui s'arrêtent spontanément et qui reparaissent à des intervalles indéterminés ou périodiques. Le retour de chaque poussée à la peau est souvent annoncé par les mêmes douleurs vagues qui en avaient précédé la première invasion et sur le caractère desquelles les malades ne se trompent point. Quant aux symptômes généraux qui accompagnent les hémorrhagies intérieures, ils sont en rapport avec les fonctions physiologiques des organes qui vont devenir le siége de ces divers accidents.

Le purpura est compliqué quelquefois de bulles qui apparaissent surtout aux gencives, au palais, sur les muqueuses enfin. Elles sont distendues par un liquide sanguinolent; elles précèdent ordinairement les accidents hémorrhagiques; elles disparaissent quand ceux-ci ont eu lieu.

Si l'on a égard à l'ensemble des phénomènes qui escortent le début ou la récidive du pourpre hémorrhagique, on voit que cette affection apparaît, en général, sous deux aspects différents. Tantôt il y a état pléthorique des individus, les taches à la peau sont larges, d'un rouge vif, le pouls est développé; si l'éruption est accompagnée d'hémorrhagies, celles-ci seront actives, ce sera le *purpura par congestion;* tantôt, au contraire, le pouls est faible, il y a dépression des forces; les taches sont pâles, ternes ; s'il y a hémorrhagies, celles-ci seront passives : ce sera le *purpura par anémie.* Cette distinction a une importance pratique au point de vue du pronostic et du traitement.

La durée du *purpura hemorrhagica* est très variable. Il peut se prolonger pendant plusieurs mois, pendant des années. Lorsque les malades guérissent la convalescence est toujours très longue.

CAUSES. — Le purpura se développe presque toujours sous l'influence de causes débilitantes. L'expérience a démontré qu'il frappe surtout les individus affaiblis par l'âge, par la misère, par l'habitation des lieux malsains, surtout les lieux humides, par des travaux excessifs, par des marches forcées. Il n'est pas rare cependant de le voir apparaître sous l'influence de conditions opposées.

Cette contradiction apparente de causes est surtout manifeste pour le *purpura hemorrhagica*, qui se développe sous l'action de toutes les influences débilitantes, et accuse alors une sorte d'épuisement, d'appauvrissement du sang; mais qui apparaît aussi dans des circonstances toutes différentes de vie, de nourriture, de régime, d'habitation, et qui traduit, dans ces cas, un état congestif, une sorte d'exubérance du système sanguin.

Quant à l'influence de l'âge, il est plus ordinaire de voir le *purpura simplex* attaquer l'enfance, la jeunesse, plus rarement l'âge mûr. Il est aussi plus fréquent en été qu'en hiver et en automne.

Le *purpura hemorrhagica* a quelquefois compliqué ou suivi d'autres maladies, la variole, des fièvres intermittentes rebelles, etc.

DIAGNOSTIC. — Le *purpura simplex* pourrait en imposer

pour une éruption exanthématique, et si cette erreur doit sembler difficile aujourd'hui, il ne faut pas oublier qu'elle a été admise même en principe par des observateurs considérables. Pour l'éviter, il suffit de se rappeler que le caractère essentiel des *exanthèmes* est de disparaître sous la pression du doigt : or, ce caractère manque absolument dans le purpura.

Le *purpura simplex* est quelquefois caractérisé par des taches si petites, si nombreuses aussi, qu'elles ont pu en imposer pour des *piqûres de puces*. Mais ces dernières offrent à leur centre un point plus foncé que le reste de la tache ; elles ont de plus une régularité presque absolue de forme, de grandeur, qui n'existe pas dans le purpura ; et ces signes différentiels suffisent pour empêcher toute équivoque.

Dans quelques cas enfin, l'élévation des taches purpurines et le prurit qui les accompagne pourraient faire croire à une *urticaire*; mais dans celle-ci il y a un caractère d'acuïté que n'offre jamais le purpura. On ne remarque jamais dans ce dernier les phénomènes de chaleur locale, de congestion vive et fugace, le prurit intense, quelquefois brûlant que l'on signale dans l'urticaire.

Si les larges plaques du *purpura hemorrhagica* offrent, surtout à un certain moment, des caractères analogues à ceux des ecchymoses produites par des violences extérieures, l'absence d'hémorrhagies, dans ce dernier cas, est un signe précieux qui ne permettra pas de les confondre avec les taches purpurines. D'un autre côté, les hémorrhagies intérieures simples n'étant pas accompagnées de taches à la peau, on ne les confondra pas avec les hémorrhagies purpurines.

Pronostic. — Le purpura simple ne constitue pas une maladie grave ; il cède, en général, à l'usage de moyens peu actifs, à l'influence du repos, des soins hygiéniques surtout. Il n'en est pas de même pour le *purpura hemorrhagica* qui présente toujours un danger réel. Cependant, et tout en procédant avec beaucoup de réserve, on peut établir la distinction suivante, au point de vue du pronostic. Le purpura compliqué d'hémorrhagies actives, le purpura par pléthore, n'entraîne pas toujours les résultats funestes qu'il semblerait faire présumer généralement. Excepté les cas que l'on peut appeler foudroyants, le purpura par congestion se modifie le plus souvent d'une manière heureuse, et quelquefois même avec assez de rapidité. Le purpura par anémie, compliqué d'hémorrhagies passives qui résultent évidemment des conditions mêmes qui ont présidé à son développement, est, au contraire, une affection longue, opiniâtre, très grave.

Siége et nature. — Le purpura appartient à la classe des hémorrhagies. D'après quelques auteurs, il reconnaît pour condition pathologique un état morbide plus ou moins actif, plus ou moins phlogistique du système vasculaire et surtout du système veineux. Quel que soit le fondement de cette opinion soutenue par le docteur Sachero, à propos du pourpre hémorrhagique fébrile, il nous semble plus rationnel d'admettre une altération préalable du liquide circulatoire. La nature de cette altération, qui se révèle tantôt par un état pléthorique, tantôt par un état anémique, n'est pas d'ailleurs complétement définie. Ainsi, à côté des faits où l'on a constaté la diminution du chiffre physiologique de la fibrine, son absence même, comme dans le fait cité par M. le docteur Hérard, on en trouve beaucoup d'autres où cette altération n'a pu être démontrée.

Quoi qu'il en soit, l'étude attentive des phénomènes qui se passent dans le purpura semble établir positivement que la cause essentielle de cette maladie réside dans une altération préalable du sang; que, cette cause étant donnée, les conditions pathologiques du purpura et de ses variétés sont complexes et dans leur point de départ et dans leurs effets.

Quant aux ecchymoses de la peau, les recherches anatomiques ont établi qu'elles ont leur siége et au-dessous de l'épiderme et dans les mailles du derme lui-même.

Traitement. — Le traitement du *purpura simplex* est toujours simple et facile. Le repos, des boissons acidulées, des soins hygiéniques, un régime doux, quelques laxatifs suffisent pour guérir cette maladie. Il est rare que l'on soit obligé de recourir aux émissions sanguines, qui ne semblent indiquées que si l'on a affaire à un sujet jeune, vigoureux, chez lequel se manifestent des phénomènes de réaction.

Le traitement du *purpura hemorrhagica* est plus important et aussi plus difficile. Il doit être tout différent, en effet, selon que le purpura tient à une cause anémique ou à un état congestif, et il est nécessaire, avant tout, de bien déterminer la nature de l'hémorrhagie cutanée que l'on a à combattre.

Si le *purpura hemorrhagica* dépend de conditions anémiques, c'est-à-dire s'il est survenu chez des individus affaiblis par la misère, par les privations, par les excès, etc., il faudra conseiller le repos absolu, entourer le malade de soins hygiéniques persévérants. Pour relever ses forces, on aura recours aux toniques qui sont alors indiqués. On conseillera la décoction de quinquina, l'extrait de ratanhia, une bonne alimentation, des vins généreux.

Pour combattre les hémorrhagies passives qui compliquent cette forme, on s'abstiendra complétement de la saignée qui aurait pour effet d'augmenter la débilitation du malade. On administrera les acides végétaux ou minéraux, l'acide tannique, mais surtout l'acide citrique, avec lequel on obtient des résultats très heureux. Ainsi, M. Cazenave a souvent modifié des hémorrhagies gengivales en faisant sucer incessamment des citrons. Biett employait avec succès l'extrait de ratanhia uni à la glace.

Quand le *purpura hemorrhagica* a lieu par congestion, c'est-à-dire chez des personnes vigoureuses, placées dans de bonnes conditions de vie et d'alimentation, quelquefois même adonnées à un régime succulent, sinon excessif, alors le traitement antiphlogistique est parfaitement indiqué. On pourra pratiquer avec avantage des émissions sanguines ; on conseillera les boissons émollientes, acidulées, les laxatifs, le repos, un régime très doux.

Dans les cas douteux, c'est-à-dire quand le praticien hésite entre un purpura par anémie ou un purpura par congestion, il faudra, si cela est possible, s'abstenir de saigner, et si, au contraire, les émissions sanguines semblent nécessaires, on devra n'y procéder qu'avec réserve en les faisant peu copieuses.

En général, la saignée n'est indiquée que lorsque le malade est fort, vigoureux, pléthorique, qu'il y a des phénomènes bien marqués de réaction ; lorsque les hémorrhagies sont peu abondantes.

On a proposé dans le traitement du purpura, les purgatifs et surtout les purgatifs salins, le calomel. Ils semblent indiqués, en effet, par certains troubles des fonctions digestives ; et d'ailleurs, unis aux moyens antiphlogistiques ou toniques, selon l'indication, ils ont donné des résultats qui justifient leur emploi.

Quant aux hémorrhagies qui se font par les voies naturelles, on les combattra par tous les moyens appropriés, en se souvenant que, dans certains cas, la fluidité particulière du sang en rend la coagulation très difficile, et exige une grande persévérance et souvent une grande énergie dans l'emploi de ces moyens. On aura recours, selon le siége, aux lotions ou aux injections glacées, acidulées ou styptiques, au tamponnement. On a proposé dans ce cas les immersions dans l'eau froide, les aspersions, les bains en pluie avec l'eau fraîche. Ces divers moyens peuvent être utiles.

Le traitement local du purpura consiste dans quelques applications topiques ayant pour but de favoriser la résolution des taches, de calmer les douleurs locales, si vives sur certains points. Ainsi on obtient de bons effets de l'application, sur les plaques purpurines, de compresses imbibées d'oxycrat froid, d'eau alcoolisée, etc.

Pour calmer les douleurs, on a recours aux opiacés, aux fomentations émollientes avec du lait tiède, aux cataplasmes, surtout quand il y a de l'inflammation locale.

On favorisera et l'on assurera la convalescence en ordonnant un régime doux, mais substantiel; l'usage des ferrugineux, s'ils semblent indiqués.

SIXIÈME GROUPE.

LÉSIONS DE LA SENSIBILITÉ DE LA PEAU.

HYPERESTHÉSIE.

La sensibilité de la peau peut être lésée de deux manières différentes, soit en moins, soit en plus : dans le premier cas, il y a *anesthésie;* dans le second, *hyperesthésie.*

L'*anesthésie de la peau* est caractérisée ou par la diminution, ou par la perversion, ou par l'abolition de la sensibilité. Elle n'est que très rarement idiopathique d'une lésion du système papillaire : le plus souvent, sinon toujours, elle constitue un épiphénomène d'une autre affection nerveuse ou d'une autre maladie de la peau.

Ainsi, pendant l'épidémie d'acrodynie qui régna à Paris, en 1828, on observa que cette maladie était compliquée, presque généralement, d'un érythème limité à la plante des pieds et à la paume des mains, érythème avec lequel coïncidait, dans les mêmes limites, une lésion de la sensibilité de la peau, caractérisée exceptionnellement par une exagération de cette fonction, le plus souvent par sa perversion ou par sa diminution plus ou moins complète.

Enfin, nous avons eu occasion, en présentant l'histoire de l'*éléphantiasis des Grecs,* de faire observer que cette maladie est caractérisée au début par des taches qui sont presque toujours le siége d'une anesthésie remarquable. L'insensibilité peut être si complète, que des épingles sont enfoncées impunément dans les points circonscrits par ces taches; ce caractère présente donc une très grande importance pour le diagnostic.

L'*hyperesthésie de la peau* est caractérisée par une exagération de la sensibilité, variant depuis le prurit le plus léger jusqu'à une douleur insupportable. Cette lésion de la sensibilité peut apparaître comme un épiphénomène de troubles nerveux généraux ou locaux, et aussi de certaines affections de la peau où l'on signale plus particulièrement l'anesthésie : dans l'érythème acrodynique, dans l'éléphantiasis des Grecs. En effet, les taches de cette dernière maladie offrent quelquefois, au lieu de l'insensibilité dont elles sont le siége, une exagération si grande de la sensibilité, que le moindre contact détermine une douleur comparable à celle que produit la contusion du nerf cubital.

L'hyperesthésie prurigineuse est souvent un symptôme de certaines éruptions aiguës, de l'*urticaire*, par exemple : elle se manifeste au début de la plupart des affections cutanées; elle complique certaines formes qui lui empruntent un caractère particulier : ainsi le *pemphigus pruriginosus*.

Enfin, et à un point de vue plus spécial, l'hyperesthésie de la peau, caractérisée par un prurit plus ou moins intense, constitue un état pathologique des plus importants, une véritable maladie de la peau; elle peut se manifester comme un élément essentiel de certaines affections cutanées, qui ont mérité, à ce titre, d'être considérées comme de véritables névroses de la peau.

De ces considérations il résulte que nous avons dû rejeter et l'anesthésie qui n'est jamais une affection idiopathique du corps papillaire, qui n'existe que comme épiphénomène d'une autre maladie, et les symptômes hyperesthésiques qui dépendent bien évidemment de troubles nerveux généraux ou qui ne sont qu'un épiphénomène de quelques affections cutanées. Ainsi dans les limites du cadre que nous nous sommes tracé, il faut entendre par lésion de la sensibilité une névrose idiopathique de la peau, essentiellement caractérisée par du prurit.

Le sixième groupe comprend donc l'*hyperesthésie*, ainsi entendue, avec les variétés qu'elle comporte.

L'hyperesthésie de la peau est une lésion de la sensibilité, une véritable névrose caractérisée par un prurit variable en intensité et siégeant dans le corps papillaire. Elle peut exister à deux états distincts, se présenter sous deux formes différentes, selon que la lésion papillaire est simple ou compliquée.

En effet, en étudiant la structure anatomique de la papille, on trouve que si elle est, avant tout, un organe d'innervation, l'aboutissant des filets nerveux qui donnent à la peau l'exquise sensibilité dont elle est pourvue, elle comprend aussi un système vasculaire très prononcé, une enveloppe épidermique, de la matière chromatogène. Si l'élément nerveux est seul affecté, l'hyperesthésie sera caractérisée seulement par du prurit, sans aucun autre symptôme cutané. Mais, selon que les autres éléments constitutifs de la papille seront affectés à leur tour, on observera, comme résultats de l'affection des vaisseaux sanguins, des phénomènes de congestion, de rougeur, de tension, de chaleur, des *papules* enfin, qui ne sont, à proprement parler, que des papilles pathologiques; la lésion de la sécrétion épidermique donnera lieu à de la desquamation; enfin, si l'appareil chromatogène est intéressé à son tour, il en résultera une coloration anormale, plus ou moins intense et persistante des points affectés. Dans ces diverses conditions, l'hyperesthésie est compliquée de symptômes cutanés, d'une véritable éruption.

Dans le premier cas, l'hyperesthésie de la peau est simple : c'est le *prurit essentiel*. Dans le second, l'hyperesthésie est complexe, et, selon certaines différences de forme, de marche, que peut présenter l'éruption, elle constitue deux espèces distinctes sous les noms de *prurigo* et de *lichen*. Ainsi, au point de vue des caractères et de la symptomatologie, l'hyperesthésie cutanée doit être divisée en trois variétés, que nous allons décrire successivement : le *prurit*, le *prurigo* et le *lichen*.

ARTICLE Ier.

PRURIT.

Historique. — Le prurit, comme maladie particulière, a été signalé par les anciens sous le titre de *pruritus*, bien que ce mot eût le plus souvent une signification très peu précise. Il a été décrit par certains observateurs, et surtout par Minadous, qui en avait très bien apprécié la valeur pathologique (1). Seulement les anciens ne pouvant pas, pour en rechercher la nature, s'appuyer sur les connaissances anatomiques que nous avons acquises, faisaient dépendre cette maladie d'une sorte de diathèse particulière, avec fluxion à la peau. Ainsi Campolongi admettait une humeur prurigineuse comme cause du prurit qu'il distinguait de la gale en ce qu'il n'offrait pas de pustules (2). Minadous définissait le prurit une sensation déterminée par une matière excrémentitielle, ténue, peu copieuse, siégeant entre la peau et l'épiderme (3). M. Cazenave a rendu à cette affection curieuse ses véritables caractères en en faisant une hyperesthésie papillaire, une névrose de la peau.

Définition. — Le prurit est caractérisé par des démangeaisons plus ou moins vives, variant, quant à leurs effets,

(1) *De humani corporis turpitudinibus... libri tres ;* Patavii, 1600, p. 60.« Pruritus sine tumore insigni, sine ulceratione, sine excoriatione.

(2) *Tractatus de morbis cutaneis.* Paris, 1634, p. 741.

« Scabies quidem differt a pruritu, quia in pruritu non sunt pustulæ » sicuti in scabie. »

(3) *Loc. cit.*, p. 68.

« Pruritus est sensus pruriginosus, propter materiam excrementoriam, » tenuem, mediocriter copiosam, et inter cutem et cuticulam subsidentem. »

depuis une sensation agréable jusqu'au délire nerveux, irrégulières, se développant quelquefois spontanément sous des influences multiples et diverses, d'autres fois affectant dans leur retour une sorte de périodicité, mais n'étant jamais accompagnées d'autres symptômes cutanés, de phénomènes d'inflammation, d'éruption quelconque.

SYMPTÔMES. — Le prurit peut être général ou local.

§ 1er. — Prurit général.

Moins fréquent que l'hyperesthésie locale, le prurit général n'est cependant pas une affection rare. M. Cazenave en a cité plusieurs exemples dans ses leçons cliniques. Cette forme de l'hyperesthésie peut débuter d'emblée avec un caractère de généralité remarquable : le plus souvent elle s'est établie progressivement. Elle se présente du reste avec des degrés d'intensité très variables. Ainsi, elle peut consister seulement dans des démangeaisons légères, qui, développées à la surface du corps, ne sont pas assez incommodes pour constituer un état pathologique tant soit peu sérieux. Ces démangeaisons peuvent d'ailleurs être rares, irrégulières dans leur mode d'apparition. Ainsi il est commun de les voir se manifester sous l'influence d'une émotion morale, d'excès de régime, de l'ingestion de certains aliments. Elles peuvent aussi se développer sans cause appréciable, ou affecter dans leur apparition un caractère plus ou moins marqué de périodicité. Elles sont enfin déterminées, dans quelques cas, par le contact de certains vêtements.

A son état le plus simple, cette forme du prurit général peut devenir, en sollicitant le malade à se gratter, l'occasion de sensations agréables. Elle se déclare par accès qui ne sont jamais de longue durée.

Soit spontanément, soit par extension d'une hyperesthésie d'abord légère, le prurit général peut être beaucoup plus intense. Il consiste alors dans des démangeaisons irrésistibles, dans la sensation d'un fourmillement brûlant. Ces symptômes s'exaspèrent sous l'influence de la chaleur du lit, et on les voit souvent alors augmenter jusqu'à devenir un supplice intolérable, jusqu'à menacer le malade de syncope. L'action de se gratter détermine des douleurs souvent très pénibles, dans lesquelles s'éteint le prurit. Si la maladie prurigineuse existe à l'état permanent, elle peut acquérir une telle intensité, que le contact des vêtements devient une cause d'exaspération du prurit et par suite intolérable. M. Cazenave a souvent cité le fait d'un professeur, qui, livré à des travaux intellectuels excessifs, voué à des veilles assidues, était atteint d'un prurit général si intense, qu'il ne pouvait plus porter de pantalons, et qu'il était réduit, pour vaquer à ses fonctions, à ne porter qu'une sorte de soutane longue et flottante.

Le prurit général s'exaspère ordinairement le soir et le matin. Il est quelquefois si vif, qu'il n'y a pas de corps assez durs dont les malades ne s'emparent pour se gratter. Mais, si violente que soit cette action, elle peut déterminer des traînées rouges, elle peut déchirer la peau; mais elle ne fait jamais développer d'éruption. Dans quelques cas cependant, on a observé l'apparition de quelques plaques d'eczéma ou de rares pustules d'acné. Mais la complication la plus fréquente, la plus naturelle, si l'on peut dire ainsi, du prurit général, est la coexistence d'autres affections nerveuses, de la gastralgie, d'accès névralgiques, de contractions spasmodiques, etc.

Le prurit général, parvenu à son maximum d'intensité, peut amener l'insomnie, l'amaigrissement, produire un affaissement moral considérable, conduire même à des idées de suicide. Il a une durée ordinairement très longue.

Le prurit général, sous sa forme la plus pénible, affecte parfois un caractère de périodicité remarquable. M. Cazenave l'a vu, chez un ancien militaire qui l'attribuait d'ailleurs à une ancienne gale, se manifester par accès reparaissant tous les jours, aux mêmes heures, avec une intensité qui en faisait un véritable supplice.

C'est à cette forme de l'hyperesthésie qu'il faut reporter, au moins pour une partie, les faits que Bateman avait signalés sous le titre d'*urticaria sub-cutanea*.

§ 2. — Prurit local.

Le plus souvent l'hyperesthésie est bornée à un siége restreint, et notamment sur deux points où elle revêt des caractères particuliers, qui l'ont fait décrire à part par les auteurs; aux *parties génitales* et à l'*anus*.

A. Le *prurit des parties génitales* existe au scrotum chez l'homme, et chez la femme au pubis, d'où il peut s'étendre à tous les organes génitaux.

Fixé au scrotum, le prurit local a une intensité très variable. Il peut consister dans le développement de sensations presque agréables, supportables. Le plus souvent, soit spontanément, soit progressivement, l'hyperesthésie est constituée par des démangeaisons vives, brûlantes, intolérables parfois. Elles reviennent par accès, sous des influences occasionnelles, des écarts de régime, des veilles prolongées, etc. Il est rare qu'elles existent à l'état continu. Elles s'exaspèrent par la chaleur du lit, sous des causes inappréciables, à de certaines heures. Les malades, tourmentés par un prurit irrésistible, se grattent avec fureur, se déchirent jusqu'à faire couler le sang. A la longue, la peau du scrotum s'épaissit, devient dure et brune; elle est quelquefois le siége d'un suintement sébacé qui donne, au contact, la sensation d'un corps gras et huileux. Le prurit peut, dans ce cas, s'étendre au périnée et à l'anus.

Le prurit des parties génitales chez la femme peut constituer une affection des plus pénibles et des plus opiniâtres. Borné au pubis, aux parties extérieures des organes génitaux, il varie d'intensité, mais il est toujours supportable. C'est là l'exception, et ordinairement il gagne le vagin, où il détermine des démangeaisons plus ou moins vives que les soins locaux, les lotions sont bientôt inhabiles à éteindre. Les malades ne peuvent plus résister à l'action de se gratter. Les frottements légers d'abord, excitent des sensations voluptueuses et finissent par produire l'onanisme.

L'hyperesthésie s'aggrave par accès répétés, par exacerbations de plus en plus fréquentes; elle s'étend plus profondément dans les organes génitaux, et finit souvent par déterminer la nymphomanie, de véritables convulsions hystériques, une dépravation manifeste des sens. Biett citait un remarquable exemple de ces accidents, recueilli chez une femme âgée de soixante ans, qui était atteinte d'un prurit des parties génitales, et qui, tourmentée de démangeaisons intolérables, avait des pollutions fréquentes, des accès de nymphomanie furieuse. Chez cette femme, les appétits sexuels étaient si exaltés, qu'elle tombait en syncope à la vue des jeunes gens. L'examen le plus minutieux des organes génitaux, chez cette malade, ne permit de découvrir aucune lésion appréciable.

Le prurit des parties génitales peut se manifester par espèces de crises périodiques. Il est augmenté par certaines influences générales ou locales; il peut s'étendre à l'anus.

Cette variété du prurit a été décrite dans la classification de Biett sous le nom de *prurigo des parties génitales*.

B. Le *prurit de l'anus*, décrit par MM. Cazenave et Schedel, sous la dénomination de *prurigo podicis*, est caractérisé par des démangeaisons peu intenses, peu étendues d'abord, mais qui augmentant progressivement et incessamment, peuvent devenir intolérables et causer un véritable supplice.

Borné d'abord à la marge de l'anus, le prurit gagne le sphincter et peut de là s'étendre jusque dans l'intestin, où il détermine des démangeaisons souvent atroces, source des plus pénibles souffrances. Sous l'action répétée des ongles ou des corps les plus durs que les malades emploient pour se gratter, la marge de l'anus devient boursouflée, elle est sillonnée de plis, sèche, cassante ; elle devient alors le siége d'excoriations et de déchirures qui ajoutent les douleurs qu'elles causent aux tourments déjà si pénibles du malade.

Le prurit anal revient par accès le plus souvent irréguliers. La chaleur du lit, un excès de régime, en amène le retour, en provoque la recrudescence. A la longue, il n'est pas rare de le voir s'étendre au scrotum, chez l'homme, aux organes génitaux, chez la femme; quelquefois même il devient permanent. Mais, quand elle existe avec une très grande intensité, cette variété de l'hyperesthésie détermine chez les malades un sentiment inexprimable d'anxiété et d'angoisse; elle finit par constituer une véritable infirmité qui empoisonne l'existence.

C'est toujours une affection très rebelle, dont la durée est quelquefois très longue.

ARTICLE II.

PRURIGO.

Définition. — La maladie décrite sous le nom de *prurigo* a été bien certainement connue des anciens, mais on n'en peut saisir que quelques traits épars sous différents types, tels que la *psora*, la *scabies*, le *pruritus*. La définition précise du prurigo appartient aux observateurs modernes, Willan, Biett et MM. Cazenave et Schedel, qui l'ont considérée comme une éruption papuleuse. M. Cazenave, modifiant depuis cette définition, en a fait une hyperesthésie de la peau, caractérisée par un prurit plus ou moins intense, et par des papules larges, aplaties, saillantes, de la couleur de la peau quand elles sont intactes, quelquefois d'une teinte brunâtre, isolées, distinctes, disséminées plus ou moins largement, et surtout aux membres, accidentellement surmontées d'une petite croûte brunâtre, formée par du sang desséché.

Symptômes. — Selon les caractères d'intensité qu'il peut revêtir, on a admis plusieurs espèces de prurigo : le *prurigo mitis* et le *prurigo formicans*, qui ne sont, à vrai dire, que deux degrés différents peut-être, mais confondus par un certain nombre de points, d'une même maladie; le *prurigo senilis* qui, n'exprimant aussi que l'extrême degré de cette hyperesthésie, se présente cependant avec une physionomie particulière, et notamment avec une chronicité remarquable.

§ 1er. — Prurigo mitis et formicans.

Le prurigo débute par un prurit plus ou moins étendu, plus ou moins intense, qui reste pendant un temps variable à l'état d'hyperesthésie simple. Puis sur les points affectés, on voit apparaître une éruption de papules, rares d'abord, petites, peu saillantes, très aplaties, de la couleur de la peau, appréciables surtout au toucher, accompagnées d'un prurit ordinairement léger ou au moins supportable.

Quand cette forme s'est développée sous une influence accidentelle, une émotion morale vive, par exemple, chez un individu jeune, dans de bonnes conditions de vie et de santé, elle peut affecter une marche semi-aiguë, rapide, ne présenter que des phénomènes d'une intensité médiocre, et se terminer en deux ou trois septénaires.

C'est le *prurigo mitis*.

D'autres fois, au contraire, les papules sont larges, nombreuses, aplaties, mais offrant une saillie plus ou moins considérable. Elles sont d'abord de la couleur de la peau; mais elles ont pour caractère remarquable d'être accompagnées de démangeaisons très vives, très incommodes, s'exaspérant sous l'influence de la digestion, de la chaleur du lit, des excès, des émotions morales, etc., et pouvant déterminer les sensations les plus pénibles, celle d'un fourmillement intolérable, d'où lui est venu le nom de *prurigo formicans*.

Cette variété peut se présenter au visage, au cou, mais elle affecte surtout les membres, où elle se montre à leur face externe. Elle présente un caractère très remarquable, c'est l'absence de rapport entre le nombre des papules et l'intensité du prurit. Ainsi, les démangeaisons peuvent être excessives là où l'éruption est très légère, très peu nombreuse; et, au contraire, celle-ci peut être considérable, presque confluente, alors qu'il n'existe qu'un prurit très supportable. M. Cazenave a observé que l'étendue de l'éruption tenait à certaines circonstances individuelles. Là où la peau est résistante, il ne se développe qu'un petit nombre de papules : si, au contraire, la peau est impressionnable, l'éruption est plus intense, plus complète, si l'on peut dire ainsi.

Quoi qu'il en soit, les malades sont tourmentés par un prurit violent, irrésistible. Ils se grattent avec leurs ongles, déchirent les papules qui offrent alors à leur partie centrale une petite croûte noire, résultat d'un petit épanchement de sang qui s'est coagulé. Ce caractère, propre au prurigo, a toujours une valeur pathognomonique. Cette petite croûte, en tombant, laisse à découvert un point à peine sensible, quelquefois une surface lisse représentant la papule disparue.

Le *prurigo formicans* peut persister pendant plusieurs semaines, et même pendant plusieurs mois. Quand il finit, les papules s'affaissent peu à peu sous l'influence d'un travail de résorption : elles disparaissent enfin, laissant au point qu'elles occupaient une légère desquamation.

Les papules du prurigo ne représentent que les papilles congestionnées. Si elles restent intactes, elles sont de la couleur de la peau ; quelquefois au contraire, sous l'excitation locale qui résulte de l'action des ongles, elles peuvent devenir plus ou moins rouges, et si elles sont déchirées, elles présentent à leur sommet la petite croûte dont nous avons parlé. Dans quelques circonstances, elles semblent intéresser et altérer plus profondément la peau, et elles laissent après elles de petites cicatrices, légères, superficielles, mais appréciables à l'œil nu.

§ 2. — Prurigo senilis.

Cette variété affecte souvent les vieillards, mais elle peut se présenter chez des individus jeunes, dont la constitution est profondément altérée par la misère, par les privations, par les excès, par de longues maladies, etc.

Dans ces conditions, le prurigo persiste indéfiniment; entretenu par des exacerbations successives, infinies, il fait des progrès incessants, toujours caractérisés par un prurit des plus vifs. On observe alors que la peau s'est, au bout d'un certain temps, épaissie; qu'elle est sèche, dure, parcheminée, hérissée de papules larges, saillantes, globuleuses, quelquefois confluentes. Les points affectés présentent une coloration brunâtre et une desquamation qui accusent des lésions concomitantes de la matière épidermique et de la matière colorante.

Le prurit augmente avec l'éruption. Les malades, tourmentés par des crises souvent intolérables, n'ont plus assez de leurs ongles pour se gratter, ils cherchent les corps les plus durs, des couteaux, des étrilles; et ces instruments peuvent devenir eux-mêmes insuffisants pour éteindre les effroyables démangeaisons qui les dévorent, et ne cessent que quand le sang coule. Mais il n'y a là qu'un soulagement momentané et acheté d'ailleurs au prix d'un nouvel épaississement de la peau, et oublié bien vite dans une crise nouvelle.

Le prurigo peut se compliquer d'éruptions inflammatoires, de vésicules, de pustules, de furoncles, d'abcès. La peau s'altère de plus en plus; elle acquiert une sécheresse, une dureté remarquables; on dirait un tissu dégénéré. Alors aussi on observe, chez les malades, des symptômes généraux plus ou moins graves, de la fièvre, de l'agitation, de l'insomnie, des troubles du côté de l'appareil gastro-intestinal. Parvenu à cet état, le prurigo constitue une des maladies les plus pénibles, dont la persistance peut produire, chez les malades, un véritable désespoir. On a présenté peut-être des peintures exagérées du supplice qui résulte de cette hyperesthésie ; et cependant l'observation a permis de recueillir les plus tristes exemples de ses effets possibles. Il n'y a pas d'expressions qui, dans certains cas exceptionnels peut-être, mais vrais, puissent rendre les souffrances horribles dont l'intensité a conduit à des idées de suicide, qui déterminent quelquefois des perturbations générales profondes, et amènent le marasme et la mort. Heureusement ces faits sont très rares, et le prurigo n'est le plus souvent caractérisé que par un prurit excessivement vif, mais n'ayant pas de ces effets funestes.

Quand cette forme du prurigo se présente chez certains vieillards, elle est assez souvent compliquée de pustules d'ecthyma.

Willan avait admis une espèce particulière de prurigo qu'il appelait *prurigo pedicularis*, et dans lequel le prurit était compliqué de la présence d'une grande quantité de poux. Mais c'est là un caractère purement accidentel, sans valeur particulière, et qui ne saurait servir à constituer une espèce distincte.

Le prurigo peut se présenter sur tous les points de la surface du corps. Cependant il a certains siéges de prédilection. Ainsi, on le rencontre souvent au visage, au cou, mais surtout aux membres. Il est quelquefois général ; mais c'est toujours un fait exceptionnel.

Le prurigo est rare dans l'enfance. M. Cazenave a fait remarquer la tendance qu'avaient fréquemment les gourmes à se continuer par des hyperesthésies de la peau. Dans ces cas, on observe quelquefois le prurigo, mais c'est bien plus communément un *lichen* qui se présente.

ARTICLE III.

LICHEN.

Historique. — Le terme de *lichen* vient du mot grec λειχὴν, dénomination générique et diffuse sous laquelle ont été bien évidemment signalées plutôt que décrites des éruptions très différentes, et quant à leur forme et quant à leur nature. Ainsi Hippocrate semble désigner sous ce nom une maladie cutanée avec fluxion dépuratoire; à côté de lui, des observateurs donnaient le même titre à des formes sèches ou prurigineuses. Pour retrouver chez les anciens des traits relatifs à l'affection que nous décrivons sous le nom de *lichen*, il faut les chercher surtout dans les formes qu'ils ont indiquées sous les dénominations de *psora*, de *scabies*, d'*impetigo*. Sous ce dernier type, l'école grecque a signalé une éruption qui aurait siégé surtout à la face, caractérisée par une grande sécheresse de la peau et un prurit insupportable. Enfin, Willan vint, qui donna au terme de lichen une signification précise et l'appliqua définitivement à une éruption du groupe des papules. M. Cazenave lui a conservé ses caractères graphiques, mais il l'a défini en lui restituant sa véritable nature.

Définition.—Le *lichen* est une hyperesthésie de la peau, caractérisée par un prurit plus ou moins intense, quelquefois des plus incommodes, accompagné de papules très petites, agglomérées, quelquefois confluentes, pouvant être de la couleur de la peau, mais offrant le plus souvent une coloration d'un rouge plus ou moins vif, compliqué de phénomènes d'inflammation, d'exulcération, de la sécrétion d'un liquide séro-purulent, de croûtes, de squames, de lésions de l'appareil chromatogène.

Division.—Le lichen se présente avec des différences d'intensité remarquables, qui ont fait admettre plusieurs espèces qu'il faut réduire à deux variétés principales que nous allons décrire successivement : le *lichen simplex* et le *lichen agrius*.

§ 1er. — Lichen simplex.

Le *lichen simplex* peut exister à l'état aigu et à l'état chronique.

A l'état aigu, cette hypéresthésie est toujours une affection légère, bien qu'elle puisse être annoncée par quelques symptômes généraux, mais seulement quand l'éruption doit être d'une certaine étendue. Elle débute par un prurit ordinairement peu vif, qu'accompagne bientôt le développement de papules très petites, de la grosseur d'un grain de millet, agglomérées, rouges, enflammées, avec un sentiment de chaleur plus ou moins vive, et des démangeaisons incommodes mais supportables. L'éruption est complète en trois ou quatre jours; le prurit est parvenu en même temps à sa plus grande intensité. Bientôt les symptômes diminuent; la rougeur s'efface, les papules s'affaissent, le prurit s'éteint peu à peu : il ne reste plus qu'une desquamation très légère, et tout est fini dans l'espace de une à deux semaines.

Le lichen simplex aigu est une forme rare.

Le *lichen simplex chronique* est de beaucoup plus fréquent. Il débute, sans symptômes généraux, par un prurit d'une intensité variable; l'éruption se fait plus lentement; elle consiste dans des papules peu ou point enflammées, semblables d'abord à de petits points saillants, globuleux, de la couleur de la peau et appréciables surtout au toucher qui produit la sensation de petites aspérités dures, dont la peau serait hérissée. Ces papules ont une durée individuelle ordinairement longue; elles peuvent rester très longtemps stationnaires. Mais le lichen simplex chronique est surtout entretenu par des éruptions nouvelles, successives, qui se continuent en se comportant toutes de la même manière. Et ainsi la maladie peut persister pendant des semaines, pendant des mois entiers.

Le prurit, souvent très intense, revient par accès, augmente par exacerbations plus ou moins répétées; il peut devenir très incommode, mais sans être réellement intolérable. On remarque, au bout d'un certain temps, un épaississement manifeste de la peau qui devient sèche, rugueuse et se recouvre d'une desquamation plus ou moins abondante.

Quand cette forme se modifie heureusement, la peau reprend peu à peu sa souplesse, sa netteté; les papules s'affaissent et finissent par disparaître; le prurit s'amende et s'éteint; et il ne reste plus de l'éruption qu'une desquamation de moins en moins sensible, et quelquefois une coloration légère de la peau.

Le lichen simplex aigu se montre principalement au visage, au cou, au tronc. Le lichen simplex chronique affecte de préférence les membres, les bras et surtout la face dorsale des mains.

Au lichen simplex se rapportent plusieurs variétés de forme qui ne sont pas assez importantes pour constituer des espèces distinctes.

Dans quelques cas, les papules sont très petites, à peine appréciables ; elles siégent à la base des poils ; l'éruption est accompagnée d'un prurit des plus incommodes ; elle a une durée ordinairement très longue : c'est le *lichen pilaris.*

D'autres fois le lichen affecte des individus faibles, cachectiques, dont la constitution a été détériorée par des privations, par la misère, par des maladies graves. Les papules peuvent prendre alors une teinte pourprée, mélanique : elles sont d'ailleurs peu saillantes, très aplaties, molles; elles siégent aux membres inférieurs et sont entremêlées de taches purpurines ou même hémorrhagiques : c'est le *lichen lividus*, forme d'ailleurs très rare.

Il arrive encore que les papules du lichen, au lieu d'être disséminées par plaques irrégulières, sont agglomérées sur des surfaces plus ou moins larges, mais assez bien arrondies. L'éruption débute par un petit cercle de l'étendue d'une pièce de 20 centimes ou de 1 franc environ, dont les bords sont élevés, et que recouvrent complétement des papules confluentes. Ce petit cercle tend sans cesse à s'élargir par des éruptions successives qui se développent à la circonférence et qu'accompagne toujours un prurit plus ou moins vif ; en même temps que la circonférence se déplace et s'étend, le centre s'affaisse et s'assainit ; les papules disparaissent comme annulées par un travail de résorption et remplacées par une desquamation plus ou moins abondante. Quelquefois il y a un cercle unique ; dans quelques cas, au contraire, plusieurs plaques peuvent exister simultanément, s'étendre, se réunir, se confondre et former une seule plaque irrégulière, aux limites de laquelle on retrouve des fragments de cercles qui accusent la disposition première de l'éruption. C'est le *lichen circumscriptus.*

Enfin Biett a décrit une forme très curieuse du lichen, qu'il a appelée *lichen gyratus*, et dans laquelle les papules sont agglomérées en petits groupes qui sont disposés en bandes rubanées, affectant souvent des formes flexueuses, arrondies en spirales.

Indépendamment de ces variétés, le lichen peut exister encore sous deux formes qui se présentent avec des caractères particuliers auxquels elles empruntent un cachet individuel et distinct : ce sont le *lichen urticatus* et le *lichen strophulus.*

A. Le *lichen urticatus* est une maladie assez commune qui participe du *lichen* et de l'*urticaire.*

Il est caractérisé par un prurit quelquefois âcre et brûlant, par des papules ordinairement assez larges, plus rouges que celles du *lichen simplex*, plus saillantes, plus arrêtées que celles de l'urticaire.

L'éruption papuleuse suit une marche aiguë : elle se développe rapidement. Les papules enflammées, volumineuses, sont quelquefois vraiment confluentes ; elles n'ont plus la forme régulière de celles du lichen ; mais elles ne ressemblent pas, aussi bien que celles de l'urticaire, aux élevures produites par des piqûres d'ortie.

Ordinairement fugace, le *lichen urticatus* parvient en peu de temps à son intensité la plus grande ; puis, en général, tous les symptômes disparaissent comme spontanément en quelques jours. Mais il arrive aussi que la maladie reparaît pour cesser de nouveau et être entretenue ainsi par une suite d'éruptions successives, soit sur les mêmes points, soit sur d'autres parties, éruptions qui se comportent à peu près de la même manière.

A toutes ses périodes, le *lichen urticatus* est accompagné d'un prurit intense, qui s'exaspère par crises et peut devenir très incommode. La maladie dure alors de deux à trois septénaires. Elle se termine par résolution et en laissant, sur les surfaces affectées, une desquamation légère.

Cette variété, rare chez les enfants, affecte surtout les jeunes gens, les femmes. Elle se présente de préférence au cou, au visage.

B. Le *lichen strophulus* ne se manifeste guère que chez les jeunes sujets, dans la première enfance. C'est une maladie aiguë, à marche ordinairement rapide, qui a pu être considérée et décrite comme un exanthème ; mais que M. Cazenave a définitivement rapportée au type hyperesthésique. Elle est, en effet, caractérisée par un prurit très vif, revenant par accès, s'exaspérant sous diverses influences et notamment par la chaleur du lit.

Ce prurit accompagne le développement de papules assez larges, aplaties, irrégulières, ou plus blanches ou plus rouges que la peau, circonstances qui ont fait admettre plusieurs espèces.

Quand ces papules sont plus rouges que la peau, elles sont ordinairement enflammées, plus ou moins nombreuses, assez larges, disséminées çà et là, quelquefois confluentes. Elles peuvent être entremêlées de taches érythémateuses ; c'est le *strophulus intertinctus*. Dans quelques cas, elles sont disposées par groupes isolés, plus ou moins limités, assez bien circonscrits, affectant même une forme ronde. Ces petites plaques éphémères se présentent tantôt sur un point, tantôt sur un autre : on en a fait le *strophulus volaticus;* on conçoit que ces caractères ne constituent, à vrai dire, que des distinctions nominales.

Le *strophulus* à papules blanches semble plus fréquent que le précédent. Il est caractérisé par un prurit vif, brûlant, incommode, qui accompagne le développement de papules petites, saillantes, plus ou moins nombreuses, disséminées, rarement confluentes. Ces papules reposent sur une légère aréole enflammée, rendue d'autant plus sensible par la couleur de l'éruption.

Selon que cette aréole est plus ou moins appréciable, selon la largeur des papules, on a admis un *strophulus albidus* et un *strophulus candidus*, dénominations qui ne semblent pas avoir de valeur réelle.

Le *strophulus* est, en général, une maladie légère, d'une durée courte. Il peut cependant, entretenu par des poussées successives, durer de trois à quatre septénaires.

§ 2. — Lichen agrius.

Le *lichen agrius* peut rester à l'état aigu ; mais il se présente surtout à l'état chronique. Ou il se développe spontanément avec tous ses caractères, ou il continue le *lichen simplex*, dont il semble alors n'être qu'un degré plus grand d'intensité.

Les points que doit affecter le *lichen agrius* sont le siége d'un prurit plus ou moins intense, quelquefois tout d'abord des plus incommodes. Il précède et accompagne le développement de papules enflammées, d'un rouge vif, saillantes, globuleuses, quelquefois comme acuminées, luisantes. Agglomérées sur des surfaces peu étendues d'abord, par groupes irréguliers, ces papules sont limitées par une zone érythémateuse; elles sont accompagnées d'une chaleur ardente, d'un sentiment de tension pénible. de cuisson douloureuse, de démangeaisons opiniâtres. Quelquefois cet état inflammatoire semble complet au bout de quelques jours; les symptômes s'amendent le plus souvent pour se manifester bientôt avec les mêmes caractères. D'autres fois, au contraire, l'éruption se continue sans rémission apparente : les papules augmentent de volume; elles sont plus nombreuses, gagnent et occupent des surfaces plus étendues. Les phénomènes de congestion locale sont de plus en plus prononcés; et en même temps le prurit augmente d'intensité; il devient incommode, irrésistible. Les malades se grattent avec passion, et sous l'action des ongles, les papules déchirées deviennent le siége de petites exulcérations. Celles-ci laissent écouler un liquide séro-purulent qui se dessèche et forme de petites croûtes jaunes ou verdâtres, inégales, proéminentes, disséminées sur des surfaces chagrinées, rugueuses, comme soulevées, séparées par des intervalles où la peau est hérissée de papules. Les croûtes se détachent et tombent, remplacées par une desquamation plus ou moins abondante.

Il peut arriver qu'il ne se fasse pas d'éruption nouvelle, et alors les surfaces malades s'affaissent, sont de moins en moins sèches et rugueuses; les papules disparaissent comme éliminées par une desquamation légère qui cesse bientôt aussi, et tout peut être terminé en douze ou quinze jours. Le plus souvent la maladie se continue plus longtemps par des éruptions successives qui se manifestent ou aux mêmes places, ou sur des points différents, de la même manière, accompagnées d'ailleurs d'un prurit souvent des plus violents. La maladie peut se prolonger ainsi pendant plusieurs septénaires.

Ces divers symptômes appartiennent à ce que l'on peut appeler le *lichen agrius aigu*.

Mais il arrive fréquemment que cette variété du lichen se présente sous la forme tout à fait chronique. La maladie semble se perpétuer par des éruptions successives, infinies, qui envahissent incessamment des points nouveaux, semant des surfaces de plus en plus étendues de papules, de croûtes et de squames continuellement renouvelées. Les malades sont tourmentés par des démangeaisons cruelles, revenant par crises, s'exaspérant sous la moindre influence, tellement intolérables souvent, qu'elles finissent par produire un état nerveux général grave, par provoquer l'imminence de la syncope, quelquefois un véritable délire.

A mesure que le *lichen agrius* s'étend et se continue, la peau des points affectés s'épaissit, se sèche, devient dure, comme parcheminée; elle est parsemée d'aspérités rugueuses, qui n'ont rien de papuleux. Il semble que tout autre phénomène d'inflammation soit devenu impossible: il ne se forme plus ni papules, ni ulcérations, ni croûtes; toute sécrétion a disparu. Il n'existe, sur les surfaces malades, qu'une desquamation sèche, comme farineuse, qui accuse une lésion de la matière épidermique plus ou moins marquée.

A mesure que l'épaississement de la peau augmente, celle-ci prend une teinte jaunâtre des plus remarquables, et qui, pour un œil exercé, peut être, même à distance, un caractère pathognomonique.

Le *lichen agrius chronique* peut durer ainsi indéfiniment. Il semble qu'il ait pris droit de domicile, et il persiste avec une opiniâtreté quelquefois invincible. Il n'est pas rare non plus de le voir acquérir un caractère de généralité qui en fait une des maladies les plus pénibles, sinon les plus graves. Dans ces conditions, en effet, l'hyperesthésie de la peau généralisée aussi peut constituer un véritable supplice.

Le *lichen agrius chronique* est souvent compliqué d'éruptions eczémateuses ou impétigineuses : on a observé même qu'il pouvait amener des troubles généraux du côté de l'appareil gastro-intestinal, produire des phénomènes, heureusement rares, de gastro-entérite.

L'histoire du lichen, surtout du *lichen agrius*, présente quelques caractères tout particuliers, sur lesquels il importe de bien fixer l'attention du praticien, parce qu'ils donnent à cette maladie une physionomie qui lui est propre. Ainsi le prurit est bien évidemment le symptôme de début; et cela est si vrai, que si, sous l'influence d'une maladie intercurrente, nous avons vu disparaître momentanément un lichen, quand la première avait cessé, le second ne tardait pas à se manifester de nouveau, et toujours nous l'avons vu s'annoncer par des démangeaisons plus ou moins vives aux points où l'éruption allait se faire. C'est dans les cas de ce genre qu'il est surtout possible d'observer la transformation de la papille en papule.

D'un autre côté, et quand le lichen a duré un certain temps, la peau présente un épaississement et une sécheresse des plus remarquables. Or ce phénomène a une valeur réelle au point de vue du pronostic, puisqu'il faut craindre le retour de la maladie, tant que cet épaississement existe, même alors que toute trace d'éruption a disparu. Nous avons observé, dans ces cas, que les fonctions de la sueur pouvaient être notablement diminuées, sinon complétement suspendues.

Enfin les points affectés présentent une coloration particulière, d'une teinte brunâtre, quelquefois très foncée, très persistante, pouvant durer pendant un temps infini, et qui trahit évidemment une lésion de l'appareil chromatogène.

Cet ensemble de caractères permet de croire qu'à un moment donné, le *lichen agrius* est une affection de toute la peau, ce qui peut servir à expliquer sa ténacité habituelle.

Le *lichen agrius* affecte surtout les jeunes gens; cependant il peut exister chez les enfants, et alors il continue les gourmes. D'un autre côté, il n'est pas rare, après qu'il a débuté au milieu de la vie, de le voir se prolonger jusque dans un âge avancé.

Causes. — L'hyperesthésie de la peau est placée, en général, sous la dépendance d'une constitution nerveuse. Elle se manifeste ordinairement dans les conditions de la plus grande activité pour le système nerveux, pendant la jeunesse, chez les adultes. Elle semble affectionner aussi les individus d'un tempérament lymphatique, impressionnables, les femmes, les personnes dont la peau est fine, sensible.

L'hyperesthésie coïncide, dans un grand nombre de cas, avec d'autres affections nerveuses, avec la gastralgie, avec des accès névralgiques chez les femmes, avec des douleurs utérines. Elle se développe sous l'influence des émotions morales vives, de violents chagrins. Elle apparaît comme conséquence de l'ingestion de certains aliments, des poissons de mer, des coquillages. Elle peut être l'expression d'une susceptibilité particulière que la peau a conservée après une affection prurigineuse, après la gale, par exemple.

L'hyperesthésie affecte souvent un caractère remarquable de périodicité.

Le prurit local semble sous la dépendance de certaines conditions locales aussi. Il est produit par la chaleur, par le frottement ou le contact des vêtements, par certaines sécrétions habituelles; par l'habitude d'écoulements leucorrhéiques chez les femmes, par la présence de vers dans le rectum, etc.

Les causes générales de l'hyperesthésie sont communes à toutes les formes qu'elle peut revêtir. Cependant certaines causes semblent plus particulières à telle ou telle variété.

Le *prurigo* se présente surtout chez les vieillards, chez les individus dont la constitution a été profondément détériorée par la misère, les privations, l'habitation dans des lieux malsains, les excès en tous genres, des maladies graves. Il est causé aussi par la malpropreté habituelle, par l'usage de mets salés, de charcuterie. Il apparaît de préférence au printemps et dans l'été.

Le *lichen* peut être le résultat et la continuation des gourmes chez les enfants. Il peut aussi coïncider, chez eux, avec certaines phlegmasies intérieures. Mais il se présente plus souvent à l'âge adulte, et alors il est surtout influencé par les veilles prolongées, les excès, les boissons alcooliques. Il peut être produit par des causes locales. Ainsi au visage, il se manifeste sous l'influence de l'action des rayons solaires (*lichen tropicus*). Aux mains, il se développe chez des individus habitués ou à manier des substances pulvérulentes, comme chez les épiciers, les quincailliers, ou à s'exposer au feu, comme les forgerons, les cuisiniers. Il peut enfin être provoqué par l'usage de certains topiques. Mais il ne faut pas oublier que, dans les cas où l'hyperesthésie de la peau a paru se développer sous une influence accidentelle et locale, celle-ci n'a eu d'effet qu'à la condition d'une prédisposition particulière, d'une constitution nerveuse.

Le *lichen urticans* apparaît surtout au printemps, dans l'été, chez les femmes, les jeunes gens, les individus à peau fine, blanche, susceptible.

Le *lichen strophulus* coïncide, chez les enfants, avec le travail de la dentition, avec certaines phlegmasies intérieures.

Diagnostic. — L'hyperesthésie, sous forme de prurit, se présente avec des caractères qui lui appartiennent tellement en propre, qu'il est impossible de la confondre avec aucune autre espèce de maladie de la peau. Quand elle est localisée aux parties génitales, par exemple, elle pourrait être confondue avec l'*eczema* fixé aux mêmes points. Mais celui-ci est caractérisé par une rougeur plus ou moins vive, par des vésicules, par un suintement souvent abondant, par un prurit léger, tandis que des démangeaisons toujours très vives caractérisent seules l'hyperesthésie, dans laquelle on ne trouve aucun autre symptôme à la peau.

L'hyperesthésie avec éruption peut donner lieu à quelques difficultés de diagnostic. Cependant si l'on se rappelle qu'alors elle est caractérisée par des papules, par un épaississement remarquable de la peau, par un prurit constant, il sera toujours possible, en s'aidant de la connaissance des signes particuliers, d'éviter toute erreur.

La confusion du *prurigo* avec le *lichen* aurait peu d'importance au fond. Cependant, sous le rapport de la forme, il importe de les distinguer, ce qui sera facile, si l'on se rappelle que, dans le prurigo, les papules sont toujours larges, disséminées, de la couleur de la peau, surmontées quelquefois d'une croûte noire, tandis que celles du lichen sont agglomérées, petites, plus ou moins rouges, excoriées dans quelques cas.

On a pu, à cause du prurit commun aux deux affections, confondre le prurigo avec la *gale*. Cependant si l'on se rappelle que le premier est caractérisé par des papules, c'est-à-dire des boutons pleins, solides, larges, aplatis, siégeant au dos, aux épaules, aux membres, dans le sens de l'extension, accompagnés de démangeaisons souvent cruelles, on devra le séparer de la seconde qui se présente avec des vésicules petites, acuminées, rosées, siégeant entre les doigts, aux poignets, à la partie interne des bras, autour des malléoles, avec un prurit tolérable et ayant un caractère tout spécial, la contagion.

Le *prurigo pedicularis* trouve, dans la présence des poux qui l'accompagnent, un caractère qui ne permet de le confondre avec rien.

Le *lichen simplex* a été quelquefois confondu avec diverses éruptions : avec la *gale*, dont nous connaissons déjà les vésicules isolées, peu nombreuses, ayant surtout pour caractère pathognomonique la présence de sillons, et qu'il doit être facile de séparer des papules rouges, nombreuses, agglomérées du *lichen simplex*, remarquable d'ailleurs par son prurit toujours très vif; avec l'*eczema*, surtout, quand les vésicules transparentes de ce dernier semblent emprunter leur coloration rouge aux surfaces sur lesquelles elles reposent. Mais, dans ce cas, ces vésicules très agglomérées, confluentes, couvrent des points enflammés; elles ont une marche aiguë; elles sont accompagnées plutôt d'un sentiment de chaleur et de cuisson que de véritable prurit, caractères que l'on ne trouve jamais dans le lichen, qui n'offre que peu de symptômes d'inflammation et est remarquable au contraire par son prurit.

Certaines variétés du *lichen simplex* peuvent, par leur disposition, par leurs caractères de forme, de marche, être l'occasion de causes d'erreur.

Le *lichen circumscriptus*, par sa disposition en plaques arrondies, pourrait en imposer pour l'*herpès circiné*. Mais, dans celui-ci, on remarque plus d'acuité, une marche plus rapide, une petite auréole enflammée. Tout d'abord aussi le centre est intact, évidé; à mesure que la plaque s'étend, l'anneau vésiculeux devient de plus en plus apparent. Il est bientôt le siége d'une exfoliation particulière, composée de débris vésiculeux reposant sur une foule de petits points très arrondis, qui correspondent aux vésicules détruites dont la place est marquée encore par une sorte de liséré blanchâtre. Cette éruption n'est d'ailleurs accompagnée que d'une démangeaison légère. Dans le *lichen circumscriptus*, les bords de chaque plaque sont plus prononcés, sans inflammation, quelquefois même de la couleur de la peau. Pendant longtemps la plaque est entièrement papuleuse; seulement quand elle est déjà ancienne, qu'elle s'est agrandie par des progrès lents et continus, le centre devient sain, mais sans l'être jamais bien complétement; on y remarque toujours un peu de desquamation, une surface rugueuse; la peau est épaissie, sèche, semée çà et là de papules; enfin il existe beaucoup de prurit.

Le *lichen urticatus* pourrait être confondu avec l'*érythème papuleux*. Mais le premier se distingue par ses papules moins larges, très rouges, proéminentes, bien arrêtées, accompagnées d'un prurit ordinairement très vif, disparaissant pour reparaître par bouffées successives ou sur les mêmes points ou sur des surfaces différentes; tandis que l'érythème papuleux est caractérisé par une éruption de plaques plus larges, plus irrégulières, moins saillantes, moins bien limitées, éruption qui se continue sans caractère intermittent, avec un prurit ordinairement léger.

On confondrait plus difficilement encore le *lichen urticatus* avec l'*urticaire*, si remarquable par ses plaques ortiées, irrégulières, disséminées ou confluentes, quelquefois considérables; par l'ardeur, la chaleur qui les accompagne; par leur marche aiguë, leur durée éphémère.

Le *lichen urticatus* a pu, à cause de l'étendue de ses papules rouges, être pris pour un *lichen syphilitique;* mais si larges que soient les papules de ce dernier, elles ne le sont jamais autant que celles du *lichen urticatus*, dont elles se séparent encore par leur teinte spéciale, par leur marche chronique, par leur durée individuelle plus longue, par l'absence de prurit sensible, par les symptômes spéciaux concomitants qui les accompagnent dans un grand nombre de cas.

Le *lichen agrius aigu* peut, alors que les papules sont excoriées et suintantes, être pris pour un *eczema*. Mais, si l'on se rappelle que, dans ce dernier, les surfaces lisses, unies, largement excoriées, sont le siége d'un suintement abondant; qu'elles se recouvrent de squames minces, jaunâtres, molles, on ne saurait confondre ces caractères avec ceux du lichen qui se présente avec des plaques rugueuses, semées de petites aspérités papuleuses, excoriées à leur sommet seulement, de manière à offrir une agglomération de petites ulcérations partielles; en ajoutant que ces plaques deviennent le siége d'un suintement peu abondant, qui se convertit en petites croûtes sèches, inégales, l'erreur ne saurait plus être possible.

Le lichen pourrait-il, à cause de ses croûtes, être pris pour un *impétigo?* Non évidemment, si on le compare aux croûtes de ce dernier, quelquefois considérables, toujours épaisses, étagées, verdâtres, semblables à du miel desséché, comme déposées sur la peau, où elles se reforment par suintement, tandis que celles du lichen se reproduisent par des papules ou des excoriations nouvelles, accompagnées d'un prurit qui n'existe pas dans l'impétigo.

Quant au *lichen agrius chronique*, il peut être difficile de le séparer de certaines formes de l'*eczéma* chronique aussi, alors surtout que ce dernier se présente avec une apparence de sécheresse remarquable, qu'il n'existe plus ni vésicules, ni suintement, ni squames. Cependant, même alors, on peut signaler des caractères différentiels qui permettent de séparer ces deux maladies.

Quand le lichen est parvenu à cet état où l'on ne rencontre plus de traces apparentes d'éruption nouvelle, alors la peau est épaissie, sèche, recouverte çà et là d'une sorte de desquamation farineuse, souvent à peine sensible; elle est aussi le siége d'une coloration brune, souvent très foncée, et d'un prurit quelquefois atroce. Dans l'eczéma, les surfaces malades sont luisantes, unies, lisses; la peau est comme amincie, tendue; le prurit est toujours moins vif, la coloration moins intense. D'ailleurs, si le doute restait possible, il devraït tomber bientôt devant l'apparition, soit de vésicules, soit de papules qui viendraient révéler la véritable nature de la maladie.

A l'état squameux, le *lichen agrius* chronique ne saurait être confondu avec le *psoriasis*, dont les surfaces uniformément rouges, saillantes au-dessus du niveau de la peau comme une large papule, sont recouvertes d'ailleurs de squames blanches, chatoyantes, argentées, se reproduisant sans cesse, quelquefois avec une abondance et une rapidité extrêmes; enfin ces plaques n'étant le siége d'aucun prurit, n'offrent aucune analogie possible avec celles du lichen.

PRONOSTIC. — L'*hyperesthésie générale* est toujours une affection pénible, d'une opiniâtreté très grande, pouvant offrir, dans certains cas, une véritable gravité.

L'*hypéresthésie locale*, pour être moins sérieuse, constitue souvent aussi une maladie des plus incommodes, quelquefois même un véritable supplice. Elle est d'ailleurs très tenace, et se reproduit sous l'influence accidentelle quelquefois la plus insignifiante.

Le *prurigo* est un symptôme fâcheux quand il exprime à la peau les troubles profonds d'une constitution détériorée par toutes les causes débilitantes; il est excessivement opiniâtre, très sujet à récidiver, dans quelques cas même incurable, comme cela peut avoir lieu pour le *prurigo pedicularis.*

Le *lichen simplex* n'est jamais grave; mais le *lichen agrius*, surtout à l'état chronique, peut être une maladie fâcheuse par sa ténacité, par le prurit quelquefois atroce qui l'accompagne. Quand il devient général, il peut alors acquérir une gravité réelle, par les troubles généraux qu'il détermine, par la désorganisation morale du malade, quelquefois poussé au désespoir, par ses progrès incessants, par son opiniâtreté quelquefois au-dessus de toutes les ressources de l'art.

Siége et nature. — Nous avons, à propos des diverses espèces d'hyperesthésie, indiqué les différentes régions du corps où elles se présentaient principalement. Le prurit local affecte spécialement, pour ainsi dire, certains points particuliers. Quant aux éruptions papuleuses, on les observe le plus souvent au visage, au dos, sur les membres.

Quant au siége anatomo-pathologique de l'hyperesthésie, ce que nous avons dit de la nature de cette maladie nous dispense d'insister sur ce point. Elle siége évidemment dans le corps papillaire, et cela ressort surtout, comme nous l'avons exposé, de la coïncidence aussi exacte que possible entre les différents symptômes dont se compose l'hyperesthésie et les éléments divers qui constituent anatomiquement la papille. C'est donc là un fait acquis dont la science peut tirer un encouragement utile pour baser l'étude des maladies de la peau sur la recherche et la connaissance de plus en plus complète du siége anatomique, c'est-à-dire de la véritable nature de ces affections.

Traitement. — S'il résulte des données relatives à l'histoire de l'hyperesthésie que celle-ci est évidemment une affection nerveuse, une névrose de la peau, de ce fait général il ressort une indication première et générale aussi qui conduit au choix et à l'application d'un traitement rationnel. En effet, partant de ce point de départ, M. Cazenave a combattu les maladies hyperesthésiques de la peau par des moyens antispasmodiques et antipériodiques, et cela avec des succès tels, que si le résultat du traitement pouvait témoigner de la nature de la maladie contre laquelle il est dirigé, les effets obtenus par M. Cazenave suffiraient, à défaut de l'observation, pour démontrer la nature essentiellement nerveuse de l'hyperesthésie.

Le traitement général consiste donc, avant tout, dans l'emploi de moyens antispasmodiques ou antipériodiques. A ce titre, on conseillera les pilules de Méglin, des pilules d'aconit, d'après la formule suivante :

Pr. Extrait d'aconit............ 1 gramme.
Thridace................. 3 —

F. s. a. 40 pilules.
Dose : une matin et soir.

M. Cazenave a employé aussi le datura stramonium, le sulfate de cuivre ammoniacal. On obtient aussi de bons résultats de l'usage du sulfate de quinine, continué pendant dix ou quinze jours à la dose de 20 à 50 centigrammes par jour.

Dans les cas très rebelles, on administre les préparations arsenicales, la solution de Pearson, la liqueur de Fowler. Ces préparations agissent au double titre d'antipériodiques et de modificateurs puissants des fonctions de la peau ; employées contre des hyperesthésies très anciennes, elles ont souvent amené des résultats inespérées.

Quand l'hyperesthésie existe chez des individus d'un tempérament lymphatique, on est obligé de recourir aux amers, aux antiscorbutiques. On conseille alors la décoction de feuilles de noyer, une solution de chlorure de calcium, l'iodure de potassium, l'huile de foie de morue.

Quelquefois, quand le prurit a déterminé un état nerveux général fâcheux, on a recours aux opiacés à l'intérieur.

Tels sont les moyens généraux qui sont, suivant les indications, applicables à toutes les formes de l'hyperesthésie.

Quant à l'emploi des topiques, il doit être soumis à certaines règles applicables aussi à tous les cas.

Les *pommades* sont rarement utiles, si l'on considère que la peau, surexcitée par le prurit, ne supporte que difficilement l'emploi des corps gras qui l'impressionnent souvent d'une manière fâcheuse. Cependant elles semblent indiquées ou d'une application possible dans les cas où il n'y a aucune trace d'inflammation locale, là où la peau est sèche, très rugueuse; aussi n'est-ce guère que dans le prurigo qu'il faut recourir à ces topiques.

En général, les *bains* émollients ne sont que d'un secours très restreint, et il faut s'en abstenir à moins d'indications spéciales, positives, résultant surtout de l'existence d'un état inflammatoire local prononcé. Les meilleurs sont sans contredit les bains alcalins, les bains et douches de vapeur, quelquefois les bains sulfureux. L'observation pratique a démontré que la température des bains a une influence réelle sur les effets qu'ils produisent. Ainsi c'est à une température élevée qu'ils sont surtout utiles, notamment pour calmer et éteindre le prurit qui tourmente les malades. Les bains de sublimé, vantés pour un grand nombre de maladies auxquelles ils ne sauraient convenir, semblent indiqués contre certaines formes d'hyperesthésie très chroniques.

Les lotions sont fort utiles dans le traitement général de l'hyperesthésie. On en a conseillé de toutes sortes : les lotions alcalines, salées, alcoolisées, escarrotiques. Les meilleures sont, sans contredit, les lotions alcalines, les lotions mercurielles, avec une solution de deutochlorure de mercure, graduée selon l'effet que l'on veut produire. M. Cazenave s'est servi avantageusement des lotions avec le chloroforme, à la dose de 1 à 2 grammes pour 250 grammes d'eau distillée.

Le traitement des diverses formes de l'hyperesthésie réclame quelques indications particulières.

Dans les formes les plus simples du *prurigo*, il suffit d'employer quelques boissons alcalines ou acidulées; chez les enfants, on conseillera les boissons délayantes, l'administration du soufre associé à la magnésie. Chez les individus dont la constitution est profondément détériorée par la misère, les excès, etc., on relèvera les forces du malade par des soins hygiéniques bien entendus, par l'emploi des toniques, des amers, des ferrugineux, par un régime alimentaire doux, mais substantiel, par des vins amers ou généreux. M. Cazenave a employé dans ces cas les sulfureux à l'intérieur. Ces moyens sont applicables surtout au *prurigo senilis* et *pedicularis*. Pour ce dernier, on conseillera les fumigations cinabrées, qui détruisent sans danger les insectes.

Les émissions sanguines ne sont que très rarement indiquées dans le prurigo.

Dans cette variété de l'hyperesthésie on est souvent obligé de recourir aux topiques. Dans les cas où sont indiquées les pommades, on conseillera une des suivantes :

Pr. Sous-carbonate de potasse....... 4 grammes.
Axonge......................... 30 —

F. s. a.

Pr. Goudron.................... 4 à 8 grammes.
Axonge.................... 30 —

F. s. a.

Pr. Calomel..................... 1 à 2 grammes.
Axonge..................... 20 —

F. s. a.

On obtient aussi de bons effets des lotions salées ou alcalines, des bains et des douches de vapeur, surtout des bains de mer qui ont donné quelquefois des résultats remarquables.

Chez les enfants, on conseillera les bains simples ou émollients, plus tard des bains rendus alcalins par l'adjonction de 60 à 125 grammes de sous-carbonate de soude ou de potasse par baignoirée, selon l'âge.

Le *lichen simplex* à l'état aigu ne demande qu'un traitement simple : des boissons délayantes, un régime doux, quelques bains tièdes, surtout des bains de rivière, qui sont très utiles contre le *lichen urticatus*.

Pour le *strophulus*, on conseillera quelques bains tièdes à l'enfant, des boissons rafraîchissantes à la nourrice.

Quand il est passé à l'état chronique, le *lichen simplex* réclame des boissons acidulées, quelques laxatifs, des bains alcalins; des bains simples, quand il y a de l'inflammation.

Le *lichen agrius* exige souvent, surtout chez les individus jeunes, vigoureux, l'emploi des moyens antiphlogistiques. On a recours alors aux émissions sanguines, aux fomentations, aux boissons acidulées, quelquefois aux saignées locales.

On ordonnera un régime sévère, l'usage des acides minéraux, de l'acide sulfurique ou nitrique, à la dose de un gramme d'acide pour un litre de tisane amère, par exemple. Il est utile aussi de conseiller les purgatifs à petites doses, continués pendant quelque temps.

Comme moyens topiques, on emploie alors les bains salés ou alcalins, des bains et douches de vapeur à 30 et 32 degrés Réaumur; les bains sulfureux au déclin de la maladie; les lotions alcalines, avec le chloroforme, avec le camphre. Quant aux pommades, elles ne sont indiquées que rarement; quand il n'y a aucune inflammation, quand la peau est très sèche, on a recours alors à l'une de celles qui sont indiquées plus haut. M. Cazenave a obtenu quelquefois de bons effets d'une pommade avec le chloroforme à la dose de 1 à 2 grammes pour 30 grammes d'axonge.

Dans les cas de *prurit local* (*prurigo podicis; prurigo des parties génitales*), on conseillera, selon les indications, des applications de sangsues, des lotions froides, alcalines, opiacées; des bains locaux froids. On obtient surtout de bons effets des lotions mercurielles, des lotions avec le chloroforme; des fumigations sulfureuses, et surtout des fumigations cinabrées avec l'appareil de Biett.

Dans le traitement de l'hyperesthésie, en général, il est souvent utile de recourir à l'usage des eaux thermales. Les meilleures sont celles de Plombières, de Saint-Honoré, de Saint-Gervais.

SEPTIÈME GROUPE.

CORPS ÉTRANGERS.

Ce groupe traite d'un certain nombre d'insectes parasites, dont la présence à la peau constitue un fait anormal, accidentel, pouvant donner lieu à des phénomènes pathologiques. A ce dernier point de vue, l'*acarus* seul doit appeler notre attention par l'éruption curieuse et intéressante qu'il détermine et dont l'histoire trouvera ici une large place. Quant au genre *pediculus* et au genre *pulex*, ils ne constituent réellement pas des affections cutanées, il nous suffira de les énoncer.

Ce groupe contient l'*acarus* (gale), le *pediculus* (*pediculus capitis* et *pubis*) et le *pulex*.

GALE.

HISTORIQUE. — On a beaucoup discuté pour savoir si la *gale* avait été connue et décrite par les anciens. On a commenté des textes obscurs pour en faire sortir des appréciations qui se rapportassent à la maladie dont nous écrivons l'histoire. Il est bien probable que la gale a existé de toute antiquité, et les médecins grecs et latins ont dû signaler dans leurs livres des traits relatifs à cette maladie. Mais le seul caractère qui les ait frappés est évidemment le prurit; aussi ont-ils dû confondre l'affection tout entière dans le type complexe, qui, sous les noms de ψωρα et surtout de *scabies*, a englobé des maladies très différentes par leur nature, mais analogues par certains phénomènes communs, l'hyperesthésie, la sécheresse, l'état squameux. Nulle part on ne trouve indiquée l'existence de l'*acarus*, ce caractère pathognomonique de la gale; c'est à peine si l'on voit signalés quelques faits de contagion qui n'ont aucun rapport tant soit peu certain avec cette maladie. Il est donc au moins très difficile de retrouver chez les anciens les traces d'une maladie dont l'histoire ne commence véritablement que vers le XVIe siècle.

S'il est au moins très difficile de reconnaître la gale dans les affections prurigineuses, sèches ou humides, décrites par les anciens, il est tout aussi téméraire de la chercher dans les types diffus que les maîtres de l'école humorale ont signalés sous la dénomination vague de *scabies*, types dont la chaîne commence à Galien, et, passant par Sylvius de le Boë et Van Helmont, arrive jusqu'à Hahnemann.

Les Arabes ne paraissent pas avoir eu d'opinion plus précise sur cette mystérieuse maladie. Avenzoar (1), qui exerçait la médecine en Espagne, a signalé un insecte très commun dans ce pays, particulier à l'homme et qui était bien probablement l'acarus, quoiqu'il n'en ait pas donné de description. Mais Avenzoar n'a point indiqué de maladie de la peau qui accompagnât la présence de cet insecte, et dont il aurait été la cause. L'observation du célèbre médecin arabe n'a donc point toute la valeur qu'on serait tenté de lui accorder.

Quant aux arabistes, ils n'ont fait, en général, que reproduire, pour l'histoire du genre *scabies*, la doctrine humorale du galénisme. Il faut arriver au XVIe siècle pour trouver enfin signalé d'une manière précise le *ciron* de l'homme. C'est ainsi qu'il est nettement indiqué par Scaliger, par Ambroise Paré (2), dans le Dictionnaire *Della Crusca*, à l'article *Pellicello*. Mouffet (3) en donne enfin une description significative au point de vue pathologique : il si-

(1) *Theisir*, lib. II, cap. XIX.

(2) *Œuvres complètes*, édition de J.-F. Malgaigne, Paris, 1840, t. III, p. 270.

(3) *Theatrum insectorum, sive minimorum animalium*, London, 1634, au XXIII, p. 266

gnale les cirons, les sillons qu'ils creusent, la manière de les extraire, les efflorescences cutanées auxquelles donne lieu leur présence. Plus tard l'existence de l'acarus est consacrée par Hafenreffer, par Morgagni, par Ettmüller, etc.

Mais c'est à Hauptmann que l'on doit la première description graphique du ciron humain : ce médecin qui l'avait observé au microscope, l'a décrit dans un opuscule qu'il publiait sur les eaux de Walkenstein et y a ajouté un dessin très imparfait. Enfin, Cestoni, dans une lettre publiée sous le pseudonyme de *Bonomo* (1), semble avoir le premier précisé le véritable rôle physiologique et pathologique de l'acarus. Il le signale comme la cause de la gale : il en précise le caractère contagieux ; il indique enfin les *papules aqueuses* auxquelles donne lieu sa présence. Cestoni (2) compléta plus tard cette étude imparfaite encore par une seconde lettre où il préconisait l'inutilité du traitement interne, et l'usage exclusif des topiques.

La description de Cestoni fut admise à peu près généralement. On la trouve reproduite par Lanzoni, Mead, Linnée, de Geer, Wickmann (3), qui avait observé avec soin l'acarus, en a donné une description double, selon que l'insecte était vu de dos ou du côté du ventre. Cet observateur paraît avoir eu aussi des idées plus précises sur la valeur étiologique du ciron, sur son mode de propagation, sur la vraie nature de la gale.

Mais, depuis ce temps, il semble que l'acarus soit devenu invisible ; on le cite encore d'après les maîtres, mais on ne le trouve plus. Son existence devient hypothétique : le doute fait bientôt place à la négation et Hahnemann peut impunément relever le drapeau de la théorie humorale du vieux *scabies*. Il refait de la gale une *dyscrasie* particulière, dépendant d'une humeur quelconque, une maladie *totius substantiæ*, laissant dans l'économie des traces profondes,

(1) *Osservazioni interno a pelicelli del corpo umano*, 1637. Lettre au seigneur Redi.

(2) *Lettera ad sign. Ant. Vallisnieri.*

(3) *Ideen zur diagnostic.*

souvent même indélébiles. Cette doctrine, généralisée bientôt en Allemagne, s'étendit partout malgré les efforts de quelques observateurs qui persistaient à croire à la véritable nature de la gale. En vain Alibert, Willan, Bateman, Biett soutenaient l'existence de l'acarus, bien qu'il ne leur fût pas possible de le trouver, la doctrine de Hahnemann était acceptée par presque tous les médecins.

Dans cet état de choses, l'acarus devint l'objet d'une mystification scientifique qui ne fit qu'augmenter le doute sur l'existence de ce ciron. En 1811, un pharmacien de Paris, M. Galès (1), prétendit trouver l'acarus avec une facilité qui égalait seulement le nombre des insectes extraits de l'homme. Des expériences publiques eurent lieu en présence de corps savants qui furent, à plusieurs reprises, dupes de cette supercherie. Tout était pour le mieux, quand on découvrit que l'acarus de M. Galès n'était autre chose que la mite du fromage!... Il résulta de cette indigne comédie une incertitude plus grande à propos d'un fait qui avait été précisé si nettement par les plus honorables observateurs. M. Mouronval a formulé dans son ouvrage (2), assez peu connu d'ailleurs, et cet état des esprits, et l'influence des idées allemandes. Un incident bien simple allait renouer la chaîne brisée du ciron de l'homme.

A la consultation d'Alibert, à l'hôpital Saint-Louis, un élève en médecine, M. Renucci, entendant le maître signaler, à propos de la gale, l'existence de l'acarus, mais l'impossibilité de le retrouver, dit que dans la Corse, son pays, les bonnes femmes savaient extraire cet insecte avec la plus grande facilité, et offrit de donner un échantillon de leur adresse sur ce point. En effet, M. Renucci, à l'aide d'une aiguille, enleva très sûrement et très facilement plusieurs acarus. Ce qui explique cette subite différence dans les résultats observés, c'est que M. Renucci allait chercher l'acarus là où il existe exclusivement, c'est-à-dire à l'extré-

(1) *Essai sur le diagnostic de la gale*, Paris, 1812.

(2) *Recherches et observations sur la gale*, Paris, 1821.

mité du sillon, tandis qu'avant lui, on s'obstinait à le poursuivre dans la vésicule même où i n'est jamais. Depuis ce moment, cet insecte, dont l'existence avait pu être révoquée en doute, fut extrait par tous les observateurs qui s'occupaient de la gale.

La découverte de M. Renucci (1), car c'en était presque une, fut le premier pas dans une voie qui devait conduire à l'étude de plus en plus exacte de l'acarus, et aussi dans la véritable appréciation de la nature de la maladie dont il est la cause. Tout le monde connaît les travaux remarquables de M. Raspail (2) sur le ciron. M. Albin Gras (3), élève de l'hôpital Saint-Louis, présenta, sur l'acarus, des considérations pleines d'intérêt, au point de vue et du véritable caractère de la gale et de son mode de contagion. Il décrivit avec soin les sillons, et les vésicules; il fit sur lui-même des expériences d'inoculation à l'aide de sarcoptes vivants, et, par une série d'expériences positives, il démontra que cet insecte était bien réellement la cause unique de la gale.

La théorie d'une dyscrasie galeuse, déjà compromise, tomba devant l'opinion, désormais arrêtée, d'observateurs sérieux. Cette doctrine fut combattue en France par M. Rayer, par MM. Cazenave et Schedel; à l'étranger par Rosenstein, Raiman, Kraüse, Vezin, mais surtout par le docteur Hebra, qui a publié, sur ce sujet, des travaux très importants. Enfin, M. Bourguignon (4) a publié tout récemment une monographie de la gale, qui traite très minutieusement de l'anatomie, de la physiologie et des fonctions organiques, de l'ovologie de l'acarus. Cette monographie est curieuse au point de vue entomologique, mais il faut regretter peut-être que ce mérite soit compromis par la partie

(1) *Découverte de l'insecte qui produit la contagion de la gale*, Paris, 1835, thèse in-4.

(2) *Mémoire comparatif sur l'histoire naturelle de l'insecte de la gale*, Paris, 1834.

(3) *Recherches sur l'acarus de la gale*, Paris, 1835.

(4) *Traité entomologique et pathologique de la gale de l'homme*, Paris, 1852.

où l'auteur s'occupe de la pathologie de la gale, partie qui renferme un certain nombre de propositions contredites par l'expérience.

En résumé, l'histoire de la gale présente aujourd'hui un intérêt tout particulier. Cette maladie, longtemps méconnue ou a peine indiquée par quelques traits obscurs et équivoques, est enfin définie, grâce à une connaissance exacte du ciron de l'homme, et de sa valeur quant à la maladie qu'on a si longtemps cherchée dans le *scabies* des Latins : puis, sous l'empire d'une doctrine humorale rééditée par Hahnemann, la gale devient une des maladies les plus graves qui puissent affecter l'espèce humaine, elle altère profondément et irrémédiablement l'économie ; elle est presque décrétée d'incurabilité. Aujourd'hui, chose étrange, on est arrivé à traiter cette même gale, le *scabies* antique, avec une légèreté qui égale presque l'exagération de l'école allemande : c'est à peine si l'on consent à la regarder comme une maladie qui vaille un traitement sérieux.

Étymologie. — On a fait dériver le mot *gale* de βαλανος *gland*, d'où par corruption on aurait fait *galla*, mot latin qui signifiait toutes sortes d'excroissances accidentelles qui se développent sur l'écorce ou même les feuilles des arbres ; et ainsi le terme de gale aurait été employé pour spécifier par extension certaines éruptions croûteuses qui se présentent à la peau.

Définition. — La *gale* est une maladie particulière de la peau, essentiellement contagieuse, déterminée par la présence d'un insecte appelé *acarus*, caractérisée par un prurit plus ou moins vif, par des vésicules discrètes, disséminées sur certains siéges d'élection, acuminées et transparentes à leur sommet, plus larges et rosées à leur base, accompagnées de petits sillons linéaires, blanchâtres, d'étendue variable, terminés par un petit renflement d'une teinte grisâtre, où se trouve habituellement l'acarus. La gale peut être compliquée accidentellement de papules, de pustules, etc.

Acarus. — La présence de l'acarus est le premier temps de la gale, si l'on peut parler ainsi. De même qu'elle est la cause de cette maladie, elle précède nécessairement tous les symptômes cutanés qui la caractérisent. Nous allons donc exposer d'abord ce qui a trait à cet insecte, tel, du moins, qu'il nous est donné de le connaître dans l'état actuel de la science.

L'acarus a la forme d'un petit corps rond, blanchâtre, sur lequel, à l'aide d'une bonne vue ou d'une loupe, on peut reconnaître un point partiel, très petit, plus foncé, formé par la tête et les pattes antérieures de l'animalcule. Si on le place sur une surface unie, sur la peau, par exemple, après quelques instants d'immobilité, il ne tarde pas à se mouvoir et souvent avec une grande agilité : il marche, ou plutôt il court avec une vitesse relativement extrême.

Si on l'examine au microscope, on lui trouve tout d'abord une analogie d'aspect général avec une tortue. Il est oblong, ovale, d'une teinte grisâtre, rouge ou brunâtre en de certains points, vers la partie supérieure. Il a une face dorsale et une face ventrale. La première, armée de petits aiguillons qui paraissent servir à la progression, est rayée d'un certain nombre de lignes recourbées, parallèles, d'inégale longueur, réunies par petits groupes, disposés sur des plans et dans des directions dissemblables. La face ventrale est légèrement convexe, plus aplatie que le dos; elle présente huit pattes, dont quatre en avant et quatre en arrière, et qui, repliées, figurent des espèces de gaînes d'où sortiraient des appendices pileux très ténus et allongés. Les pattes antérieures sont terminées chacune par un tube en forme de ventouse ou de suçoir; les pattes postérieures sont garnies seulement de poils; toutes semblent constituer, pour le sarcopte, les organes principaux de la locomotion.

La tête est rugueuse, bossuée, armée d'appendices pileux, et d'une sorte de trompe centrale, appareil de manducation, située entre deux poils plus allongés qu'elle. Le microscope a fourni sur l'organisation anatomique et physiologique de l'acarus des données minutieuses qu'il nous semble complétement inutile d'exposer même sommairement.

L'acarus étant donné comme le principe nécessaire de la gale, on s'est demandé quel était son mode d'extension et de multiplication chez l'homme. Cette recherche n'était pas seulement une affaire de curiosité; elle pouvait offrir un véritable intérêt clinique au point de vue de la marche, de la symptomatologie de la gale. On a mis en avant plusieurs explications. La plus singulière est celle de M. Aubé qui fait de l'acarus un animal noctambule, le représente sortant, le soir, de son trou sous-épidermique, errant çà et là, attaquant la peau, selon son caprice, sur des points multipliés, jusqu'à ce que le jour le ramène dans son sillon et son immobilité. Cette hypothèse avait le mérite d'être une explication telle quelle d'un phénomène jusque-là inexpliqué; mais elle semble virtuellement contredite par l'observation microscopique et physiologique de la manière dont l'acarus se comporte dans son sillon. En effet, si ce sarcopte semble énergiquement pourvu d'organes aptes à lui ouvrir son chemin intercutané, il semble en même temps que ces organes soient disposés de manière à rendre impossible tout mouvement en arrière. Cette circonstance paraît d'ailleurs logiquement déduite du rôle dévolu au sillon qui n'est qu'un refuge pour la ponte et l'incubation de l'acarus.

L'explication donnée par M. le professeur Hebra nous semble infiniment plus probable. Cet observateur croit que les malades sont, sur eux-mêmes, le moyen d'extension et de propagation de la gale. En effet, obéissant à l'irrésistible besoin de se gratter, ils déchirent les vésicules, les sillons, découvrent l'acarus, peuvent même l'entraîner avec leurs ongles et le transporter sur d'autres points où il s'implante. L'homme peut, de la sorte, enlever et transporter des œufs ou de petits acariens qui multiplient ainsi les causes et les symptômes de la gale. Si l'opinion de M. Hebra n'est pas plus matériellement prouvée que l'hypothèse de M. Aubé, elle est infiniment plus plausible, et nous verrons plus loin qu'il faut voir dans le fait évoqué par le savant professeur de Vienne le mode probable de propagation de l'homme à l'homme.

Quand il est fixé sur un point, l'acarus s'enferme et disparaît quelquefois assez rapidement sous l'épiderme. L'endroit où il a pénétré peut être reconnu à une petite abrasure de l'épiderme qu'accuse la présence de quelques pellicules épidermiques, excessivement ténues. Une fois logé, l'animalcule, au moins la femelle, se creuse un sillon, qu'il continue plus ou moins longtemps et qui acquiert une étendue très variable, depuis quelques millimètres à peine jusqu'à plusieurs centimètres. Ce sillon (*cuniculus*) est, en général, semblable a une égratignure fine, linéaire, blanchâtre, qu'on aurait produite en promenant un peu fortement sur la peau la pointe d'une épingle. Cette ligne, très légèrement saillante, aboutit, d'un côté, au point par où l'insecte a pénétré sous l'épiderme, et où se trouve la vésicule initiale; de l'autre, à un petit renflement ovalaire, d'une teinte plus foncée que le sillon; c'est là que se tient caché le ciron; c'est là que M. Renucci nous a redonné le moyen de le trouver.

Quelquefois, au lieu d'aboutir à la vésicule, le sillon semble traverser la couche épidermique sous laquelle celle-ci est située: il n'est pas rare alors de voir le sillon affecter une forme inaccoutumée ; il semble distendu par un fluide quelconque : on dirait que la vésicule a cessé d'être intacte, qu'elle s'est vidée dans le sillon même, empli par un liquide lactescent, quelquefois séro-purulent qui gagne l'endroit même où se tient le sarcopte.

Tels sont les caractères du sillon, existant plus ou moins à l'état d'intégrité. On le rencontre surtout, sous cette forme nette, franche, quand la maladie est récente, chez les sujets à peau fine, les enfants, les adultes, chez les personnes du monde habituellement propres.

Mais le sillon ne se présente pas toujours avec cette physionomie qui en rend l'appréciation en général très facile. Il peut être déchiré par l'action des ongles, et alors son existence n'est plus accusée que par la présence, au moins très obscure, de quelques débris épidermiques. Lorsque la maladie est déjà ancienne, ou chez les vieillards, le sillon aplati, comme effacé, peut ne plus présenter ses caractères pathognomoniques. Il peut être masqué par la malpropreté habituelle, dénaturé par des conditions locales, dépendantes de certaines professions, comme cela a lieu chez les cordonniers, les tailleurs, les teinturiers, etc.; mais surtout il peut être complétement défiguré par certaines éruptions qui viennent compliquer la gale et se substituer à l'élément vésiculeux, par des formes papuleuses, à papules irrégulières, rouges, qui remplacent complétement les vésicules et masquent le point de refuge du sarcopte, par des pustules et même par des véritables élévations tuberculeuses que M. Cazenave a signalées dans ses leçons cliniques, sous le nom de sillons tuberculiformes.

Mais le sillon peut être introuvable, non plus seulement parce qu'il est masqué ou dénaturé par des circonstances accidentelles, mais parce qu'il n'existe pas. L'observation avait démontré que chez certains sujets n'offrant aucune de ces conditions, on avait constaté tous les symptômes de la gale sans pouvoir cependant trouver de sillons. C'était là, à moins d'erreur grave, une anomalie à laquelle il manquait une explication : cette explication a été produite dans ces derniers temps. Déjà un observateur allemand, M. Eichstedt (*Froriep*, 1846), dans un curieux travail sur l'ovologie de l'acarus, avait considéré le sillon comme le lieu de la ponte, de l'incubation de l'acarus, c'est-à-dire comme pouvant être habité seulement par les femelles du genre. — Puis, conduit à rechercher s'il existe sur la peau de l'homme, et notamment aux mains, des acarus libres, il découvrit un certain nombre de ces insectes enfoncés seulement dans la peau, où ils apparaissaient comme de petits points, à peine perceptibles, recouverts seulement d'une couche légère d'épiderme, mais sans sillons concomitants, sans vésicules pathologiques. M. Eichstedt a considéré ces acarus comme des mâles. M. Bourguignon, pour lequel le microscope avait été si indiscret, n'avait pu obtenir de lui le secret de l'acarus mâle. Cet honneur était réservé à un jeune élève en médecine, M. Lanquetin, attaché au service de M. Cazenave, à l'hôpital Saint-Louis. Voué à une étude approfondie de l'acarus et des problèmes qu'il soulève encore au point de vue physiologique et pathologique, M. Lanquetin trouva enfin cet acarus mystérieux, pressenti par M. Eichstedt, vainement poursuivi par M. Bourguignon, et ce fait important fut consigné dans les *Annales des maladies de la peau et de la syphilis*, avec le premier dessin qui ait été donné de ce sarcopte mâle.

« L'acarus mâle est au moins une fois plus petit que la femelle ; sa face dorsale ne porte que très peu des appendices cornés qui servent à la progression de l'acarus femelle dans le sillon. Ses pattes postérieures, au lieu d'être libres supérieurement, sont reliées par une même membrane : les premières portent un poil, comme chez la femelle, seulement il est plus long. Le poil est remplacé dans les dernières pattes postérieures par une ventouse. Les organes sexuels sont, comme ceux de l'acarus femelle, situés entre les pattes postérieures (1). »

L'acarus mâle ne creuse jamais de sillon.

Généralement les acarus n'existent, chez le même individu, qu'en nombre restreint, quelquefois minime ; et, ce que nous savons de l'entomologie de cet animalcule, concorde assez exactement avec les faits pathologiques ordinaires. Mais il existe des cas où il semble impossible d'invoquer les lois de la propagation acarienne selon les bases de l'ovologie admise. Nous verrons, dans un fait que nous

(1) *Annales des maladies de la peau*, t. IV, 1851, p. 2.

citerons plus loin à un autre titre, l'acarus multiplié dans des proportions, et sous une forme inexplicable par les connaissances anatomo-pathologiques que nous possédons aujourd'hui.

La recherche de l'agent le plus propre à faire périr l'acarus a produit la nécessité de le soumettre à un certain nombre d'expériences comparatives. D'après M. Albin Gras, l'acarus vit dans l'eau, trois heures; dans l'huile, deux heures ; dans une solution d'extrait de Saturne, une heure; dans l'eau de chaux, trois quarts d'heure; dans le vinaigre, dans l'alcool à 20°, dans une solution de sous-carbonate de soude ou de potasse, vingt minutes; dans le sulfure de potasse, neuf minutes ; dans l'essence de térébenthine, sept minutes; dans une solution concentrée d'hydriodate de potasse, de quatre à six minutes, d'où il faudrait conclure que si ce dernier agent était appliqué au traitement de la gale et surtout supporté par les galeux, il serait le plus propre à tuer rapidement et sûrement l'acarus.

Incubation. — L'insertion de l'acarus sous l'épiderme humain est, si l'on peut dire ainsi, le premier temps de la gale. Mais la présence du sarcopte n'est pas immédiatement suivie du développement de l'affection cutanée ; il s'écoule au contraire, entre le moment de la contagion et celui de l'éruption, un intervalle plus ou moins long qui constitue la période d'incubation. On s'est beaucoup occupé, et avec raison, de ce phénomène. Biett avait remarqué que cette période était plus longue chez les vieillards, sous l'influence du froid; qu'elle était, au contraire, plus courte chez les adultes, dans des conditions de chaleur; il semble évident aujourd'hui que la brièveté de l'incubation est en raison de l'énergie, de l'activité organique, de l'élévation de la température.

M. Albin Gras avait admis que l'incubation de la gale durait depuis quelques heures jusqu'à quinze jours *et plus*. Ces mots, un peu vagues, renferment une vérité de fait exceptionnelle peut-être, mais dont il importe beaucoup d'être préoccupé dans la pratique. L'observation a démontré, et nous avons eu nous-même occasion d'insister sur ce point, que les maladies intercurrentes ont, soit sur le développement initial, soit sur la marche des maladies de la peau, une influence souvent très remarquable. Pour ne parler que de la gale, si pendant le cours de cette affection intervient une maladie générale plus ou moins grave, une pneumonie, une fièvre typhoïde, etc., la gale disparaît, les vésicules s'affaissent; le liquide qu'elles contenaient est résorbé; les sillons s'effacent, le prurit s'éteint, et il ne reste, en très peu de temps, aucune trace de l'affection cutanée: il ne reste aucune trace non plus de l'acarus, dont l'action physiologique et pathologique est complétement suspendue. Ce phénomène d'effacement complet se continue pour la gale tant que dure la maladie intercurrente ; mais aussitôt que celle-ci a cessé, on ne tarde pas à voir reparaître l'affection cutanée, caractérisée d'abord par du prurit, puis par des vésicules, etc.

Ce phénomène, commun d'ailleurs à d'autres éruptions, est aujourd'hui indiscutable. Mais, qu'au lieu de se manifester pendant le cours de la gale, la maladie intercurrente se déclare alors que vient d'avoir lieu seulement la contagion qui doit être le point de départ de la gale, c'est-à-dire l'inoculation du sarcopte, celui-ci ne saurait produire aucun effet, donner aucun signe de vie, tant que persistera la maladie intercurrente. Supposons que celle-ci dure six semaines, deux mois, et qu'au bout de ce temps elle cesse, alors apparaîtront successivement tous les symptômes qui trahissent la présence de l'acarus, le prurit, les sillons, les vésicules..... Le malade aura la gale et cependant il protestera contre le diagnostic du médecin, en disant que depuis sa dernière maladie, il s'est trouvé dans des conditions où toute cause de gale a été pour lui matériellement impossible..... Le praticien, prévenu de cette anomalie possible dans la marche de la gale, pourra remonter alors au delà de la maladie intercurrente jusqu'à une cause probable laissée dans l'oubli. En tous cas, cet exemple, très curieux d'ailleurs au point de vue de la pathologie en général, démontre que, sous des influences, rares sans doute, mais très possibles, l'incubation de la gale peut varier depuis plusieurs jours à plusieurs semaines, et même à plusieurs mois.

Cette incubation peut être influencée aussi, bien que dans des limites plus restreintes, par des conditions locales de tissu ; par une susceptibilité plus ou moins grande de la peau, par les conditions ou organiques ou acquises qui la rendent moins accessible à l'action du sarcopte.

Pendant la période d'incubation de la gale, se passe-t-il des phénomènes généraux ou locaux capables d'attirer l'attention du malade, et dignes de l'intérêt du praticien? On a pu signaler quelques détails isolés, mais ils ne portent, en général, que sur des troubles trop peu définis pour être considérés comme des symptômes essentiels à la gale.

SYMPTÔMES. — La *gale* est annoncée par un prurit léger, se manifestant sur un certain nombre de points, mais toujours plus marqué dans l'intervalle des doigts, aux poignets. Par moments, ce prurit se change en une sorte d'agacement pénible, accompagné de frissons nerveux. Les démangeaisons, ordinairement supportables, augmentent sous l'influence de la chaleur du lit, d'excès de boisson, d'un exercice violent, de toutes les causes d'excitation. Cet état dure de un à six ou sept jours.

On voit alors apparaître, aux siéges d'élection, de petits *boutons* rouges ou rosés à leur base, transparents au sommet. On a prétendu que ces *boutons* étaient toujours des papules ; que l'éclat dont elles brillaient les avait fait prendre pour des vésicules : c'est là une erreur. Sans doute, comme nous le verrons, la gale peut être caractérisée par des éruptions à forme différente, par des papules surtout; mais le symptôme initial est toujours une vésicule. Celle-ci peut consister dans une très petite collection séreuse siégeant au sommet d'une élévation papuleuse; elle peut passer très rapidement et se convertir en un symptôme nouveau.

En effet, soit qu'on la presse, soit plutôt qu'on la déchire en se grattant, elle se vide en donnant lieu à un petit épanchement de sérosité; puis elle s'affaisse, laissant à sa place une petite croûte sèche, inégale, rugueuse, peu adhérente, occupant quelquefois la partie centrale d'un soulèvement comme papuleux. Il peut arriver, si le prurit est très vif, que l'écoulement séreux soit accompagné ou suivi d'un léger épanchement de sang, et alors il en résulte des croûtes noirâtres, plus sèches, plus dures.

Quand les vésicules sont abandonnées à elles-mêmes, que rien ne trouble leur marche ordinaire, le liquide séreux qu'elles renferment se trouble, se dessèche sur place. Si elles sont bien isolées, peu nombreuses, accompagnées seulement d'un prurit léger, elles se conserveront plus sûrement et présenteront mieux leurs caractères vrais et distinctifs. Si, au contraire, chez des individus à peau fine, irritable, tourmentés par un prurit vif, elles se propagent plus ou moins rapidement; si elles se multiplient et s'agglomèrent sur divers points, alors les vésicules deviennent bientôt lactescentes, puis séro-purulentes, et, en se desséchant, donnent lieu à la formation de croûtes plus épaisses; elles peuvent même se convertir en pustules. Çà et là surviennent spontanément des papules animées, rouges, disséminées, comme dans le prurigo, plus ou moins larges, aussi bien développées dans le sens de l'extension que dans celui de la flexion, et caractérisées par un prurit quelquefois des plus intenses.

Les démangeaisons peuvent augmenter incessamment, s'étendre, devenir irrésistibles. Les malades se grattent, et plus ils se déchirent, plus l'inflammation gagne et s'exaspère. Alors la gale se complique de véritables éruptions impétigineuses et même de pustules d'ecthyma. Ces phénomènes sont d'autant plus marqués, plus énergiques, que la maladie attaque des sujets jeunes, vigoureux, adonnés aux excès, surtout à l'usage immodéré des boissons alcooliques.

L'inflammation peut se traduire par d'autres symptômes encore. Ainsi, M. Cazenave a vu se développer sur le dos, au thorax, au cou, des élévations tuberculeuses, irrégulières, d'un rouge ou jaunâtre ou brunâtre, siégeant sur les sillons mêmes que l'on pouvait reconnaître comme soulevés, à la crête même de ces tubercules (*sillons tuberculiformes*), et d'où l'on a pu tirer des acarus vivants. Ces indurations, situées aux bourses, par exemple, à la partie supérieure des cuisses, pourraient, avec le suintement qui les accompagne, en imposer pour des plaques muqueuses. Enfin, chez des individus très irritables, tout cet ensemble de phénomènes peut être accompagné d'un mouvement fébrile.

Tels sont ordinairement les caractères de la gale. Les vésicules siégent surtout aux mains, dans les espaces interdigitaux, aux poignets; aux membres, dans le sens de la flexion; aux aisselles, autour des malléoles. Quant aux autres symptômes cutanés, on peut les rencontrer sur toutes les parties du corps, surtout aux cuisses, au bas-ventre, aux lombes, à la poitrine; mais ils n'existent que très rarement, sinon jamais, au visage.

La marche et les symptômes de la gale peuvent présenter une intensité variable, selon des circonstances individuelles, des conditions de température, d'hygiène, etc. Quelquefois cette intensité semble s'aggraver de plus en plus. Le prurit devient excessif, les malades, cédant à l'irrésistible besoin de se gratter, se déchirent sur un grand nombre de points. La peau, sillonnée d'excoriations multipliées, couverte de papules de prurigo répandues plus ou moins largement, devient épaissie, rugueuse, enflammée; les éruptions diverses s'étendent, gagnent un grand nombre de points, prennent quelquefois un caractère de généralité remarquable, surtout chez les sujets jeunes, vigoureux, sanguins. La maladie peut se présenter alors avec une physionomie des plus curieuses. Au milieu de taches érythémateuses semées çà et là, on aperçoit confondus les symptômes les plus divers, des papules, des pustules auxquelles peuvent s'ajouter de véritables furoncles, larges, volumineux, à base indurée, d'un rouge sombre. L'action répétée des ongles se traduit par de larges traînées rouges, par des excoriations, par des déchirures plus ou moins profondes, par des points saignants, par des croûtes noirâtres.

Parvenue à cet état, la gale se présente, en vérité, avec une apparence de gravité extrême. Cependant elle n'a pas le caractère sérieux que semblent révéler sa forme complexe, ses symptômes multipliés et intenses; elle est loin surtout d'exercer sur les malades l'influence fâcheuse qu'on s'est plu à lui attribuer, et dont on a fait des peintures bien évidemment exagérées. Dans quelques cas, le prurit peut, chez des individus nerveux, très impressionnables, déterminer des troubles plus ou moins profonds de l'innervation. On a pu citer des cas où, sous l'influence d'une sorte d'irritation des centres nerveux, les malades avaient été pris de délire accidentel et même d'aliénation mentale passagère.... Mais ces faits sont au moins excessivement rares.

Nous avons successivement défini le rôle de l'acarus et exposé les caractères éruptifs de la gale simple et de la gale compliquée. Mais quelles que soient les complications qu'il nous ait été donné d'observer, quelques lumières qu'ait jetées le microscope sur la vie de l'acarus, tout est-il dit sur les phénomènes de production de cet animalcule, sur sa valeur physiologique et pathologique, sur les formes plus ou moins graves que peut présenter la gale? La science tient probablement en réserve et offre d'ailleurs déjà des faits qui sembleraient prouver le contraire. Nous allons, à ce sujet, rapporter sommairement une observation aussi curieuse qu'inexpliquée encore, recueillie par M. le professeur Boeck, médecin d'hôpital à Christiania, et qu'il a communiquée à M. Cazenave (1).

Chez une jeune fille, âgée de quinze ans, très maigre, très pâle, non encore réglée, on a constaté à la paume des mains et dans l'intervalle des doigts, la présence de croûtes

(1) *Annales des maladies de la peau et de la syphilis*, t. IV, p. 122.

de 2 à 3 lignes d'épaisseur, d'une couleur blanche ou plutôt grise, adhérentes à la peau et formées d'une masse si compacte, qu'on peut y couper comme dans l'écorce des arbres. Les doigts sont fléchis, et les tentatives qu'on fait pour les redresser lui causent des douleurs. Les ongles sont dégénérés, très épais et noueux. On trouve des croûtes analogues à la face dorsale des pieds, dont les ongles sont aussi altérés, aux coudes, aux fesses, à la partie postérieure des cuisses et sur le dos. Il y en a jusque dans le cuir chevelu qui est très dégarni. Si l'on détache ces croûtes, la peau qu'elles recouvrent apparaît rouge, humide, un peu inégale. Toute la surface cutanée présente une rougeur érythémateuse; aux jambes, on voit des taches non saillantes, d'un brun rougeâtre ; à la face postérieure des bras, on rencontre plusieurs vésicules; enfin des pustules se montrent çà et là aux extrémités. La santé générale de la malade était évidemment altérée.

Incertain de la nature du mal, M. Boeck a examiné les croûtes au microscope, et il a reconnu qu'elles étaient constituées par une masse compacte d'acarus, ou entiers ou brisés, d'œufs, d'excréments. Des expériences ont été faites sur des croûtes prises de tous les points du corps, et elles ont donné des résultats identiques, c'est-à-dire qu'on n'y a trouvé exclusivement ou que des acarus ou que des débris d'acarus. Malgré les recherches les plus assidues, les plus attentives, M. Boeck n'a jamais pu trouver un seul sarcopte vivant, ni un seul sillon. Cependant il n'hésita pas à diagnostiquer une nouvelle forme de gale. Si le diagnostic avait pu être douteux, il aurait été singulièrement facilité par les résultats rapides et multipliés de la propriété contagieuse de cette affection. En effet, pendant son séjour à l'hôpital, la petite malade communiqua la gale à un grand nombre de personnes, même parmi celles qui ne la touchaient pas habituellement.

La chute des croûtes fut suivie d'une amélioration sensible qui dura trois semaines environ ; puis une éruption de vésicules se manifesta sur tout le corps et même au visage : elle était accompagnée d'un prurit très violent. Il fut impossible de trouver des sillons distincts; mais on vit bientôt se former de nouvelles croûtes. En les examinant au microscope, M. Boeck distingua deux lamelles : l'une supérieure, de couleur claire, et consistant seulement en des cellules d'épithélium; l'autre inférieure, de couleur grisâtre, contenant des sarcoptes; d'où M. Boeck conclut que les croûtes ont été formées sous l'épiderme.

Pendant cette poussée, la santé de la malade s'altéra de nouveau; elle eut de la fièvre. Traitée par les frictions partielles et successives avec l'onguent de Vienne, elle guérit enfin. Les cheveux ont repoussé, les ongles sont revenus à l'état normal; mais surtout l'air d'hébétude remarquable chez cette jeune fille a complétement disparu.

M. Boeck, en communiquant cette observation à M. Cazenave, lui a envoyé des fragments de croûtes recueillis chez la malade. La coupure de ces croûtes est lisse, unie, dense, comme celle d'une substance cornée; si l'on en examine une parcelle délayée au microscope, on la trouve formée d'une multitude énorme d'acarus entiers ou de débris d'acarus, d'œufs, etc., sans aucun mélange appréciable d'une matière résultant de l'inflammation. M. Lanquetin a répété ces expériences et a obtenu les mêmes résultats, en constatant que ces sarcoptes sont bien ceux de la gale.

Ce fait se présente à nous avec deux circonstances principales : le nombre vraiment prodigieux d'acarus amoncelés sous forme de croûtes; leur mode de production sous-épidermique. M. Danielssen a cité un fait analogue recueilli chez un spédalsque, dont nous avons déjà parlé en écrivant l'histoire de l'éléphantiasis des Grecs, et qu'il avait paru attribuer à l'éléphantiasis. Maintenant quelle est la valeur exacte de cette forme toute particulière de la gale? L'acarus peut-il être produit spontanément comme les poux dans la *phthiriase?* Il nous semble au moins très difficile de résoudre ces questions. Nous nous bornons à consigner ici un fait des plus curieux, dont les conséquences possibles appartiennent à l'observation pratique et clinique, en répétant toutefois que le dernier mot n'est pas dit sans doute sur le rôle pathologique de l'acarus et sur les diverses formes que peut revêtir la gale.

Sous celle de ces formes qu'il nous est donné d'étudier, on remarque, en général, que le nombre des sarcoptes est loin d'être en rapport avec celui des symptômes cutanés. Ainsi, là où il y a à peine quelques acarus, il existe une éruption complexe, multipliée, très étendue, très intense, quelquefois générale. M. Cazenave, d'accord avec M. Hebra, explique cette anomalie apparente par une sorte de retentissement sympathique que l'on a pu constater d'ailleurs dans d'autres circonstances. Ainsi une friction avec un topique irritant, l'application de certains emplâtres, d'un sinapisme, d'un vésicatoire, peut déterminer une éruption plus ou moins étendue et lointaine. Dans la gale, le prurit exerce une action analogue par l'excitation qu'il produit, par la disposition morbide particulière qu'il crée de proche en proche, et que nous avons signalée déjà à propos de ces affections papuleuses qui constituent les gourmes.

On a admis que la gale était très sujette à récidiver, et cette opinion tient à ce que l'on n'a pas suffisamment apprécié cette susceptibilité particulière de la peau que produit le prurit plus ou moins prolongé. Ainsi, alors que la gale a été guérie, elle a pu laisser après elle, et par suite de l'ébranlement nerveux produit, une disposition de la peau telle, que sous l'influence d'une cause accidentelle, il se manifeste une éruption papuleuse, un lichen. On dit alors que c'est la gale qui revient, et, à ce titre, il y a des personnes qui croient et affirment qu'elles ont la gale tous les ans, au printemps, par exemple. C'est une erreur contre laquelle il faut bien être en garde dans la pratique, et, pour cela, il faut se rappeler quels effets locaux produisent le prurit et la prédisposition que peut laisser la gale aux affections papuleuses.

A un autre point de vue, il arrive que la gale est guérie, qu'elle a disparu, mais en laissant, comme traces de son passage, quelques pustules à marche chronique, remarquables par l'épaississement de la peau environnante, par l'induration de leur base, par leur couleur sombre. Si l'on n'est pas prévenu de l'existence antécédente de la gale, si l'on oublie qu'elle peut produire cette éruption secondaire, on prendrait facilement ces pustules comme l'expression d'une maladie spéciale, surtout si, comme nous en avons vu des exemples, elles siégeaient aux parties génitales, aux fesses, etc.

Enfin, de tous les préjugés auxquels a donné naissance l'histoire de la gale, il n'en est pas peut-être qui ait été plus généralement répandu que celui de la répercussion possible de cette maladie. Aujourd'hui encore, nous trouvons vivace et enracinée dans la science cette croyance d'un autre âge, conséquence obstinée de l'opinion qui fait de la gale une affection *totius substantiæ*, dépendant d'un principe intérieur et général. Dans cette doctrine, l'éruption devait être et a été considérée comme l'expression d'un mouvement fluxionnaire et dépuratoire, comme une issue ouverte au virus dont l'économie était imprégnée. Comme déduction de cette proposition, on devait affirmer qu'il était dangereux de combattre la gale par des moyens externes qui pouvaient en amener la répercussion avec toutes ses conséquences, c'est-à-dire avec presque toutes les affections graves qui peuvent affliger l'espèce humaine. C'est là une grande erreur contre laquelle proteste l'observation clinique, mais qui, il faut bien le reconnaître, est encore debout malgré tous les démentis de la pratique. La gale, telle que l'expérience nous l'a faite, est une maladie locale qu'il est toujours loisible de guérir sans craindre de répercussion, ni de réaction générale de l'économie.

La doctrine que nous signalons ici, et qu'il suffit de rappeler pour en faire justice, a été exploitée par les charlatans qui en ont pris occasion de vendre des drogues ayant la propriété, disaient-ils, de faire sortir la gale, quand elle était rentrée; drogues qui étaient composées d'agents irritants, capables de déterminer une éruption vésiculeuse peut-être, mais qui n'était jamais qu'un eczéma.

CAUSES. — La cause unique, nécessaire, directe de la *gale* est la présence de l'acarus. Pressentie et acceptée par un grand nombre d'observateurs, démontrée par une suite d'expériences positives, concluantes, cette vérité semblerait devoir être aujourd'hui au-dessus de toute contradiction. Cependant la doctrine de la gale virulente a encore aujourd'hui des partisans. On conçoit à la rigueur que Lorry, obéissant à ses convictions hippocratiques, ait fait du *scabies* une maladie fluxionnaire, expression dépuratoire ou non d'un état général; on peut même comprendre que Hahnemann et ses adeptes aient admis, pour la gale, un principe humoral quelconque qui seul pouvait leur être une explication des formes si complexes que revêt cette maladie, de la disproportion souvent énorme qui existe entre le nombre presque toujours très restreint, très minime des acarus et la multiplicité, la persistance, la gravité même des symptômes cutanés; mais ce que l'on ne peut admettre, c'est qu'aujourd'hui, quand l'observation, d'accord avec le positivisme du microscope, a établi d'une manière décisive que l'acarus est la seule cause de la gale, on se soit hâté de corriger ce qu'une telle proposition pouvait avoir de compromettant, en ajoutant que l'acarus inocule, avec lui, un *principe* humoral d'où dépendraient les symptômes généraux de la *psore*. C'est une reproduction, plutôt aggravée qu'affaiblie, de la doctrine de Hahnemann, puisqu'elle repose sur l'hypothèse très peu probable et très peu prouvée d'un nouveau poison morbide, du virus acarique.

La nécessité d'expliquer le caractère général et complexe des symptômes de la gale n'a plus de raison d'être pour justifier la théorie de la psore humorale ou virulente. M. Hebra et

M. Cazenave ont donné, par l'observation clinique, la cause toute simple de la différence qui peut exister entre le petit nombre des acarus et l'étendue ou l'intensité des phénomènes cutanés de la gale. C'est à certaines conditions individuelles et au retentissement sympathique du prurit, qu'il faut demander le secret de cette différence. Si nous examinons ensuite ce qui se passe dans la gale, nous voyons que l'acarus est si bien la cause matérielle, mécanique de cette maladie, que la cause cessant, on voit cesser les effets qu'elle a produits; que du moment où tous les acarus sont morts, on voit diminuer et disparaître tous les éléments pathologiques qui composaient la gale ; que celle-ci ne revient jamais, à moins d'une contagion nouvelle; qu'il ne se manifeste aucun symptôme qui puisse accuser la réaction locale ou générale de la constitution virulentée par l'acarus.

Nous avons déjà parlé des prétendues répercussions de la gale, reposant sur l'accession d'un principe dyscrasique particulier, et nous avons exposé les phénomènes vrais qui, mal appréciés ou méconnus, avaient été le point de départ de cette erreur. On a dit que le froid, une application de topiques astringents, tels que le plomb, le zinc, les précipités blancs et rouges avaient pu répercuter la gale. M. Hebra objecte avec raison que, si cela est vrai, pourquoi n'en serait-il pas de même quand cette affection disparaît sous l'influence d'un traitement rationnel par le soufre, la potasse, etc. ? qu'aurait-il dit, s'il avait vu ce que l'on appelle aujourd'hui le traitement expéditif de la gale?

La cause unique de la gale, cause essentiellement locale, indépendante de toute dyscrasie, de tout principe humoral ou virulent, est donc l'acarus.

La gale est éminemment contagieuse. Pour démontrer et pour définir exactement cette propriété, on s'est servi de l'inoculation. Divers expérimentateurs ont inoculé la sérosité vésiculeuse et le liquide séro-purulent ou purulent des pustules ; mais ils n'ont jamais pu déterminer la gale. Quelques observateurs se sont, par contre, soumis à l'inoculation par le sarcopte lui-même. C'est ce qu'ont fait, entre autres, M. Hebra et M. Bourguignon. M. Hebra, ayant placé à la face interne du doigt medius de la main gauche un sarcopte vivant, fut pris au bout de huit jours, pendant lesquels il fut tourmenté d'un prurit général, d'une éruption galeuse siégeant *aux deux mains* en même temps.

Cette inoculation a été essayée vainement sur certains individus, bien que toutes les conditions de la réussite habituelle eussent été observées ; d'où l'on a pu conclure qu'il existe des personnes réfractaires à la contagion acarienne.

On s'est demandé comment se produit l'acarus ; quel est son mode de transmission d'un individu à un autre. Sur le premier point, les travaux des micrographes modernes semblent ne point laisser de doute sur la production *ex ovo* de l'acarus. Quant à la seconde question, elle est résolue complétement à nos yeux par les circonstances toutes matérielles qui nous ont servi à expliquer la propagation, sur le malade et par lui-même, des lésions initiales de la gale. L'étude physiologique de l'acarus a démontré que cet animalcule, une fois engagé sous l'épiderme, progresse incessamment en creusant le sillon d'où il ne sort plus ; de telle sorte que là où la gale ne résulterait que de la présence d'acarus femelles et où les sillons resteraient intacts, il pourrait ne pas exister de contagion ; mais on comprend que si, sous l'influence du prurit, les malades, sollicités à se gratter, déchirent les sillons, les acarus alors libres deviennent, dans de certaines conditions de contact, des agents plus ou moins rapides de transmission. M. Bourguignon a constaté que, dans ces circonstances, les jeunes larves, douées d'une agilité extrême, devenaient une cause très active de contagion.

On a admis que la gale pouvait se communiquer par de simples contacts, la cohabitation en voiture, une poignée de main, etc. L'observation sérieuse autorise à ne pas voir dans ces faits les exemples les plus fréquents de contagion ; souvent même ils ne sont que des excuses à l'usage de certaines personnes intéressées à cacher le véritable point de départ de la gale. En effet, l'expérience établit que la gale est contagieuse, à la condition de certains rapports intimes ou au moins très assidus. Ainsi c'est principalement par la cohabitation dans le même lit qu'elle se propage d'un individu à un autre; elle peut aussi se communiquer par l'usage des mêmes vêtements, bien qu'on ait paru croire que cela était très difficile, sinon impossible, à cause du peu de temps que vit l'acarus sur des étoffes de laine.

Il semble que l'acarus ne meurt pas avec l'homme, et qu'en conséquence un galeux mort pourrait être encore habile à transmettre la gale. On s'est demandé, relativement au sarcopte, s'il pouvait être le résultat d'une production spontanée. Cela est parfaitement probable; le fait cité par M. Boeck semble en être un exemple des plus curieux. Cette production ne peut d'ailleurs avoir lieu que dans des conditions toutes particulières que l'observation n'a pas encore permis de préciser.

La gale n'est pas endémique. Les faits qui ont paru le prouver ont été recueillis dans des localités où les habitants étaient voués à la misère, à la malpropreté ; dans des contrées sauvages où l'absence de toute hygiène privée, où certaines habitudes de vie domestique devaient nécessairement rendre la gale très commune. Elle n'est pas non plus épidémique. Si elle a paru quelquefois revêtir ce caractère, cela tenait à des circonstances accidentelles de fréquence ou de coïncidence avec d'autres maladies épidémiques elles-mêmes.

Certaines conditions individuelles prédisposent évidemment à la gale. Ainsi on l'observe surtout chez les jeunes gens vigoureux, d'un tempérament sanguin. Elle est de beaucoup plus fréquente chez l'homme que chez la femme, dans la proportion de quinze contre cinq. Cela paraît tenir à ce que les femmes sont moins soumises que les hommes à certaines nécessités de cohabitation commune, surtout à ce qu'elles sont en général plus adonnées aux soins de propreté. La gale se présente dans toutes les conditions sociales, dans la société la plus haute comme dans les classes les plus humbles. Cependant elle est rare chez les gens du monde; elle est au contraire très fréquente parmi les individus vivant dans la misère, dans la malpropreté, dans des habitations malsaines; chez les ouvriers obligés de vivre en commun, dans des chambrées, dans des garnis, voués presque fatalement par la nécessité du travail à une incurie qui devient un élément très actif de propagation et de gravité de la maladie.

On a recherché l'influence que pouvaient exercer les conditions professionnelles sur le développement de la gale. Cette influence semble établie, au moins dans quelques cas, mais tient-elle à l'état lui-même ou aux habitudes qui s'y rapportent? C'est la dernière proposition qui semble la plus fondée. On rencontre fréquemment la gale chez les chapeliers, les matelassiers, mais surtout chez les tailleurs qui fournissent, dans une proportion souvent très considérable, le contingent des galeux à l'hôpital Saint-Louis. Cette fréquence et la facilité de contagion qui la produit peuvent tenir à plusieurs causes : au maniement en commun des vêtements, ustensiles toujours chauds, d'étoffes ou de vêtements de laine; à l'habitude de loger en chambre ou par couples en garni ; aux relations multipliées et accidentelles que crée la tenue mondaine de ces ouvriers.

L'âge, les saisons, les influences climatériques ne paraissent pas avoir d'action bien appréciable sur la production de la gale.

Diagnostic. — Le diagnostic de la *gale* a une importance qui tient à la nature contagieuse de la maladie. Il est, en effet, très utile de pouvoir toujours la reconnaître dans la pratique, et pour ne pas permettre une erreur qui peut laisser une porte ouverte à la contagion, et pour ne pas risquer de jeter l'inquiétude dans les familles, en voyant la gale là où elle n'existe pas.

Le diagnostic peut être très facile, comme il peut présenter de très grandes difficultés : dans un cas, la gale est simple ; dans l'autre, elle est complexe. On a voulu chercher les moyens de reconnaître cette maladie pendant la période d'incubation, alors que l'attention du malade serait éveillée par un prurit plus ou moins appréciable. Mais, outre que les symptômes de la gale sont loin d'être toujours nettement accusés, il peut sembler très difficile de constater son existence par la recherche d'une abrasure quelconque de l'épiderme, de quelques furfures infiniment petits, d'aspérités que rien ne caractérise. Tels sont cependant les signes diagnostiques que l'on propose, signes qui ne peuvent être poursuivis et trouvés qu'à l'aide du microscope mobile, ce qui en rend, dans la pratique, la recherche complétement impossible.

L'acarus étant le caractère essentiel de la gale, sa présence constatée est, à la rigueur, le seul vrai moyen de diagnostic. Il faudrait donc s'attacher exclusivement à la recherche, soit du sarcopte lui-même, soit des signes particuliers qui accusent son existence sous-épidermique. Or, cela n'est facile ou même possible que dans les cas de gale simple, c'est-à-dire quand l'éruption initiale est intacte; quand elle n'est point compliquée, ni dénaturée par d'autres symptômes. Alors, en effet, on peut, soit à l'œil nu, soit à l'aide d'une loupe, chercher et trouver les sillons caractéristiques : on peut même poursuivre et extraire des acarus. Mais outre que cette dernière opération exige une certaine habitude, une habileté de main particulière, il est presque toujours impossible, dans la pratique, de procéder à cette extraction, à laquelle s'opposent des considérations morales dont le médecin ne saurait s'affranchir. Quant aux sillons, ils peuvent toujours être recherchés, et, quand ils existent, ils constituent un caractère que l'on peut appeler pathognomonique. Mais il n'est pas toujours possible de les trouver, soit parce qu'ils manquent, soit parce qu'ils sont masqués ou dénaturés complétement. Ainsi, en supposant la gale résultant de la présence d'acarus mâles seulement, comme ils ne creusent pas de sillons, l'absence de ce moyen de diagnostic pourrait devenir alors une cause d'erreur presque inévitable, si l'on regardait le sillon comme un caractère univoque. Mais, indépendamment de cette objection hypothétique, la gale peut être compliquée de symptômes secondaires qui rendent impossible l'appréciation des sillons; faudra-t-il alors ou se retrancher dans une réserve qui peut n'être pas sans inconvénients, ou se prononcer pour une négative pleine de périls?

On a eu raison de dire, à un point de vue absolu et philosophique, que le sillon, que l'acarus lui-même était le véritable signe diagnostique de la gale. Mais, au point de vue pratique et clinique, c'est une proposition beaucoup trop générale, et qui est loin d'être vraie. D'une part, et alors qu'on ne savait pas trouver l'acarus, on savait parfaitement reconnaître la gale telle que nous la connaissons aujourd'hui, c'est-à-dire la gale acarienne; de l'autre, la recherche de l'acarus est impossible dans la plupart des milieux sociaux et secondaires où le médecin est appelé; le sillon peut faire défaut : il faut donc chercher dans les éléments pathologiques de l'éruption de la gale les moyens de reconnaître aussi sûrement que possible cette maladie.

A l'état simple, la gale caractérisée par des vésicules discrètes, acuminées, ne pourrait être confondue qu'avec une autre éruption vésiculeuse, qu'avec l'*eczema simplex*. Mais, dans ce dernier, les vésicules sont excessivement petites, aplaties, d'une teinte ou uniformément blanche ou uniformément rouge; elles sont agglomérées, tandis que celles de la gale, transparentes au sommet et rosées à leur base, sont disséminées sur des siéges d'élection, et notamment dans les espaces interdigitaux. L'eczéma est d'ailleurs accompagné d'un sentiment de chaleur, de cuisson même, de démangeaisons peu vives et qui n'ont rien de commun avec le prurit formicant, quelquefois intolérable de la gale. Enfin, dans l'eczéma, les vésicules, en se desséchant, forment des lamelles minces, molles, jaunâtres, tandis que dans la gale les points vésiculeux sont remplacés par de petites croûtes inégales, sèches, peu adhérentes. Il faut être bien prévenu que, chez des personnes qui ont eu antérieurement la gale, il n'est pas rare de voir, par suite d'une disposition morbide de la peau, se développer, à certaines époques, des éruptions eczémateuses qui, mal appréciées, pourraient faire croire à des récidives de la gale; l'eczéma n'est d'ailleurs jamais contagieux.

On a souvent confondu la gale avec le *prurigo*, et cette erreur a été souvent facilitée par la coïncidence des deux éruptions. Le diagnostic pourrait, sur ce point, être très difficile, sinon impossible, s'il était vrai, comme on l'a prétendu, que la gale peut avoir des papules pour symptôme initial; mais c'est là un fait démenti par l'observation, au moins dans les termes absolus où on l'a placé. Il est vrai que la gale est souvent caractérisée par des élévations papuleuses; mais celles-ci ont toujours été précédées par des vésicules qui existent fréquemment d'ailleurs à toutes les périodes de la maladie.

Quoi qu'il en soit, la gale est caractérisée par les vésicules ou les boutons vésiculo-papuleux que nous connaissons; ces vésicules déchirées se recouvrent de petites croûtes grisâtres; elles sont situées aux siéges de prédilection déjà indiqués; aux membres, elles occupent les surfaces dans le sens de la flexion. Le *prurigo* est caractérisé par des papules larges, aplaties, qui, déchirées, présentent à leur partie centrale un point noirâtre, véritable caillot desséché, qui se présentent surtout au dos, aux épaules, aux membres, dans le sens de l'extension. D'ailleurs, si vif que soit le prurit de la gale, il n'a ni la violence, ni le caractère périodique, ni la marche par bouffées, par exacerbations, que l'on signale dans celui du prurigo; ce dernier enfin n'est point contagieux.

Le caractère prurigineux commun à la gale et au *Lichen simplex* ne saurait être une cause sérieuse de confusion entre ces deux maladies. Le *lichen simplex* caractérisé par des papules petites de la couleur de la peau, agglomérées par plaques plus ou moins étendues, n'a rien, en général, de la forme vésiculeuse particulière à la gale. Le *lichen simplex* siégeant aux mains pourrait en imposer, à cause de cette circonstance, pour la gale : mais alors celle-ci siége entre les doigts, aux poignets, tandis que le lichen occupe presque exclusivement la face dorsale de la main. Dans le *lichen simplex*, le prurit peu vif, est plus limité que dans la gale où les démangeaisons sont diffuses, quelquefois comme générales.

Les papules larges, irrégulières, enflammées du *lichen urticans*, ne peuvent pas permettre de le confondre avec la gale, dont il se sépare d'ailleurs, ainsi que le *lichen simplex*, par l'absence de caractère contagieux.

Quand la gale est compliquée d'une éruption pustuleuse assez étendue pour masquer la maladie principale, on peut alors prendre celle ci pour un *impétigo*, par exemple. Cela est d'autant plus facile qu'Alibert lui-même avait décrit une *gale pustuleuse*. A ce propos, nous devons faire observer que si, dans la pratique, un malade se présente avec une éruption complexe, largement répandue, mais affectant toutefois certains siéges, il faut, quelque caractère pustuleux qu'elle présente, être prévenu que ces symptômes peuvent n'être que des complications de la gale, et chercher, sur les points que celle-ci affectionne plus particulièrement, entre les doigts, aux poignets, les caractères spéciaux qui peuvent la faire reconnaître. Il n'y a pas lieu de déterminer, en dehors de ces complications, le diagnostic de la gale avec l'impétigo, et encore moins avec l'*ecthyma*, qui peuvent coïncider avec elle.

C'est surtout dans les cas où des complications ont dénaturé complétement le caractère éruptif de la gale, que toute incertitude peut être dissipée par la recherche du sillon, par l'extraction de l'acarus. Ces signes sont encore utiles dans ces cas rares où le scorbut, survenant chez un galeux, imprime à l'éruption psorique un cachet de lividité qui pourrait la faire méconnaître.

Pronostic. — Dégagée de toutes les hypothèses humorales dont on l'a entourée, la gale est une maladie qui, par elle-même, ne présente pas de caractère sérieux. Les complications qui l'aggravent si souvent augmentent ses chances de durée, la rendent plus opiniâtre, plus difficile à guérir, mais ne provoquent pas les accidents quelquefois terribles qu'on leur a attribués. La gale ne détermine jamais la mort.

Maladie toute locale, la gale ne produit que des effets locaux, à l'exception des troubles sympathiques plus ou moins éloignés sur la valeur desquels nous nous sommes déjà expliqué; elle n'exprime point de trouble général plus ou moins grave; elle n'est jamais répercutée, elle ne procède point par métastases. Elle peut avoir une durée très longue; abandonnée à elle-même, elle persisterait pendant des années, pendant toute la vie même.

Elle ne disparaît pas spontanément; quand elle a disparu, c'est qu'elle est guérie; alors elle peut avoir influencé la peau de telle sorte que, sans récidive, elle provoque le développement d'autres éruptions, d'un eczéma, d'un lichen, par exemple.

Le caractère le plus sérieux de la gale est la propriété contagieuse dont elle est douée.

Siége et nature. — La gale peut se présenter sur tous les points de la surface du corps, excepté peut-être au visage. Elle a cependant, ainsi que nous l'avons déjà fait observer, un certain nombre de siéges d'élection : ainsi, on la rencontre surtout aux mains, entre les doigts et aux poignets; aux bras dans le sens de la flexion; aux aisselles, aux malléoles. M. Hebra a exprimé l'opinion, opinion très importante quant au traitement, que l'acarus n'existait presque toujours qu'aux mains et aux pieds. M. Bourguignon a constaté que 70 fois sur 100 le sarcopte psorique se trouvait exclusivement fixé aux mains. L'observation a démontré, en effet, que ce dernier siége est celui qu'affectionnent, dans une proportion considérable, et l'acarus et la gale qui en est le résultat.

Quant à la nature et au siége anatomo-pathologique de la gale, ce que nous avons dit de l'acarus, de son histoire physiologique et pathologique, ne nous permet plus d'insister sur ce point.

Traitement. — Considéré à un point de vue général, le traitement de la gale est basé sur une indication très simple, la destruction de l'acarus. Alors que celui-ci n'était pas connu, ou que, signalé et décrit, il n'était pas apprécié quant à sa valeur pathologique, l'observation, empirique si l'on veut, mais exacte, avait conduit à l'emploi de moyens appropriés au but que l'on se propose rationnellement aujourd'hui. C'est à ce titre que nous voyons, dans les auteurs, compiler ces formules dirigées vaguement contre les formes prurigineuses, scabiéiformes, et dans lesquelles entraient la chaux, le soufre, la poix, les ingrédients les plus irritants, souvent réunis dans les plus curieux amalgames.

Nous ne parlons pas ici du mode de traitement qui consisterait à extraire tous les acarus Cette méthode, usitée populairement dans certains pays, n'est pas applicable en pratique.

Aujourd'hui, le traitement de la gale consiste dans le choix de moyens qui tuent le plus sûrement et le plus rapidement l'acarus, et dans l'emploi de moyens appropriés à la cure des complications, quand elles ne disparaissent pas d'elles-mêmes après la gale guérie, ce qui arrive le plus souvent.

On a préconisé, pour le traitement topique de la gale, une foule d'agents plus ou moins énergiques. Pour procéder méthodiquement au choix des meilleurs, on a fait des essais multipliés sur la rapidité plus ou moins grande avec laquelle certains liquides ou agents tuaient l'acarus. Nous connaissons déjà les expériences de M. Albin-Gras; M. Hebra en a fait, de son côté, un assez grand nombre. Ce dernier aurait observé que l'acarus vit sept jours dans l'eau froide, dix dans l'eau chaude, qu'il résiste plus ou moins longtemps à l'immersion dans le vinaigre, dans l'urine de cheval, dans l'eau de chaux et de savon, qu'il vit de deux à quatre jours sur un verre où l'on a étendu de l'onguent napolitain. Des expériences répétées ont démontré que le sarcopte humain était tué plus ou moins rapidement dans une solution de sel commun, de sublimé, d'arsenic, de sulfate de fer, de cuivre, de zinc, d'acétate de plomb, d'alun; dans l'acide pyroligneux, dans les huiles essentielles, l'huile animale de Dippel; une solution de potasse, de goudron, d'hydriodate de potasse.

Le résultat de ces essais a été de constater qu'un certain nombre d'agents paraissaient à peu près également propres à détruire l'acarus; mais certaines conditions doivent présider au meilleur choix. M. Hébra les a résumées assez heureusement, en disant que les agents à rechercher étaient ceux qui guérissent le plus promptement et le plus sûrement, qui ne sont point dangereux, qui endommagent le moins possible le linge, qui sont d'un emploi facile et peu coûteux.

La nomenclature complète des agents dits *antipsoriques* serait aussi fastidieuse qu'inutile. Nous citerons seulement parmi les plus vantés les *préparations mercurielles*, qui avaient un double inconvénient, de provoquer une irritation locale quelquefois très vive, et de déterminer des effets d'absorption souvent graves, la salivation, la glossite, etc.; le *liniment de Jadelot*, moyen énergique, mais dont l'application déterminait presque nécessairement le développement d'une éruption eczémateuse qui entravait et retardait la guérison; la *lotion de Dupuytren*, faite avec une solution de sulfure de potasse, moyen peu actif, puisqu'il ne guérissait qu'en quinze ou seize jours, mais pouvant provoquer une excitation locale des plus vives, caractérisée par de la cuisson, par de la douleur, par une irritation étendue et prolongée.

On a préconisé un grand nombre de pommades contre la gale. La plus célèbre est la pommade d'Helmerich, longtemps tenue secrète, publiée par M. Burdin (1), médecin

(1) *Journal de médecine, chirurgie et pharmacie*, février 1813.

militaire, et florissante encore aujourd'hui (1) sous le nom de pommade sulfuro-alcaline. Elle est composée de :

Soufre sublimé.............	2	parties.
Sous-carbonate de potasse...	1	—
Axonge..................	8	—

Cette pommade a été longtemps employée par Biett ; elle a, pour la pratique, un inconvénient considérable, c'est de tacher irrémédiablement le linge. La moyenne du traitement par cette pommade est de douze jours.

En général, les frictions plus ou moins étendues, sinon généralisées, ont pour effet de déterminer fréquemment des éruptions qui viennent compliquer la gale et entraver la guérison. Frappé de cet inconvénient, et s'appuyant d'ailleurs sur cette opinion que l'acarus est presque toujours exclusivement aux mains et aux pieds, M. Hébra s'est arrêté à un mode de traitement qui lui a paru répondre à la double indication qu'il se proposait. Ce traitement consiste à faire des frictions, trois fois par jour, mais sur les mains et sur les pieds seulement, avec la pommade suivante :

Pr. Terre de craie.......		120	grammes.
Soufre commun......	aa	180	—
Poix liquide.........			
Savon domestique....	aa	500	—
Axonge............			

Ces frictions sont continuées pendant trois jours de suite. Les malades sont, tant que dure le traitement, tenus à un régime substantiel ; il leur est défendu de rester au lit pendant le jour ; ils ne subissent aucun traitement interne. Tous les jours ils prennent un bain tiède ; après chaque bain, ils sont soumis à un examen minutieux. Le traitement est continué ainsi pendant quinze jours, et si, à cette époque, il n'existe plus de traces de la gale, le malade est renvoyé guéri.

Par cette méthode, M. Hébra est parvenu à obtenir des

(1) *Rapport sur le traitement de la galle adressé au ministre de la guerre*, par le conseil de santé des armées, Paris, 1852, in-8.

modifications complètes. Non seulement il a détruit tous les acarus existant aux siéges d'élection et guéri la gale, mais il a vu disparaître, en même temps, tous les autres symptômes cutanés qui compliquaient la maladie psorique. Pour vérifier ces résultats, M. Hébra a fait la contre-épreuve de ses expériences. Il a fait faire, sur des galeux et avec la même pommade, des frictions générales, excepté aux pieds et aux mains. La gale n'a pas guéri, et, sur le corps, elle s'est compliquée d'éruptions eczémateuses, de pustules d'ecthyma.

S'il était vrai absolument que l'acarus n'existât qu'aux mains et aux pieds, le mode de traitement admis par M. Hébra, et basé d'ailleurs sur des indications rationnelles, serait complétement admissible. Mais sa théorie du siége de l'acarus est sujette à un certain nombre d'exceptions qui ne permettent pas de l'appliquer d'une manière absolue.

M. Bourguignon a conseillé, contre la gale, la staphisaigre que l'on avait tant de fois essayée. Les résultats obtenus ne paraissent pas avoir été de nature à encourager ce mode de traitement.

A l'hôpital Saint-Louis, les médecins, et notamment Biett et M. Cazenave, faisaient faire, avec la pommade d'Helmerich, des frictions partielles, mais répétées et à tous les siéges d'élection. Dans ces derniers temps on a tenté l'application au traitement de la gale, non seulement de la pommade d'Helmerich, mais du mode même d'emploi dont se servait ce praticien, et qui avait été mis en lumière par M. Burdin. Voici comment ce dernier faisait procéder à cette opération :

1° Bain de propreté dans lequel le malade était soumis, pendant une demi-heure, à une friction faite avec un morceau de savon vert, et destinée à nettoyer tout le corps et à déchirer les sillons et les vésicules.

2° Le lendemain, trois frictions générales faites pendant la journée, à quelques heures d'intervalle, avec la pommade dite d'Helmerich.

3° Le jour suivant, le galeux prenait un bain simple avec une friction savonneuse et était renvoyé guéri.

Depuis 1812, époque à laquelle était essayé ce traitement, il a été abandonné ou méconnu par les praticiens qui, tout en faisant usage de la pommade d'Helmerich, préférèrent l'employer en frictions répétées.

M. Bazin, médecin de l'hôpital Saint-Louis, a repris ce traitement et a limité sa durée à deux jours. M. Hardy, médecin du même établissement, l'a rendu encore plus simple et plus expéditif. Avec le procédé d'Helmerich, on gardait les galeux trois jours; avec celui que l'on a adopté, on ne les reçoit même plus à l'hôpital. Ils sont admis seulement à une séance de traitement externe; cette séance dure *deux heures*, et voici comment on procède :

Le malade, admis au traitement externe, est conduit au bain. Là, il subit une première friction générale d'une demi-heure avec le savon noir. Il est ensuite mis dans un bain simple d'une heure, qui achève de lui nettoyer la peau. Enfin, on lui fait une nouvelle friction générale avec la pommade sulfuro-alcaline, et on le renvoie guéri, même alors qu'il reste des vésicules intactes, assez nombreuses, aux mains et ailleurs.

C'est ce que l'on a appelé le traitement expéditif de la gale : c'est moins que cela, c'est une simple formalité thérapeutique. A l'aide de ce procédé, on guérit, assure-t-on, la gale en une seule séance, et ce moyen a semblé si énergiquement sûr, que l'on a cru pouvoir supprimer le service des galeux à l'hôpital Saint-Louis. Cette méthode est d'ailleurs expérimentée depuis peu de temps, et l'on ne peut encore que préjuger les résultats qu'elle doit donner. Nous reconnaissons que, comme moyen prompt d'exécuter l'acarus, elle est supérieure à tous les procédés essayés; mais guérit-elle plus sûrement que les frictions répétées? est-elle moins sujette à récidives? La réponse à ces questions est au moins douteuse. Quant au second point, la vérification est très difficile, sinon impossible, parce qu'il n'y a plus d'admission, et partant pas de contrôle pour le dire et l'identité des malades. Ceux-ci pourraient très bien d'ailleurs n'éprouver qu'une excessive répugnance à revenir se soumettre à un traitement qui, dans la plupart des cas, doit être très pénible, et qui, dans certaines formes de gale compliquée, doit être un véritable supplice.

Quoi qu'il en soit, il nous semble que ce traitement, fût-il aussi réellement expéditif qu'on le représente, peut avoir au plus haut point les inconvénients que nous avons vus attachés aux frictions; il est évidemment inapplicable dans la plupart des cas de la pratique de ville, où la rapidité de la guérison, fût-elle certaine, ne paraîtrait peut-être pas compenser les ennuis et les souffrances qu'il doit procurer, et ces raisons nous conduisent à lui préférer encore une méthode qui est moins expéditive, mais tout aussi sûre et infiniment moins pénible.

M. Cazenave, chargé pendant quelque temps du service des galeux à l'hôpital Saint-Louis, et reconnaissant les inconvénients des frictions, surtout avec la pommade sulfuro-alcaline qui tache irrémédiablement le linge, s'est préoccupé de rechercher un moyen qui réunirait les conditions de guérir vite, sûrement et agréablement, qui serait, en conséquence, d'une application très avantageuse dans la pratique.

Il s'est adressé aux lotions; il en a essayé un grand nombre dans des conditions diverses. Nous allons citer les principales.

Lotions aromatiques alcoolisées.

(N° 1.)

Pr. Thym. . . . . 60 grammes.
Eau bouillante. . . . . 1,000 —

Passez et ajoutez :

Alcool à 32°. . . . . 200 —

La moyenne a été de dix à douze jours.

(N° 2.)

Pr. Mente poivrée . .		
Romarin.		
Thym.	aa	250 grammes.
Sauge.		
Lavande.		
Alcool à 32°. . . .		4 litres.
Eau.		2 litres 1/2.

Inciser les plantes, les faire macérer dans l'alcool et l'eau pendant dix jours ; filtrer et conserver cette teinture que l'on étend dans six fois son poids d'eau pour l'usage.

La moyenne a été de dix à douze jours.

(N° 3.)

Pr. Essence de menthe. . .		
— de romarin . .	aa	1 à 2 grammes.
— de lavande. . .		
— de citron. . . .		
Alcool à 32°		q. s.
Infusion légère de thym.		5 litres.

F. s. a.

La moyenne a été de huit jours.

Cette lotion est très applicable en ville, au point de vue de la durée moyenne du traitement. Elle est, en outre, d'un usage très agréable.

Lotions iodurées.

(N° 1.)

Pr. Iodure de potassium . . .	8 grammes.
Iode.	2 —
Eau	1,000 —

F. s. a.

La moyenne a été de neuf jours.

(N° 2.)

Pr. Iodure de soufre.	15 grammes.
Eau	1 litre.

F. s. a.

La moyenne a été de huit jours.

M. Cazenave a modifié cette lotion en ajoutant de l'iodure de potassium pour rendre l'iodure de soufre plus soluble, selon la formule suivante :

Pr. Iodure de soufre. . . . . . . 6 grammes.
Iodure de potassium. . . . . 6 —
Eau. . . . . 1 —

F. s. a.

La moyenne a été de six à sept jours.

M. Cazenave a expérimenté des lotions aromatiques simples, acides, chlorurées, etc. ; mais de toutes celles qui ont été essayées, la plus agréable, comme moyen de traitement, est la lotion aromatique alcoolisée n° 3 ; la plus énergique, comme exécution de l'acarus, est la lotion d'iodure de soufre ioduré. C'est à ces deux préparations qu'il faut recourir dans la pratique, selon l'indication et selon le résultat que l'on se propose.

Quelle que soit la lotion que l'on préfère, il faut qu'elle soit prolongée le plus possible. Le traitement est aidé d'ailleurs par des bains simples pris au moins tous les deux jours, et continués pendant quelque temps après la guérison.

On dirigera contre les complications tous les moyens appropriés; enfin on aura soin de faire subir aux vêtements du malade une sorte de désinfection, à l'aide de fumigations sulfureuses, par exemple.

PEDICULUS.

Le genre *pediculus* se divise en trois espèces, selon qu'il siége au cuir chevelu, aux parties génitales ou sur toutes les autres parties du corps : 1° le *pediculus capitis ;* 2° le *pediculus pubis ;* 3° le *pediculus corporis.*

1° Le *pediculus capitis* se développe souvent pendant la convalescence de certaines maladies plus ou moins graves. Il constitue alors un symptôme favorable, en ce sens qu'il annoncerait la fin de la maladie, mais fâcheux par l'état d'agacement, l'agitation nerveuse, la fatigue enfin qu'il peut, par le prurit qu'il détermine, produire chez un individu déjà épuisé. On a pensé qu'il fallait alors se garder de faire disparaître les poux : sans doute on doit, dans l'emploi des moyens appropriés, tenir compte de l'état du malade, mais on peut toujours combattre ces insectes, qu'il pourrait être dangereux de laisser subsister et se renouveler incessamment.

Le *pediculus capitis* apparaît plus fréquemment comme complication de certaines maladies chroniques du cuir chevelu, de l'*impetigo granulata*, du *favus*.

Il peut se développer spontanément chez les enfants, et même chez les adultes. On le voit survenir enfin comme conséquence de la malpropreté, de rapports contagieux.

Les *pediculi capitis* donnent lieu à des démangeaisons vives qui obligent le malade à se gratter presque continuellement. Par suite de leur présence, la chevelure devient sale; elle est souvent couverte de lentes. Les poux sont quelquefois si nombreux, qu'on les aperçoit facilement au milieu des cheveux.

Le traitement du *pediculus capitis* consiste à raser la chevelure, à tenir la tête proprement, et au besoin, dans l'emploi de quelques lotions alcalines.

2° Le *pediculus pubis* est plus petit, plus plat que le précédent; il siége le plus ordinairement au pubis, où il adhère à la base des poils. Sa présence détermine un prurit très vif et souvent très incommode.

Le *pediculus pubis* peut rester confiné à son siége d'élection ; mais aussi il n'est pas rare de le voir, par suite de l'incurie des malades surtout, s'étendre à toutes les parties du corps qui sont recouvertes de poils, aux aisselles, à la barbe, aux sourcils, excepté au cuir chevelu. Il peut alors causer des démangeaisons telles, qu'elles justifient le nom de *pediculus ferox* que l'on a donné à cet insecte.

Le *pediculus pubis* se transmet très facilement par contagion. On le combat par quelques frictions avec l'onguent mercuriel sur les points préalablement rasés et par quelques bains simples.

3° Le *pediculus corporis* se développe sous l'influence de causes diverses, principalement de la contagion, de la misère, de la malpropreté habituelle; ainsi on le trouve chez les prisonniers, chez les galériens. On le rencontre aussi dans la convalescence de certaines maladies. Enfin il peut se développer spontanément, sans qu'aucune circonstance appréciable puisse en expliquer suffisamment la présence. Dans ces cas, ils se reproduisent avec une rapidité et une abondance quelquefois incroyables. Ainsi on a vu des individus qui venaient d'être mis au bain, changés de linge, placés dans des draps blancs, être, une heure après, couverts complétement de poux.

C'est à cette production spontanée qu'il faut rapporter la *maladie pédiculaire* ou *phthiriase*, dont on a fait des peintures effroyables, bien probablement exagérées.

Ces *pediculi corporis* déterminent par leur présence des démangeaisons d'autant plus vives, plus incommodes, que ces insectes sont plus nombreux. Ils siégent surtout au dos, à la poitrine, sur les membres supérieurs; ces régions sont quelquefois sillonnées de traînées rouges qui accusent l'action des ongles sollicités par un prurit intense. Ce prurit peut être tel, en effet, qu'il produise un malaise général, de la tendance aux lipothymies, quelquefois de la syncope. Dans ces cas enfin, il n'est pas rare de voir la peau couverte çà et là de papules: c'est le *prurigo pédiculaire*.

Le plus souvent il suffit, pour faire disparaître cette maladie, de quelques bains simples, de soins de propreté. Quelquefois il faut recourir aux bains alcalins, aux bains sulfureux, aux fumigations sulfureuses, et mieux encore, aux fumigations cinabrées dont l'emploi est très utile et très efficace. On peut conseiller aussi quelques frictions alcalines sur les points où le prurit est très vif.

Quand l'existence des *pediculi corporis* est assez ancienne pour avoir pu modifier la constitution ; quand elle paraît tenir à des causes générales, on est souvent obligé de recourir à des moyens internes, qui sont choisis de préférence parmi les amers, les sudorifiques, les ferrugineux.

PULEX.

Quant au genre *pulex*, il nous suffira de dire qu'il comprend deux espèces : la *puce commune* dont la morsure détermine un prurit âcre, une tache arrondie, rouge, avec un point central noir, caractère qui la sépare de celle du *purpura* ; la *puce pénétrante* ou *chique* des Antilles.

Cet insecte s'introduit sous les ongles et y détermine des démangeaisons très vives et plus tard de véritables douleurs. Sa présence est accompagnée de petites tumeurs qui peuvent s'ulcérer, et qui paraissent contenir les œufs de l'animalcule.

Les nègres excellent à enlever la chique en même temps que la petite tumeur, le petit sac. On ajoute à ce moyen l'emploi de lotions et de frictions excitantes, quelquefois de cautérisations légères.

HUITIÈME GROUPE.

MALADIES DES ANNEXES.

Ce groupe contient les maladies qui peuvent affecter les annexes de la peau, c'est-à-dire les appendices pileux et les ongles. Ces maladies sont, pour la plupart, sous la dépendance d'autres états pathologiques généraux ou locaux. Elles n'ont dans ce cas que la valeur de l'affection dont elles sont symptomatiques. Celles que l'on pourrait appeler idiopathiques ne sont, à vrai dire, que des phénomènes naturels.

Cependant, et même avec cette réserve, l'étude de ces maladies présente, sur certains points, un véritable intérêt.

Ce groupe comprend l'*alopécie*, la *canitie* et l'*onyxis*.

ALOPÉCIE.

SYNONYMIE. — Ἀλωπέκια; *ophiasis; area; pelade; calvitie.*

HISTORIQUE. — L'*alopécie* a été étudiée et décrite avec beaucoup de soin par les anciens, qui ont bien probablement confondu sous ce nom certaines maladies, le favus, par exemple, ayant pour caractère de provoquer nécessairement la chute ou la destruction du poil. Pour eux, le cheveu était une matière inorganique, placée sous la dépendance d'une humeur particulière destinée à le lubrifier, à le nourrir. Si cette matière était ou viciée ou sécrétée incomplétement, il y avait *alopécie;* si elle manquait, il y avait *calvitie.* Pour eux, l'alopécie était toujours pathologique, en ce qu'elle constituait elle-même une maladie, comme l'*alopécie ulcéreuse*, ou bien en ce qu'elle était symptomatique d'une autre affection. Ils avaient ainsi réuni dans un même cadre la chute des poils, résultat d'une cause accidentelle, anormale, et celle qui l'a produite naturellement, si l'on peut dire ainsi. La confusion qu'ils avaient pu introduire sur ce point de la pathologie tenait à l'insuffisance des données anatomiques et physiologiques qui leur servaient de base. Aujourd'hui, grâce aux progrès qu'ont faits l'anatomie et la physiologie en général, il nous est possible d'apprécier plus exactement les divers états naturels ou morbides correspondant aux diverses espèces d'alopécie.

Celle-ci, en apparence toujours la même, présente des différences très importantes quant à sa nature. Ainsi il peut y avoir lésion essentielle du bulbe, et par suite atrophie et destruction de cet organe, comme cela a lieu pour l'alopécie sénile, par exemple; ou bien, sans qu'il y ait lésion du bulbe, la sécrétion du poil peut, sous l'influence de conditions générales ou locales, ou être incomplète, ou être viciée, ou même cesser complétement: ainsi sous l'influence constitutionnelle de la *syphilis*, ainsi dans le *vitiligo*. Ou enfin la chute du poil est symptomatique d'une éruption du cuir chevelu, qu'elle soit d'ailleurs ou passagère ou définitive, comme dans le pityriasis et le favus.

DÉFINITION. — L'*alopécie* est un état particulier du cuir chevelu, caractérisé par l'absence du cheveu, quelles que soient d'ailleurs les causes qui déterminent cet état.

DIVISION. — Les causes de l'alopécie peuvent être très diverses, et leur multiplicité a fait admettre un certain nombre d'alopécies que nous pouvons grouper en trois classes :

1° En *alopécie par lésion du bulbe*, là où, comme pour l'alopécie sénile, la perte du poil est due à une lésion essentielle de cet organe.

2° En *alopécie par lésion de sécrétion*, quand la chute du cheveu a lieu sans affection du bulbe, sans éruption dont elle soit symptomatique.

3° En *alopécie pathologique*, quand elle est sous la dépendance actuelle d'une éruption du cuir chevelu, dont elle est un épiphénomène souvent mécanique.

1° Alopécie par lésion du bulbe.

Cette alopécie comprend deux espèces que M. Cazenave a appelées naturelles : l'*alopécie congénitale* et l'*alopécie sénile.*

A. L'*alopécie congénitale* est très rare. Il n'y a pas d'exemple d'individus complétement chauves de naissance. Cette espèce se présente plutôt sous la forme de dénudations partielles, plus ou moins étendues, quelquefois multiples, disséminées çà et là dans le cuir chevelu.

L'*alopécie congénitale* ne semble pas résulter d'une atrophie nécessaire, absolue du bulbe. Elle semble plutôt tenir à une lésion de cet organe et à des conditions anormales de production et de sécrétion : ainsi les points dénudés peuvent présenter une sorte de duvet léger, des poils follets épars qui accusent une sécrétion fonctionnelle incomplète, mais réelle du bulbe. Ce phénomène se continue au moins pendant quelque temps ; et ce n'est que plus tard que, l'atrophie du bulbe étant complète, l'alopécie devient à son tour absolue et prend les caractères que nous verrons appartenir à la *calvitie*. Elle n'est d'ailleurs jamais accompagnée de décoloration morbide de la peau.

D'un autre côté, nous avons pu observer deux exemples très curieux d'alopécie générale. C'était chez deux élèves en médecine, bien portants d'ailleurs, et qui, vers l'âge de douze à quinze ans, avaient vu, dans un espace de temps assez court, se dégarnir toutes les régions du corps habituellement couvertes de poils. La peau avait conservé sa couleur naturelle ; tous les moyens essayés pour la combattre avaient échoué.

Cette alopécie nous semble, au point de vue de l'époque de la vie où elle s'est développée, au point de vue aussi de son incurabilité, trouver naturellement sa place entre l'alopécie congénitale et l'alopécie sénile.

B. *Alopécie sénile; calvitie.* Cette forme est au contraire très commune, et on le comprend sans peine en songeant qu'elle est inhérente à la nature humaine. En effet, elle se produit presque nécessairement à un certain âge de la vie, et ce n'est que par exception que des personnes conservent leur chevelure abondante et fournie jusqu'aux dernières limites de leur existence.

C'est ordinairement de trente-cinq à quarante ans que commence l'alopécie sénile ; cependant elle peut se manifester beaucoup plus tôt sous une foule d'influences plus ou moins appréciables : à la suite d'excès, de chagrins violents, de travaux excessifs, de veilles prolongées. On la voit même survenir au milieu de la jeunesse, sans qu'aucune cause sensible puisse servir à l'expliquer.

La calvitie débute au sommet de la tête, sur le point central où les cheveux forment une sorte de tourbillon, et que l'on a nommé *vertex*. Elle progresse en avançant vers la partie supérieure et antérieure, en s'étendant vers les tempes qu'elle dégarnit. Elle peut rester limitée à un espace peu étendu; le plus souvent elle dénude tout le sommet de la tête jusqu'au front, qui acquiert alors une élévation considérable. Il n'est pas rare de la voir gagner la partie postérieure et dénuder toute la tête jusqu'à la base de la nuque, où il reste à peine une zone étroite recouverte de poils; mais le plus souvent ce point reste garni d'une certaine quantité de cheveux, dont la conservation et l'intégrité semblent dépendre de conditions locales de tissu.

En même temps que les poils tombent, et selon que la calvitie est de plus en plus ancienne, la peau se décolore, perd sa teinte bleuâtre, devient blanche, lisse, unie, luisante, signes qui accusent l'atrophie complète du bulbe.

L'alopécie sénile est plus fréquente chez l'homme que chez la femme. De même qu'elle a pour principe une lésion essentielle du bulbe, elle a pour caractère l'incurabilité.

2° Alopécie par lésion de sécrétion.

La lésion qui produit cette alopécie peut dépendre d'un état général ou d'un état local; mais ne dépendant point d'une lésion du bulbe, elle est toujours réparable.

On la voit fréquemment survenir dans des conditions générales, pathologiques ou physiologiques, ayant amené une perturbation profonde de l'économie; après certaines couches, à la suite de maladies graves, de la variole, par exemple, pendant le cours de la phthisie; elle se développe sous l'influence de la misère, du séjour dans les prisons, des excès. Dans presque tous ces cas, l'alopécie est précédée d'une espèce d'intrication des cheveux qui souvent tombent par masses.

C'est à cette classe qu'il faudrait reporter aussi l'*alopécie syphilitique*, non pas celle qui accompagne la présence d'une éruption vénérienne siégeant au cuir chevelu; mais celle qui se manifeste sans aucun autre symptôme local, sans éruption, sans ulcération, sans desquamation, sans même de symptômes concomitants sur d'autres points.

L'alopécie syphilitique, considérée à tort comme une affection très rare, se présente assez fréquemment à l'observation. Les cheveux deviennent secs, cassants; ils semblent décolorés; ils tombent facilement, soit d'eux-mêmes, soit plutôt par l'effort des manœuvres qu'exige le soin de la toilette. Elle est surtout intense au sommet de la tête, à la partie antérieure et supérieure, là où elle débute le plus ordinairement. Les points affectés ne se dégarnissent pas régulièrement, comme dans la calvitie; il semble que l'alopécie procède alors par une sorte de dévastation générale, mais inégalement agissante. Elle est accompagnée d'un changement notable survenu dans l'aspect du reste de la chevelure, qui a perdu de son éclat, de sa souplesse, de sa force; enfin elle peut gagner la barbe, les sourcils, etc.

L'alopécie syphilitique a une durée très variable; quelquefois les cheveux repoussent aussi beaux, aussi fournis qu'auparavant. Dans d'autres cas, au contraire, la lésion de sécrétion persiste, et les cheveux reviennent moins souples, moins brillants, surtout à un âge déjà un peu avancé.

La lésion de sécrétion peut dépendre d'un état local, de conditions particulières de tissu, au moins très difficilement appréciables. C'est ce qui a lieu dans le *vitiligo*, maladie curieuse que nous avons décrite, et remarquable surtout par une décoloration particulière de la peau.

3° Alopécie pathologique.

Cette forme est toujours symptomatique d'une éruption du cuir chevelu. Elle a une valeur différente, selon qu'elle est le résultat accidentel, mécanique, si l'on peut dire ainsi, de l'inflammation, ou qu'elle tient à la nature de l'éruption, dont elle est la conséquence inévitable, absolue. Dans le premier cas, elle est toujours passagère et remédiable; dans le second, elle peut être définitive et irréparable.

L'alopécie pathologique passagère est produite par presque toutes les affections du cuir chevelu, mais à des degrés très différents. Ainsi, dans l'*eczéma*, dans l'*impétigo*, l'avulsion du poil résulte mécaniquement de la présence des produits secondaires de l'inflammation, des croûtes, des squames, etc.; elle est toujours peu marquée. Plus caractérisée dans certaines affections chroniques, elle s'y présente avec une intensité plus grande, avec une physionomie très variable aussi selon les différentes maladies qu'elle accompagne : c'est ainsi que nous l'avons signalée dans l'*acne sebacea*, dans le *psoriasis* et la *lèpre*, dans le *pityriasis*, dans l'*herpès tonsurant ;* c'est à ce titre aussi qu'il faut citer l'alopécie que détermine l'existence d'une *syphilide* au cuir chevelu.

L'alopécie définitive et irréparable est le résultat du *favus*.

Causes. — La distinction des diverses espèces d'alopécie reposant sur la recherche même des causes qui la produisent. ce que nous avons dit ne nous laisse rien à ajouter sur l'étiologie de cette maladie.

Diagnostic. — Il importe de séparer, dans la pratique, les alopécies accidentelles et passagères de celles qui présentent un caractère définitif; aussi le diagnostic des différentes formes entre elles présente-t-il un véritable intérêt. Il suffira d'ailleurs de quelques traits généraux pour rendre cette distinction toujours possible et facile. L'alopécie que M. Cazenave a appelée naturelle se comporte avec une manière d'être si spéciale, qu'il est au moins très difficile de la confondre avec d'autres espèces. Nous ne parlons pas de l'alopécie congénitale que sa cause même ne permet pas de méconnaître. Quant à l'alopécie sénile, le diagnostic ne saurait présenter de difficulté que quand elle survient prématurément, dans des conditions que l'on pourrait appeler anormales. Mais alors il faut se rappeler qu'elle débute toujours à la partie supérieure du cuir chevelu, au *vertex;* qu'elle gagne de proche en proche, s'étend par une marche égale, continue, uniforme; qu'enfin elle se complique souvent de canitie.

Dans les cas d'alopécie à la suite et pendant le cours de maladies graves, l'existence de celles-ci est un signe diagnostique presque toujours suffisant. Il en est de même pour celle qui survient dans des conditions de misère profonde, de séquestration longue, etc. Il ne faut pas oublier d'ailleurs que l'alopécie procède alors par une sorte d'intrication des poils, par une espèce de dévastation générale du cuir chevelu qui le dégarnit irrégulièrement. Pour l'alopécie syphilitique proprement dite, après avoir constaté qu'il n'existe aucune cause physiologique ou pathologique, soit antécédente, soit actuelle, on se rappellera qu'elle se présente avec un caractère de généralité remarquable; que les cheveux sont évidemment malades, secs, flétris, cassants; on s'appuiera enfin, pour éviter toute erreur, sur la recherche des antécédents.

L'alopécie du *vitiligo* se présente avec des plaques lisses, décolorées, d'un blanc laiteux, qui empêcheront toujours de la méconnaître.

Quant à l'alopécie pathologique, elle est toujours reconnaissable à l'existence même de l'éruption dont elle est symptomatique. Elle se comporte d'ailleurs différemment selon les maladies qu'elle accompagne. Ainsi, peu sensible dans les affections aiguës, elle devient plus manifeste dans les éruptions chroniques; dans l'*herpès tonsurant*, elle est disposée en tonsures rondes, grisâtres, squameuses, saillantes; elle est, au contraire, générale, diffuse, dans la *pityriasis*, reconnaissable au flux farineux qui en est le symptôme constant. Mais, dans ces formes, elle est toujours réparable; il en est de même pour l'alopécie qui accompagne le *psoriasis*, l'*acne sebacea*, si intense qu'elle soit d'ailleurs. Dans le *favus*, au contraire, elle est remarquable par sa nature cicatricielle, par son incurabilité.

Pronostic. — Le pronostic de l'alopécie varie selon la cause qui l'a produite. Symptomatique d'un état général ou local, dépendant d'une lésion de sécrétion, elle peut, pour les femmes, par exemple, offrir les inconvénients qui résultent d'une déshonestation de la chevelure, mais elle n'a pas de caractère sérieux, puisque les cheveux doivent toujours repousser. Il n'en est point de même quand l'alopécie est définitive. Cependant l'alopécie sénile ne constitue, à vrai dire, qu'une difformité naturelle, tandis que celle du favus, survenant dans la jeunesse, emporte avec elle un caractère de gravité qu'on ne retrouve dans aucune autre forme.

Traitement. — Il n'y a rien à faire contre l'alopécie naturelle, qu'elle soit congénitale ou sénile : à un titre différent, l'alopécie faveuse est au-dessus des ressources de l'art.

Quand la chute des poils est due à une lésion de sécrétion, celle-ci cesse d'ordinaire avec la cause qui la produit. Cependant on peut alors combattre l'alopécie par quelques moyens appropriés : par la rasure, par des frictions toniques avec des pommades au rhum, etc. ; par des frictions sèches. On aidera ces moyens par un régime substantiel. Le traitement de l'alopécie syphilitique est celui de la syphilis elle-même.

Quant à l'alopécie pathologique, elle ne réclame pas d'autres soins que ceux qu'il faut diriger contre l'éruption qu'elle accompagne.

CANITIE.

La *canitie*, connue et signalée dans tous les temps, est une décoloration des poils plus ou moins complète, produite soit naturellement, soit accidentellement.

La canitie naturelle est ordinairement l'attribut de l'âge mûr et surtout de la vieillesse. Elle se manifeste de trente-cinq à quarante ans, et débute habituellement sur les tempes pour s'étendre de là au reste du cuir chevelu. Elle consiste d'abord dans la décoloration, quelquefois même partielle, d'un certain nombre de poils qui, semés çà et là dans la chevelure, lui donnent un aspect grisonnant. La canitie augmente plus ou moins rapidement et peut devenir si complète, que la chevelure tout entière est blanche, comme argentée, et donne à la face humaine une auréole qui lui imprime un cachet de dignité particulière.

La canitie peut rester limitée à un état plus ou moins grisonnant. Il n'est pas rare d'un autre côté, de la voir apparaître de bonne heure, même dans la jeunesse, sans qu'il soit possible d'ailleurs d'expliquer cette anomalie. Les femmes sont moins complétement que les hommes sujettes à la canitie sénile.

La canitie accidentelle est beaucoup plus rare que la précédente, bien qu'elle puisse dépendre d'un nombre assez considérable de causes : ainsi elle peut survenir après des céphalalgies ou des névralgies violentes; à la suite d'hémorrhagies habituelles et abondantes, dans la phthisie, sous l'influence d'excès, de la syphilis, etc. Elle est évidemment favorisée par les veilles, les travaux intellectuels excessifs. Mais de toutes les causes qui paraissent exercer une influence sur le développement de la canitie, il n'en est pas de plus puissantes que celles qui agissent en ébranlant le système nerveux. L'histoire abonde en faits plus ou moins curieux où l'on voit la canitie survenir, spontanée et complète, sous l'influence d'une frayeur profonde, d'un chagrin excessif.

La canitie accidentelle se manifeste quelquefois sans cause appréciable, et, dans ces conditions, elle peut revêtir un caractère tout particulier qui résulte de la décoloration des poils par touffes.

On a signalé une *canitie congénitale;* mais elle n'est pas

autre chose que l'albinisme partiel ou général que nous avons décrit en parlant des *décolorations*.

La canitie n'a pas d'autre inconvénient que celui d'être considérée comme un attribut de la vieillesse. Mais il faut bien reconnaître que cette circonstance a une certaine gravité pour les personnes qui, comme les femmes, sont affligées de tout ce qui nuit à leur air de jeunesse, et l'on comprend qu'elles aient souvent cherché à dissimuler cette petite difformité par des moyens empiriques dont l'emploi n'était pas toujours sans inconvénients, sinon sans dangers.

Il n'y a aucun moyen rationnel à opposer à la plupart des formes de canitie. Dans quelques cas cependant, elle paraît dépendre d'une lésion de sécrétion accidentelle et passagère, et alors on peut la combattre à l'aide de moyens appropriés. C'est ainsi que M. Cazenave a obtenu de bons effets de lotions avec une teinture alcoolique concentrée de sulfate de quinine, d'onctions avec une pommade au tannin, au rhum, au camphre, au quinquina, dans la proportion de 4 grammes et plus pour 30 grammes d'axonge. L'emploi de ces topiques doit être aidé par le soin préalable de raser les parties malades. Enfin M. Cazenave a, dans des cas de canitie largement répandue et rebelle, obtenu des résultats inespérés à l'aide des préparations arsenicales à l'intérieur (1).

ONYXIS.

L'*onyxis* est une maladie des ongles, qui, altérés dans leur sécrétion, deviennent secs, rugueux, ternes, cassants, et peuvent tomber, le plus souvent pour se reproduire, quelquefois pour ne plus se reformer.

Cette affection, toujours symptomatique d'un état général ou local, se manifeste le plus ordinairement pendant le

(1) Voyez pour plus de détails l'ouvrage de M. Cazenave, *Traité des maladies du cuir chevelu, suivi de conseils hygiéniques sur les soins à donner à la chevelure*, Paris, 1850, in-8 avec 8 planches coloriées.

cours d'un *psoriasis* ou d'un *eczéma*, d'un *lichen* siégeant aux doigts ; elle est quelquefois un symptôme de l'infection syphilitique, et dans ce cas elle est caractérisée par une inflammation ulcéreuse de la matrice de l'ongle qui tombe presque nécessairement. Quant à la forme d'onyxis que l'on appelle *ongle incarné*, elle constitue une maladie chirurgicale dont nous n'avons pas à nous occuper ici.

L'onyxis ne semble jamais être, à proprement parler, une affection idiopathique. L'histoire de ses causes, de son diagnostic et de son traitement, est celle des maladies ou des états pathologiques dont elle est l'expression et le symptôme.

FIN.

TABLE DES MATIÈRES.

DEUXIÈME GROUPE. — LÉSIONS DE SÉCRÉTION.

TROISIEME GROUPE. — HYPERTROPHIES.

QUATRIEME GROUPE. — DÉGÉNÉRESCENCES.

CINQUIÈME GROUPE. — MALADIES HÉMORRHAGIQUES.

SIXIÈME GROUPE. — LÉSIONS DE LA SENSIBILITÉ DE LA PEAU.

SEPTIÈME GROUPE. — CORPS ÉTRANGERS DE LA PEAU.

HUITIÈME GROUPE. MALADIES DES ANNEXES.

FIN DE LA TABLE.

www.ingramcontent.com/pod-product-compliance
Ingram Content Group UK Ltd.
Pitfield, Milton Keynes, MK11 3LW, UK
UKHW020151250726
13967UKWH00002B/998